Hebammen im Dritten Reich

Mabuse-Verlag
Wissenschaft 53

Kirsten Tiedemann, M.A., Jahrgang 1964, Hebamme und Historikerin, lebt und arbeitet in Bremen. Ihre Schwerpunkte: Geschichte des Geschlechterverhältnisses und des Nationalsozialismus.

Kirsten Tiedemann

Hebammen im Dritten Reich

Über die Standesorganisation für Hebammen und
ihre Berufspolitik

Mabuse-Verlag
Frankfurt am Main

Bibliografische Information der Deutschen Nationalbibliothek
Die Deutsche Nationalbibliothek verzeichnet diese Publikation in der Deutschen Nationalbibliografie; detaillierte bibliografische Angaben sind im Internet unter http://dnb.d-nb.de abrufbar.

Informationen zu unserem gesamten Programm, unseren AutorInnen und zum Verlag finden Sie unter: www.mabuse-verlag.de.

Wenn Sie unseren Newsletter zu aktuellen Neuerscheinungen und anderen Neuigkeiten abonnieren möchten, schicken Sie einfach eine E-Mail mit dem Vermerk „Newsletter" an: online@mabuse-verlag.de.

2. Auflage 2013

Kasseler Str. 1 a
60486 Frankfurt am Main
Tel.: 069-70 79 96-13
Fax: 069-70 41 52
verlag@mabuse-verlag.de
www.mabuse-verlag.de
www.facebook.com/mabuseverlag

Druck: Faber, Mandelbachtal
ISBN: 978-3-933050-69-4
Printed in Germany

Vorwort

Bereits während meiner Ausbildung zur Hebamme stellte ich fest, daß die NS-Zeit in den gängigen (populärwissenschaftlichen) Büchern zur Hebammengeschichte und in Verbandschroniken merkwürdig umgangen oder am Rand gestreift wird. Zu Beginn meines Geschichtsstudiums suchte ich erfolglos nach wissenschaftlicher Literatur zu diesem Thema. Ein Gespräch mit der Hebamme Hannegret Leuchtenberger im Herbst 1997 gab schließlich den Anstoß, diese Arbeit zu schreiben. Sie erzählte von einem Ehepaar aus Bremen, das in der NS-Zeit traumatische Erfahrungen mit einer Hebamme machte. Die Frau mußte 1935 eine Sterilisation über sich ergehen lassen, weil sie zu den Menschen gehörte, die nach den Kriterien des "Gesetzes zur Verhütung erbkranken Nachwuchses vom Juli 1933" keine Kinder gebären sollten. Niemand bemerkte, daß sie bereits schwanger war. Monate später wurde eine Hebamme zur Geburt gerufen, die nur widerwillig für kurze Zeit kam. Die Geburt beendete ein vom Ehemann herbei geholter jüdischer Arzt. Die Hebamme lehnte jede weitere Betreuung von Mutter und Kind im Wochenbett ab. Der Sohn starb als er drei Tage alt war. Die Ursache dafür wurde nicht bekannt. Das Paar litt zeitlebens unter der erzwungenen Kinderlosigkeit. Damit stellte sich für mich die Frage, welche Aufgaben Hebammen im Dritten Reich im Zusammenhang mit der sog. „Rassenhygiene" zugedacht wurden, aber vor allem, wie Hebammen sich dazu verhielten.

Die Diskussionen zur weiblichen (Mit-)Täterschaft im und am Nationalsozialismus in den Seminaren von Dr. Lerke Gravenhorst ließen mich die verschiedenen Ebenen der politischen und persönlichen Verantwortung in den Zeiten einer Diktatur sowie den Umgang der nachfolgenden Generationen mit diesem Abschnitt der deutschen Geschichte reflektieren.

Das vorliegende Buch ist eine leicht überarbeitete Fassung meiner Magistra-Arbeit, die ich Prof. Dr. Hans-Josef Steinberg und der außerplanmäßigen Prof. Dr. Inge Marßolek im Fach Geschichte an der Uni Bremen im Juli 1999 vorgelegt habe. Ergänzungen wurden dort vorgenommen, wo sie sich aus der aktuellen Diskussion mit Hebammen ergeben haben.

Für anregende konstruktive Gespräche danke ich Wiebke Lisner. Die freundschaftliche Unterstützung von Daniela Degner und Ole Heide sowie die fachlichen Gespräche mit Nele Krampen, Gaby Bober und Mihee Hong trugen zum Gelingen dieses Projektes bei. Ihnen sei mein herzlicher Dank ausgesprochen.

Literatur, die nach dem Schlußstrich unter die Magistra-Arbeit erschien, habe ich für dieses Buch nur punktuell berücksichtigt. Auf zwei Dissertation möchte ich jedoch hinweisen: Magdalene Heuvelmann „Auf dem Weg zur Abschaffung der Mutterschaft? Deutschsprachige akademische Gynäkologie 1920-1939“ (Frankfurt am Main 1999), ist besonders in der Betrachtung der Kontroverse um den Geburtsort aus Sicht der Gynäkologen eine ideale Ergänzung. Anneliese Uebe, „Die rechtliche Situation der Hebammen in der Geburtshilfe in Deutschland seit 1871 (Hannover 2000), erörtert einen Teil der NS-Gesetzgebung.

In der vorliegenden Fassung werden die Regeln der alten Rechtschreibung verwandt, da deren Reform noch diskutiert wurde, als diese Arbeit entstand. Für Korrekturen der Rechtschreibung etc. danke ich Ilona Schaekel und Johannes Simon aus Hannover. Die Verantwortung für alle Fehler liegt selbstverständlich bei der Autorin.

Dieses Buch widme ich meiner Mutter, Anke Tiedemann, geb. Weigelt und meinem Vater, Walter Tiedemann, der während meiner Examensphase unerwartet starb.

Bremen, im November 2000

Kirsten Tiedemann

Einleitung

Das älteste Gewerbe der Menschheit[1], die geburtshilfliche Tätigkeit von Hebammen, blickt als Berufsstand auf eine vergleichsweise junge Tradition zurück. Erst 1885 begannen sich Hebammen im Deutschen Reich zu organisieren, gemeinsame Interessen zu formulieren und diese als Berufsstand zu vertreten.[2] Bereits 1890 wurde der Dachverband *Vereinigung Deutscher Hebammen* gegründet.[3] Die Berufsorganisationen vertraten bis zum Ende der 1960er Jahre wesentlich freiberufliche Hebammen. Aus diesem Grund wird meine Darstellung sich auf deren Situation beziehen.[4]

Meine Magistra-Arbeit ist eine historische Untersuchung zur Berufsorganisation der Hebammen im Nationalsozialismus, deren Aufarbeitung bisher aussteht.[5] Während des Nationalsozialismus galt dem Beruf besondere Aufmerksamkeit von staatlicher Seite, die sich auf einen einfachen Nenner bringen läßt: Die Hebamme hatte die „Hand an der Wiege", vor allem die Hand an der (gebärenden) Frau. Sie war kontrollierende und gleichermaßen *zu* kontrollierende Instanz am Gebärbett, an der Seite der gebärenden Frau. Das besondere an Hebammen war, daß sie anläßlich eines „gewöhnlichen" Vorganges ein- oder mehrmals Zugang zu den meisten Familien erhielten und sogar gerufen wurden. Für den NS-Staat bot sich also die Möglichkeit, über Hebammen intime Einblicke in das Familienleben zu nehmen.

---

1 Vgl. Sander 1998.

2 Vgl. Hahmann 1988, S. 6.

3 Vgl. Hahmann 1988, S. 11.

4 Um die Jahrhundertwende arbeiteten nur wenige Hebammen als sogenannte Anstaltshebammen in Krankenhäusern. Das kehrte sich bis 1970 ins Gegenteil. Die Arbeitsfelder der freiberuflichen Hebammen umfaßte die Beratung und Betreuung von Frauen in der regelrechten Schwangerschaft, unter der Geburt und im Wochenbett. Vgl. Schabel 1995, S. 274; Hahmann 1988, S. 30-32; Trombik 1985, in: DHZ (1985), S. 174-178 + S. 215-218, S. 216; Dienstanweisung für die im preußischen Staatsgebiet tätigen Hebammen, in: Preußischer Minister für Volkswohlfahrt (Hg.), 1920, S. 415-431.

5 Seit 1997 gibt es Stimmen im Bund Deutscher Hebammen e.V., die eine kritische Reflexion der Berufsvergangenheit im Nationalsozialismus fordern. Auf dem VIII. Hebammenkongreß, der im Mai 1998 in Bremen stattfand, wurde infolgedessen die Arbeitsgruppe „Hebammen forschen zu NS-Geschichte ihres Berufes" gebildet. Diese hat sich u.a. die Aufgabe gestellt, noch lebende Hebammen, die im Nationalsozialismus tätig waren, ausfindig zu machen und nach ihren Erfahrungen und Erinnerungen zu befragen. Vgl. Schüürmann/ Schindele 1998, in: Bund deutscher Hebammen e.V. (Hg.), 1998, S. 144-150; Schüürmann/ Fuhr 1998, in: DHZ (1998), S. 649.

Die Situation von Hebammen war durch hohe Arbeitslosigkeit, geringes Einkommen und mangelnde gesellschaftliche Anerkennung gekennzeichnet. Aus diesem Grund kam ihnen ein Teil der NS-Bevölkerungspolitik, nämlich die angestrebte Steigerung der Geburtenzahl „arischer, erbgesunder Deutscher" und der NS-Mutterkult, entgegen.

Mein Interesse besteht außerdem darin, Frauen als Akteurinnen im Nationalsozialismus sichtbar zu machen. Es soll untersucht werden, welche (Mit-) Verantwortung Hebammen, die in der Berufsorganisation tätig waren, in und an diesem System trugen und welchen Beitrag Frauen damit zum menschenverachtenden und -vernichtenden System des Nationalsozialismus leisteten. Mein Untersuchungsgegenstand birgt dabei besondere Möglichkeiten, da es sich um eine Berufsorganisation handelte, in dem ausschließlich Frauen tätig waren. Eigenverantwortung und persönliche Interessen bzw. aktive und passive Beteiligung müssen, als Teil der Aufarbeitung der deutschen NS-Vergangenheit mit seinen Verbrechen, untersucht werden, verbunden mit der Haltung "zu wissen und auszuhalten".[6] Die kritische Reflexion kann auch als Beitrag zur Einlösung der Forderung Jean Amérys an die Deutschen, das Hervorbringen des Nationalsozialismus mit seinen Verbrechen als "negatives Eigentum in Anspruch (zu) nehmen"[7], verstanden werden. Die Berufsgruppe der Hebammen hat als Teil der deutschen Gesellschaft ihren Beitrag zu verantworten. In der vorhandenen Literatur wird überwiegend die Instrumentalisierung des Berufes in den Vordergrund gerückt. Diese Annahme impliziert, daß Hebammen, da sie Frauen sind, per se als Opfer der nationalsozialistischen Männerdiktatur, der auf die Spitze getriebenen patriarchalen Herrschaft, betrachtet werden können und folglich keine Verantwortung trugen. Angelika Ebbinghaus stellt bezogen auf die historische Frauenforschung zum Themenkomplex Frauen und Nationalsozialismus fest, daß ein solches Vorgehen sowieso vorhandene Abwehr- und Verdrängungsmechanismen gegenüber der bedrückenden Geschichte unterstützt.[8] Außerdem verzerrt diese Einschätzung die Sicht auf die Opfer der NS-Diktatur. Mit meiner Untersuchung folge ich Ina Paul-Horns Forderung, statt Schuld und Unschuldsvermutungen anzustellen, die konkrete Situation von Frauen im Nationalsozialismus zu untersuchen und zu rekonstruieren, um so Zugang zu Zustimmung, Beteiligung und Täterschaft im Dritten Reich zu gewinnen.[9]

[6] Vgl. Arendt 1960.
[7] Vgl. Améry 1980.
[8] Vgl. Ebbinghaus 1996, S. 15.
[9] Vgl. Paul-Horn 1993, S. 29-40.

Meine Untersuchung über die Berufsorganisation im Nationalsozialismus schließt eine bestehende Lücke in der historischen Forschung zum Hebammenwesen in Deutschland. Sie ordnet sich der Frauengeschichte zu, da ein geschichtlicher Abschnitt eines traditionsreichen Frauenberufes im Zentrum des Interesses steht, dessen geburtshilfliche Tätigkeit unmittelbar mit schwangeren und gebärenden Frauen zusammenhängt und zu dem bis 1985 ausschließlich Frauen Zugang hatten.[10] Die Arbeit ist als Beitrag zur Geschichte des Geschlechterverhältnisses zu verstehen, denn sie zeigt die Interaktionen zwischen Hebammen und Staat. Ablesbar wird, wie Hebammen und ihren Interessenvertretungen ein Platz im neu strukturierten System zugewiesen wurde und wie die führenden Hebammen im NS-Staat agierten und reagierten. In der Absicht, eine Berufsorganisation als eine gesellschaftliche Institution und ihre Einbindung in einen bestimmten historischen Kontext zu untersuchen, ist diese Arbeit außerdem in der Sozialgeschichte angesiedelt.

Ich gehe davon aus, daß mit der ideologischen Aufwertung der Mutterschaft eine Aufwertung des Hebammenberufs und dessen Berufsorganisation einherging. Der wesentliche Berührungspunkt von NS-Bevölkerungspolitik und Hebammen lag in der angestrebten Steigerung der Geburtenzahl. Die Hebammen machten sich diese Absicht zunutze und setzten ihrerseits Forderungen zur Verbesserung ihrer rechtlichen und sozialen Sicherung durch, die z.B. im Reichshebammengesetz von 1938 Ausdruck fanden. Des weiteren nehme ich an, daß die *Reichsfachschaft Deutscher Hebammen* 1933 auf den mitgliedstärksten *Allgemeinen Deutschen Hebammen-Verband* aufgebaut wurde. Die Einheitsorganisation wurde nationalsozialistisch ausgerichtet und hierarchisch strukturiert. Die von 1933-1945 an der Spitze der Einheitsorganisation stehende Leiterin, Nanna Conti, hatte eine dominierende Rolle darin. Ihre politische Einstellung und ihre Berufspolitik waren untrennbar miteinander verbunden.

Es bietet sich an, diese Arbeit als Zeitschriftenanalyse zu konzipieren, anhand derer die im Nationalsozialismus für die Berufsorganisation postulierten Normen bestimmt werden können, da ein Verbandsorgan immer auch Spiegel des Verbandes und seiner Politik ist. Ablesbar wird die offizielle Berufspolitik. Von Vorteil ist, daß die Quelle vollständig erhalten und zugänglich ist. Ergänzend werden Gesetzestexte, dazugehörige Kommentare, Erlasse und Verordnungen sowie bisher

[10] Vgl. Kurtenbach/ Horschitz 1985, S. 7.

unveröffentlichter Quellen hinzugezogen.

Zum Verständnis der Situation der Hebammenverbände im Nationalsozialismus ist es notwendig, neben ihrer Organisation die rechtliche und wirtschaftliche Situation sowie die soziale Absicherung der Hebammen im ausgehenden Kaiserreich und in der Weimarer Republik zu skizzieren. Darauf aufbauend können Veränderungen, die 1933 mit der Schaffung der nationalsozialistischen Berufsorganisation herbeigeführt wurden, deutlich gemacht werden.

Bevor ich mich der Entstehung der Berufsorganisation im Nationalsozialismus zuwende, gebe ich einen Überblick über allgemeine Prinzipien der Gleichschaltung der Gewerkschaften und Berufsverbände. Im Vordergrund steht die Hypothese, daß die Berufsverbände der Hebammen, die Gewerkschaften und andere Berufsorganisationen nach gleichen Prinzipien gleichgeschaltet wurden und der *Deutschen Arbeitsfront* unterstellt wurden. Ich gehe auch der Frage nach, ob mit den bestehenden Interessenvertretungen 1933 gleich verfahren wurde. Außerdem interessiert der Zeitrahmen, in dem dieser Prozeß stattfand, da Elmer Schabel von einer „außerordentlich frühen Gleichschaltung" der Hebammenverbände spricht.[11]

Im Anschluß wird die neu gebildete Berufsorganisation, ihre Struktur, ihre Einbindung in den NS-Staat sowie die personelle Besetzung dargestellt werden. Das besondere Interesse gilt der Person Nanna Conti. Im Mittelpunkt werden Tätigkeit und politische Haltung dieser Frau stehen, auf die vom Hebammenverband bis in die 80er Jahre unkritisch positiv Bezug genommen wurde.[12] Darüber hinaus sollen Rolle und Position von Emma Rauschenbach und Elisabeth Schulz, zwei zentrale Frauen des bis 1933 mitgliedstärksten *Allgemeinen Deutschen Hebammenverbandes* (ADHV), in der *Reichsfachschaft Deutscher Hebammen* (RDH) berücksichtigt werden. Konnten sie ihre herausragende Rolle in die neue Organisation übertragen oder wurden sie marginalisiert?

Es soll rekonstruiert werden, worin der Verband seine Aufgaben sah, wer die Ziele der Zwangsorganisation definierte und ob es Veränderungen im Betrachtungszeitraum gab. Dabei wird angenommen, daß das Hebammenbild der RDH-Leiterin zu einem erweiterten Aufgabengebiet führte.

Das Verbandsorgan der NS-Einheitsorganisation wird unter verschiedenen Gesichtspunkten analysiert. Aus den Eckdaten wird ein Zeitschriftenprofil erstellt. Von Interesse ist hierbei auch die Frage nach Kontinuität und Brüchen im Vergleich zur *Allgemeinen Deutschen Hebammen-Zeitschrift* (ADHZ), dem Ver-

---

[11] Vgl. Schabel 1995, S. 292.

[12] Vgl. Gubalke 1985, S. 9; Hahmann 1985, in: DHZ (1985), S. 133-135, S. 134; Hartmann 1952, in: DHZ (1952), S. 26 f.

bandsorgan des ADHV. Ausgehend vom Umfang der einzelnen Rubriken wird der inhaltliche Schwerpunkt des Verbandsorganes festgestellt werden. Eine Auswertung der Rubriken soll die Veränderung der *Zeitschrift der Reichsfachschaft Deutscher Hebammen* (ZdRDH) im Vergleich zur Vorgängerin ADHZ sichtbar machen. Dabei werden die Titel der Rubriken und der zahlenmäßige Umfang der Beiträge berücksichtigt.

Die wichtigsten Themenschwerpunkte der Zeitschrift werden aufgegriffen und dargestellt. Bedeutend ist die Bestimmung von Aufgaben und die Stellung der Hebammen in der "neugeordneten Geburtshilfe des neuen Staates". Zentral ist dabei der Aspekt, welche Veränderung für das Aufgabengebiet angestrebt wurde. Schloß diese eine Erweiterung des Kompetenzbereiches der Hebammen ein? In der Analyse der Rubrik „Erbgesundheits- und Rassenpflege“ orientiere ich mich an den gesetzlichen Bestimmungen der nationalsozialistischen Bevölkerungspolitik und gehe davon aus, daß alle das Hebammenwesen direkt betreffenden Gesetze, Bestimmungen und Regelungen aufgeführt und kommentiert wurden. Zusätzlich wird geprüft, ob das Propagandakonzept zum Themenkomplex „Erbgesundheits- und Rassenpflege“ in der Hebammenzeitung Anwendung fand. Die Auseinandersetzung um die Kampagne gegen das sogenannte Doppelverdienertum wird thematisiert, da Ehemänner von Hebammen in besonderer Weise davon betroffen waren. Danach wird die Kontroverse um die Frage, welchem Geburtsort Vorrang zu geben sei, nachgezeichnet. Ablesbar daran wird, wie unterschiedlich die Hebammentätigkeit von Berufsorganisation, von Medizinern und vom Staat eingeschätzt wurde.

Schließlich wird das Reichshebammengesetz untersucht, worin Forderungen Eingang fanden, die bereits seit 1890 von Hebammen erhoben wurden. Es wird angenommen, daß die Schaffung des Gesetzes in engem Zusammenhang mit der NS-Mütterideologie stand.

In dem Fazit führe ich die Ergebnisse meiner Forschung zusammen, erweitere meine Arbeitshypothese und skizziere einige Forschungsdefizite.

1. Forschungsstand

Die moderne Berufs- und Standesgeschichte der Hebammen erscheint noch ungeschrieben.[1] Eine fundierte umfassende historische Analyse fehlt bisher. In der Frauen- und Geschlechtergeschichte zum Nationalsozialismus erscheinen Hebammen und ihre Berufsorganisation weder in Arbeiten zur Frauen- und Mutterrolle oder zur Frauenerwerbstätigkeit noch in denen um die Auseinandersetzung zur (Mit-) Täterschaft von Frauen.[2] Forschungen zum Gesundheitswesen, zur Gesundheits- und Körperpolitik sowie zur Medizingeschichte des Nationalsozialismus beschäftigen sich ebenfalls nicht mit dem Hebammenwesen. Es sind weder die praktische Tätigkeit und die mögliche Einbindung in die Durchführung von Rassen- und Bevölkerungspolitik noch die Berufsvertretung untersucht worden. Vereinzelt wird das Hebammenwesen gestreift, beispielsweise wenn Meldepflichten von sog. „mißgebildeten" Säuglingen thematisiert werden oder die Durchführung verbotener Abtreibungen.[3]

Vorhanden ist Literatur, die das Hebammenwesen im Untersuchungszeitraum berücksichtigt, jedoch einen anderen Themenschwerpunkt legt. Diese Literatur läßt sich in drei Gruppen teilen:

1. Biographische Arbeiten berücksichtigen einzelne Hebammen, die zum Teil auch während des Nationalsozialismus tätig waren.[4] Diese Arbeiten können Eindrücke der Lebens- und Arbeitsbedingungen von Hebammen vermitteln. Zur Alltagsgeschichte liegt eine kleine regionalgeschichtliche Arbeit vor, die ebenfalls solche Eindrücke gibt.[5]

2. Soziologische, sozialwissenschaftliche und (medizin- und kultur-) historische Arbeiten, die einen größeren Zeitabschnitt der Hebammengeschichte umspannen, streifen die NS-Diktatur an der Peripherie. Die überwiegende Zahl der

---

[1] Schabel gibt 1995 an, daß am Institut für Geschichte der Medizin der Freien Universität Berlin von Nora Szasz und Cornelia Busse zwei Dissertationen über die moderne Berufs- und Standesgeschichte des Hebammenwesens in Vorbereitung sind. Diese sind bisher nicht veröffentlicht worden. Vgl. Schabel 1995, S. 272.

[2] Vgl. beispielsweise Böltken 1995; Ebbinghaus 1996; Frauengruppe Faschismusforschung (Hg.) 1981; Gravenhorst/ Tatschmurat (Hg.) 1990; Heinsohn/ Vogel/ Weckel (Hg.) 1997; Klinksiek 1982; Koonz 1991; Niethammer 1996; Schwarz 1997, Winkler 1977.

[3] Vgl. Czarnowski 1993; Klee 1985, S. 237-255; Kretschmer 1997; Mitscherlich/ Milke 1995 (EA 1960), S. 271-273.

[4] Grabrucker 1989; dies., 1990 in: Frauenforschung (1990), S. 117-127; Hämmerle 1994; Mühlbeck 1977.

[5] Vgl. Frauenbeauftragte Flecken Ottersberg (Hg.) 1998.

AutorInnen nehmen eine Aufwertung der Hebammen im Nationalsozialismus unter Bezugnahme auf das Reichshebammengesetz an. Britta Schmitz sieht den Nachweis der sozialen, gesellschaftlichen und wirtschaftlichen Aufwertung der Hebammen durch die nationalsozialistische Gesundheitspolitik in der Schaffung einer verbindlichen Rechtsgrundlage. Die "Kehrseite" sei jedoch, daß Hebammen "zum Instrument der nationalsozialistischen Rassenideologie und Gesundheits- und Bevölkerungspolitik"[6] wurden. Das Fazit Ricarda Scherzers ist eine vermeintliche Besserstellung der Hebammen. "Um den Preis geschlechterspezifischer Rollenfestschreibung und ideologischer Verblendung sorgte man für ihre Anerkennung".[7] Überwiegend wird die Instrumentalisierung des Berufes in den Vordergrund gerückt. Hebammen werden als Opfer ihres Berufes und damit zugleich als Opfer nationalsozialistischen Männerdiktatur betrachtet. Elmer Schabel geht ebenfalls von einer starken ideologischen Aufwertung der Hebammen aus, die gespeist wurde von einer Mischung aus „Mutterkult, Blut- und Bodenideologie und einer 'deutsche Hebammenmythologie'".[8] Diesen stehen Josef Zander und Elisabeth Goetz gegenüber, die die staatliche Förderung des Hebammenwesen als Mißachtung und Herabsetzung der geburtshilflichen Wissenschaft bewerten.[9] Gregor Dill sieht in der staatlichen Förderung der Hausgeburtshilfe als einziger den Versuch, Hebammen als Kontrollinstanz in den Familien einzusetzten.[10] Beate Stahl bezieht sich auf die Debatte der 1930er Jahre um den Geburtsort und zeichnet die soziale Lage der Hebammen nach.[11] Die Aufsätze von Zander und Goetz sowie Stahl beziehen die Diskussion um die Hausgeburtshilfe der 1980er Jahre ein. Gabriele Dichtl berücksichtigt die Rolle der Hebamme in der Geburtshilfe.[12]

3. Populärwissenschaftliche Arbeiten und Verbandschroniken sind bis 1995 unkritisch im Umgang mit der NS-Vergangenheit von Hebammen. Kritisch wird die Berufsorganisation und das RHebGes erstmals 1995 von Nora Szasz betrachtet, die autoritäre und rassistische Elemente benennt.[13] Einen öffentlichen Anstoß zur Auseinandersetzung mit der NS-Vergangenheit des Verbandes im *Bund Deutscher Hebammen* e.V. gibt eine historisch interessierte Hebamme im

---

[6] Schmitz 1994, S. 72.
[7] Scherzer 1988, S. 87.
[8] Schabel 1995, S. 293.
[9] Vgl. Zander/ Goetz 1986, in: Beck (Hg.) 1986, S. 143-158.
[10] Vgl. Dill 1999.
[11] Vgl. Stahl, in: DHZ (1986), S. 310-313.
[12] Vgl. Dichtl 1983.
[13] Vgl. Szasz in: Geist et al (Hg.) 1995, S. 1-9. Der Aufsatz enthält keine Belege.

November 1997.[14] Christa Schüürmann revidiert in ihrem Aufsatz das positive Bild von Nanna Conti und hebt die rassistischen Elemente in der Hebammentätigkeit sowie im Reichshebammengesetz hervor.[15] Bis dahin wurden kurze Verbandschroniken von den Hebammen Helga Hahmann[16] und Edeltraut Trombik[17] sowie eine populärwissenschaftliche Arbeit von Wolfgang Gubalke[18] als Basis für hebammengeschichtliche Arbeiten verwandt. Diese zeichnen ein positives Bild von Nanna Conti.[19] Gubalke berücksichtigt den VII. Internationale Hebammenkongreß von 1936, abgehalten in Berlin. Ein dort gefaßter und veröffentlichter

[14] Der *Bund Deutscher Hebammen* e.V. sieht sich in Tradition zum ADHV und hat die Rechtsnachfolge der Reichshebammenschaft in der BRD angetreten. Es besteht keine Verbindungslinie zur Weimarer *Berufsorganisation deutscher Hebammen (Preußischer Hebammenverband)* e.V. Vgl. Springborn, in: DHZ (1968), S. 315. In dieser Arbeit verwende ich das Kürzel *BDH* für den Weimarer Berufsverband.

[15] Vgl. Schüürmann 1997, in: DHZ (1997), S. 546-553.

[16] Vgl. Hahmann 1988. Hahmanns Chronik enthält keine Belege.

[17] Vgl. Trombik 1985.

[18] Gubalke fügt als Belege nur eine Literaturliste am Ende der Arbeit an. Vgl. Gubalke 1985, S. 166 f.

[19] Vgl. Ruth Kölles Geleitwort in: Gubalke 1985, S. 9. „Viele andere Hebammen mit Weitblick und Tatkraft – wir denken dabei an Emma Rauschenbach und Nanna Conti – folgten dem Vorbild dieser beiden Frauen (gemeint sind Justine Siegemunde und Olga Gebauer, KT), indem sie ihr Leben in den Dienst der Aus- und Fortbildung stellten, sich aber auch für den sozialen Fortschritt des Hebammenstandes einsetzten. Ihnen allen sei an dieser Stelle gedankt." Contis politische Überzeugung und ihr Dienst für den NS-Staat bleiben völlig unreflektiert.

Beschluß endete mit der Aufforderung an die Nationen, das totdienende Wettrüsten aufzugeben.[20] Gubalke impliziert, daß die Hebammenschaft wagemutig war und eine regime-kritische Haltung einnahm.[21]

[20] Vgl. Gubalke 1985, S. 108.
[21] Vgl. ebd.

2. Quellenlage und -kritik

Publizierte Quellensammlungen zum Hebammenwesen liegen nicht vor. Die für die Analyse benötigten Zeitschriften *Allgemeine Deutsche Hebammen-Zeitschrift* (1885-1933), *Reichs-Hebammenzeitung* (RHZ) (1929-1933), *Zeitschrift der Reichsfachschaft Deutscher Hebammen* (1933-1939) und *Die Deutsche Hebamme* (DDH) (1939-1945) stehen in verschiedenen Universitätsbibliotheken zur Verfügung (Stabi Berlin/ Universität Halle/ Caritas Bibliothek Freiburg i. Br./ Universität Münster). ADHZ, ZdRDH und DDH sind auch im Staude-Verlagsarchiv, allerdings unter Aufsicht im Büro des Verlegers, einsehbar. Es gibt keine Hinweise auf das *Mitteilungsblatt der Vereinigung Deutscher Hebammen* in der Zeitschriftendatenbank der SuUB Bremen. Kommentierte Gesetze und ergänzende Gesetzessammlungen zum Hebammenwesen sind ebenfalls in verschiedenen Universitätsbibliotheken vorhanden.

Da Fritz Rott ein Schriftleiter der ADHZ, ZdRDH und DDH war, habe ich die „Sammlung Rott", die sich in der Universitätsbibliothek der Freien Universität Berlin befindet, hinsichtlich der Materialien über das Hebammenwesens im Dritten Reich, gesichtet und ausgewertet.[1]

Einer Verbandschronik zufolge gibt es im Dachverband *Bund Deutscher Hebammen* e.V., abgesehen von Protokollen ab 1947, keine Dokumente über die Geschichte der Hebammenverbände.[2]

Da es sich bei den Hebammenzeitschriften um offizielle Dokumente handelte, müssen Selbstzensur und Zensur vorausgesetzt werden. Möglicherweise von der Parteilinie abweichende persönliche Meinungen lassen sich aus dem Material nicht ermitteln. Da mich die offizielle Berufspolitik der Einheitsorganisation interessiert, werden meine Forschungen durch diese Einschränkung insofern behindert, als der Verband kaum Wert auf Transparenz seiner Arbeit legte. Verbandsinterna, Konfliktthemen und Machtkämpfe werden nur soweit sichtbar, wie sie

---

[1] In Absprache mit dem für die Sammlung zuständigen Referenten für Medizingeschichte, Dr. Engel, ist diese einsehbar. (T. 030/838-2230). Diese ungedruckten Quellen werden folgendermaßen bezeichnet: Materialname, Sammlung Rott, Kasten (Ziffer). Sie sind in den Anhang meiner Arbeit aufgenommen.

[2] Vgl. Hahmann 1988, S. 46. Die Geschäftsstelle der Reichshebammenschaft in Berlin wurde im August/ September 1943 durch einen Fliegerangriff zerstört. Dabei wurden nahezu alle Akten und Unterlagen vernichtet. Vgl. Conti, Verlegung der Geschäftsstelle der Reichshebammenschaft, in: DDH (1943), S. 177.

von den Leserinnen wahrgenommen werden sollten. Das zeigte sich deutlich an der Debatte um den Geburtsort und an den Darstellungen zum Reichshebammengesetz. Während erstere als Kontroverse in der Hebammenzeitung erscheint, gibt es kaum Hinweise auf die Arbeiten am Gesetz.

3. Die Interessenvertretung der Hebammen vor 1933

Die Standes- und Interessenvertretungen der Hebammen hatten ihren Ursprung im Berliner Hebammenverein, der 1885 gegründet wurde.[1] Es folgten rasch weitere Vereinsgründungen.[2] Sie verdeutlichen das große Interesse von Hebammen an der Klärung und Besserung ihrer beruflichen Situation sowie den Handlungsbedarf, der aus ihrer wirtschaftlichen Not resultierte.[3] Die Vereinsgründungen können auch als Reaktion die Bedrohung, die radikale Bestrebungen eines Teiles der männlichen akademischen Geburtshelfer darstellten, betrachtete werden. Diese wollten eigenständige Hebammentätigkeit abschaffen.[4] Auf dem ersten deutschen Hebammentag in Berlin 1890 wurde die *Vereinigung Deutscher Hebammen* (VDH) als Dachverband gebildet.[5] Durch die Vernetzung der bestehenden Einzelverbände und die Aufnahme internationaler Kontakte wurde eine breitere Basis für die berufspolitische Arbeit geschaffen. Von 1892 bis 1920 war Olga Gebauer[6] die gewählte Geschäftsführerin.[7] 1910 wurden 600 Einzelverbände mit ungefähr 30.000 Mitgliedern in Landesverbänden zusammengeschlossen.[8] Hahmann sieht in dieser Entwicklung eine Entsprechung zum föderalistischen Staatssystem, durch die „jedoch eine einheitliche Entwicklung des Hebammenwesens"[9] erschwert worden sei. Damit macht sie den innerverbandlichen Föderalismus für die mangelnde Durchsetzungskraft der Hebammenverbände verantwortlich. Sie sieht nicht, daß der innerverbandliche Föderalismus eine Folge des auf Länderebene geregelten Hebammenwesens war.

---

[1] Die Gründung fand am 3.10.1885 nach einem Treffen von Hebammen anläßlich des Todes einer verarmten Kollegin statt. Hierbei wurde für die Bestattungskosten gesammelt, um eine Armenbestattung zu vermeiden. Vgl. Hahmann 1988, S. 7; Schabel 1995, S. 275; Gebauer 1930, S. 13-23; Kerchner 1992, S. 203 f.

[2] 1890 gab es 32 Vereine, 1900 227, 1910 559, 1915 708 und 1920 696 Vereine. Zu den Gründungen weiterer Hebammenverbände in den Folgejahren trugen die Vorsitzende des Berliner Hebammenvereins, Minna Seidel, und die Schriftführerin, Olga Gebauer, durch Agitationsreisen maßgeblich bei. Vgl. Gebauer 1930, S. 529.

[3] Vgl. Hahmann 1988, S. 18.

[4] Vgl. Wetterer 1993, S. 72ff.

[5] Vgl. Ebd., S. 11; Szasz 1995, S. 6.

[6] Vgl. den biographischen Anhang, indem ich die Biographien der wichtigsten Protagonisten des Hebammenwesen zusammengestellt habe.

[7] Olga Gebauer wurde am 25.8.1892 auf der zweiten Delegiertentagung des VDH in Wiesbaden gewählt. Vgl. Gebauer 1930, S. 153; Hahmann 1988, S. 11, S. 17.

[8] Am 1.10.1910 wurden die Landesverbände gebildet. Vgl. Hahmann 1988, S. 15.

[9] Vgl. ebd.

Verbandsorgan war die am 1.4.1886 von Olga Gebauer gegründete und zunächst im Selbstverlag herausgegebene *Berliner Hebammen-Zeitung*. Schon im ersten Erscheinungsjahr war diese vom Elwin Staude Verlag übernommen, umbenannt und mit einer ärztlichen Redaktion unter Mitarbeit von Hebammen weitergeführt worden.[10] Unter dem Titel *Allgemeine Deutsche Hebammenzeitung* (ADHZ) bestand die Zeitschrift vom 1.7.1886 bis 15.6.1933.[11]

Die Gründung der Berufsvereine stand im Zusammenhang mit der sich seit den 1880er Jahren stetig verschlechternden wirtschaftlichen Situation der Hebammen, deren Ursache in verschiedenen Entwicklungen zu sehen ist: Die Zahl der Hausgeburten verringerte sich infolge der ab 1876 zurückgehenden Geburtenzahl.[12] Außerdem gebaren immer mehr Frauen in einem Krankenhaus. Diese Tendenz verstärkte sich besonders in den Städten während der 20er Jahre.[13] Mit dem Absinken der durchschnittlichen Geburtenzahl pro Hebamme verringerte sich auch ihr Einkommen. Der Anteil der Klinikgeburten an der gesamten Geburtenzahl betrug vor 1914 etwa 5 Prozent und erhöhte sich bis zum Beginn der 30er Jahre auf etwa 20 Prozent.[14] Parallel dazu stieg die Zahl der frei praktizierenden Hebammen bis sie zu Beginn des Jahrhunderts konstant zwischen 37.000 und 38.000 betrug. Sie sank bis 1929 auf 27.000.[15] Die durchschnittliche Geburtenzahl pro Hebamme lag zum Ende der Weimarer Republik bei etwa 29 Geburten im Jahr.[16] 50 Geburten pro Jahr und Hebamme wurden 1922 zur Existenzsicherung als notwendig erachtet, und als Leistungshöchstgrenze wurden 1922 und 1938 70 Geburten pro Jahr angesehen.[17] Zu berücksichtigen ist, daß die Hebammen regional unterschiedlich ausgelastet waren. Während in Städten viele Hebammen in scharfe Konkurrenz zueinander traten, war die geburtshilfliche Versorgung ländlicher Gebiete oft unzureichend oder konnte überhaupt nicht gewährleistet werden.[18] Das Einkommen von Hebammen war gering. In den Jahren

---

[10] Vgl. Hahmann 1988, S. 8-10.

[11] Vgl. ebd.; Gebauer 1930, S. 16-19.

[12] Vgl. Schäfers 1990, S. 95 f; Schabel 1995, S. 274.

[13] Vgl. Schabel 1995, S. 274; Szasz 1995, S. 8; Schmitz 1994, S. 58 f.

[14] Vgl. Schabel 1995, S. 274; Schmitz 1994, S. 58 f. Für Berlin gibt Nora Szasz an, daß die Anstaltsgeburten 1924 39,3 Prozent ausmachten. Vgl. Szasz 1995, S. 8.

[15] Vgl. Schabel 1995, S. 274; Springborn, in: DHZ (1968), S. 313.

[16] Vgl. ebd.

[17] Beide Zahlen wurden im Zusammenhang mit dem Preußischen Hebammengesetz von 1922 und dem Reichshebammengesetz von 1938 bestimmt. Vgl. ebd.

[18] Während in Berlin beispielsweise von einer „Überfüllung“ des Hebammenberufs gesprochen wurde, fanden 1912 in Preußen insgesamt 9 Prozent aller Geburten ohne Hebammenhilfe statt. In der Provinz Posen waren es 23 Prozent und im Regierungsbezirk Allenstein 34 Prozent Vgl. ebd.

1902/03 verdienten 50 Prozent der berufstätigen Hebammen in Preußen weniger als 400 Mark im Jahr[19], was kaum zur Existenzsicherung ausreichte.[20] Aus diesen Gründen übten Hebammen verschiedene Nebentätigkeiten aus oder betrieben umgekehrt die Geburtshilfe als Nebentätigkeit.[21] Anzunehmen ist, daß dies zu einer Minderung der geburtshilflichen Qualität führte, da die Hebammen kaum die für eine gute Geburtshilfe notwendige Routine und Berufserfahrung sammeln konnten. Die Bezahlung der Hebammen richtete sich nach Hebammengebührenordnungen und wurde mit der Schaffung der Reichsversicherungsordnung (1911)[22], der folgenden steigenden Zahl Krankenversicherter sowie nach Einführung der Reichswochenhilfe (1914)[23] zunehmend von Krankenkassen übernommen. Da Nichtversicherte Selbstzahler waren, führten Hebammen „Armengeburten" z.T. unentgeltlich durch.[24] Mit dem „Reichswochenhilfegesetz" (1926) wurden alle der Reichsversicherungsordnung unterstehenden Krankenkassen verpflichtet, die Kosten für von ihren Versicherten in Anspruch genommene Hebammenhilfe zu übernehmen.[25]

Ein weiterer Aspekt, der für die Gründung der Hebammenvereine ausschlaggebend war, ist die bis 1929 fehlende staatliche soziale Absicherung für Hebammen. Diese Situation führte dazu, daß viele Hebammen gezwungen waren, zur Sicherung ihres Lebensunterhaltes bis ins hohe Alter zu praktizieren.[26] Der geschilderte Zustand wurde von Otto Krohne[27], Mitverfasser und Kommentator des

[19] Vgl. Szasz 1995, S. 5. Im Jahr 1901 erhielten Arbeiter ein durchschnittliches Jahresentgeld von 814 Mark. Vgl. Statistiken über die Durchschnittsentgelte von Arbeitern und Angestellten, in: Bundesministerium für Arbeit und Sozialordnung (Hg.) 1997, S. 156-166.

[20] 1911 ergab eine Umfrage bei 600 Hebammen, daß diese ein Jahreseinkommen zwischen 139 und 335 Mark erwirtschafteten. Vgl. Hahmann 1988, S. 15.

[21] Vgl. Schmitz 1994, S. 59; Schabel 1995, S. 275.

[22] Die Reichsversicherungsordnung bestand seit dem 19.7.1911. Vgl. Gesetz zur Einführung der Reichsversicherungsordnung, RGBl. 1911, Nr. 42 (Nr. 3921) vom 19.7.1911, S. 509-838 sowie das Ergänzungsgesetz zur RVO, RGBl. 1911, Nr. 42 (Nr3922) vom 19.7.1911, S. 839-860.

[23] Ab dem 1.1.1914 wurden Hebammenhilfe oder Zuschüsse zur Entbindung von vielen Krankenkassen übernommen. Vgl. Bekanntmachung betreffend Wochenhilfe während des Krieges, RGBl. 1914, Nr. 106 vom 3.12.1914, S. 492-494; Hahmann 1988, S. 16.

[24] Vgl. Schabel 1995, S. 275.

[25] Die Erweiterung der Kassenleistungen um Hebammenhilfe zur Geburt und im Wochenbett trat am 9.7.1926 in Kraft. RGBl 1926, Teil I, Nr. 26, S. 407. Vgl. Hahmann 1988, S. 19.

[26] Zum Beispiel ging 1917 in Münster eine 80jährige Hebamme ihrer Tätigkeit nach. 1933 lag der Anteil der berufstätigen Hebammen, die älter als 60 Jahre bei 19,6 Prozent. Vgl. Schmitz 1994, S. 56; Haug, Die wirtschaftliche Lage, in: ZdRDH (1938), S. 490 f; Rodenbeck, Die Altersgliederung, in: ZdRDH (1934), S. 120-123.

[27] Vgl. die biographischen Angaben in Anhang I.

Preußischen Hebammengesetz von 1922, wie folgt zusammengefaßt:

> „Ungenügende Ausbildung, völlig unzureichende Entlohnung und wirtschaftliche Not vieler Hebammen, infolgedessen die Unmöglichkeit, eine genügende Zahl tüchtiger weiblicher Kräfte für diesen undankbaren Beruf zu gewinnen, weiterhin Hebammenmangel in vielen dünn bevölkerten Landkreisen und im Gegensatz hierzu Anhäufung von Hebammen in den großen Städten mit all den unerfreulichen Erscheinungen wirtschaftlichen Kampfes (häßliche Konkurrenz, unerlaubte und bedenkliche Nebenbeschäftigungen usw.) und nicht zuletzt das geringe Ansehen der Hebammen, dieser Stiefkinder des niederen Heilpersonals beim Publikum - dies alles hatte in seiner Gesamtheit Verhältnisse geschaffen, die auf Dauer unhaltbar waren“.[28]

Hebammen hatten nicht nur in der Bevölkerung einen schlechten Ruf, auch in medizinischen Kreisen wurden sie für das Nichtstillen der Kinder durch ihre Mütter, die hohe Säuglingssterblichkeit und die zu hohe Müttersterblichkeit verantwortlich gemacht.[29] Außerdem galten sie als Mitverursacherinnen des Geburtenrückganges, da ihnen unterstellt wurde Abtreibungen auszuführen und Verhütungsmittel zu vertreiben.[30]

Vor diesem Hintergrund ist das zentrale Anliegen der Hebammenvereine, das in der Schaffung einer sozialen Selbsthilfe in Form eigener Kranken-, Hilfs- und Sterbekassen für ihre Mitglieder lag, zu sehen.[31] Weitere Ziele waren das gemeinsame Vorgehen gegen die Konkurrenz unqualifizierter Personen und die Förderung der eigenen Fort- und Weiterbildung.[32] Außerdem galt es das gesellschaftlichen Ansehens des Berufsstandes zu verbessern.[33] So ging der Verein z.B. gegen Pfuschertum, Abtreibung und Aberglaube in den eigenen Kreisen vor und bemühte sich gleichzeitig, die in der Gesellschaft vorherrschende negative Einstellung zum Hebammenberuf abzubauen.[34] Die politischen Forderungen des Dachverbandes VDH waren 1890 auf eine reichsweit einheitliche gesetzliche Regelung aller das Hebammenwesen betreffenden Fragen ausgerichtet. Außerdem wurden als weitere zentrale Ziele der Verbandsarbeit die Schaffung von aktuellen

---

[28] Krohne 1922, S. 3.

[29] Vgl. Schabel 1995, S. 277. Diese Abwertung entspringt dem Versuch Hebammen im Prozeß der Professionalisierung akademischer Geburtshelfer aus der Geburtshilfe zu verdrängen. Vgl. Wetterer 1993, S. 59-75.

[30] Vgl. ebd.

[31] Vgl. ebd., S. 275; Szasz 1995, S. 5. Es bestanden Einrichtungen sozialer Selbsthilfe der Berufsorganisationen, z.B. die „Allgemeine Deutsche Kranken-, Unterstützungs- und Sterbekasse für Hebammen“, die 1892 gegründet worden war. Vgl. Gebauer 1930, S. 161 ff.

[32] Vgl. Szasz 1995, S. 5.

[33] Vgl. Schmitz 1994, S. 53.

[34] Vgl. Gebauer 1930, S. 33; Szasz 1995, S. 6.

Gebührenordnungen und die Regelung der sozialen Sicherung postuliert.[35] Die Vorsitzende Olga Gebauer faßte die Ziele der VDH 1910 zusammen:

> „Die 'Vereinigung Deutscher Hebammen' ist ein Verband deutscher Hebammenvereine, die sich zur Aufgabe gestellt hat, den deutschen Hebammenstand in der Achtung und in dem Ansehen der Gesellschaft zu heben. Die 'Vereinigung Deutscher Hebammen' strebt nach Verwirklichung des Ideals, das die Regelung des Hebammenwesens in einer gesetzlich festgelegten Einheitlichkeit erblickt, und zwar für alle Hebammen Deutschlands. Die Vereinigung hat es sich zur Aufgabe gemacht, die wissenschaftliche Fortbildung und die wirtschaftliche Besserstellung der Hebammen anzubahnen und zeitgemäß auszugestalten."[36]

Die Hebammen hielten eine Zusammenarbeit mit der Ärzteschaft für unabdingbar und unterstellten sich dem „Schutz der Direktoren der Hebammenlehranstalten und Kreisärzten".[37] Sie hofften, daß ihre schärfsten Kritiker unter den Ärzten zu Förderern des Hebammenwesens würden, wenn sich die Hebammen zumindest teilweise auf deren Vorstellungen einließen.[38]

Die Berufsorganisationen sahen einen erheblichen Handlungsbedarf bezüglich ihrer rechtlichen Situation, da diese in Kaiserreich und Weimarer Republik durch eine „Zwitterstellung zwischen Gewerbefreiheit und strengster staatlicher Reglementierung"[39] gekennzeichnet war. Einerseits war die Ausübung der Hebammentätigkeit durch die Gewerbeordnung geregelt und einzig an den Besitz eines staatlichen Prüfungszeugnisses gebunden.[40] Andererseits bestanden Kontrollen durch staatliche Stellen, deren Ausgestaltung den einzelnen Ländern überlassen war.[41] Die verschiedenen landesrechtlichen Regelungen führten zur

---

[35] Vgl. Hahmann 1988; S. 23, Schmitz 1994, S. 53; Gebauer 1930, S. 90-95.

[36] Gebauer 1930, S. 430 f.

[37] Kerchner 1992, S. 87.

[38] Vgl. ebd.

[39] Schabel 1995, S. 273.

[40] Es gibt widersprüchliche Angaben zur Niederlassungsfreiheit: Nach Edeltraut Trombik gehörten Hebammen seit der Einführung der Gewerbeordnung 1808 in Preußen ebenso wie Ärzte zu den sogenannten „freien Berufen", die ihrer Tätigkeit ohne Niederlassungsbeschränkung nachgehen konnten. Nora Szasz gibt an, daß eine Niederlassungsbeschränkung für Hebammen erst mit dem Freizügigkeitsgesetz von 1867 und der Gewerbeordnung von 1869 aufgehoben wurde. Vgl. Trombik 1985, S. 176; Szasz 1995, S. 4.

[41] Die Kompetenz der Länder umfaßte die Schaffung und Ausgestaltung von Hebammengebührenordnungen, der Richtlinien für die Hebammenausbildung sowie der Prüfungsordnung. Darüber hinaus war es Ländersache, Hebammendienstordnungen zu schaffen, mit denen Aufgaben, Rechte und Pflichten der Hebammen geregelt wurden. Hierin

Einschränkung der reichsweiten Bewegungsfreiheit von Hebammen, denn zwischen den Anforderungen der einzelnen Länder bestanden erhebliche Differenzen. Bayern hatte 1925 beispielsweise eine Ausbildungsdauer von fünf Monaten, während in Preußen 18 Monate vorgesehen waren.[42] Prüfungszeugnisse wurden daher nicht in jedem Land des Reiches anerkannt.

Die Entwicklung des VDH war zu Beginn der 20er Jahre durch innerverbandliche Differenzen und Zersplitterung gekennzeichnet. So ging 1921 der *Deutsche Hebammenbund* (DHB) aus der VDH hervor und schloß sich dem *Allgemeinen Deutschen Gewerkschaftsbund* an. Dadurch gehörte der DHB in der ADGB zum „Gemeinde- und Staatsarbeiterverband".[43] Die Mitglieder wurden als „rote Hebammen" bezeichnet.[44] 1922 bildete sich der vom „Vorwärts" als reaktionär eingeordnete *Allgemeine Deutsche Hebammenverband* (ADHV).[45] Dessen Vorsitzende war bis 1933 Emma Rauschenbach.[46] Die ADHZ wurde im Verlauf der Auseinandersetzungen zwischen den unterschiedlichen Strömungen innerhalb der VDH und der folgenden Zersplitterung Verbandsorgan des ADHV.[47] Verbleib und weitere Arbeit des VDH ist ein offenes Forschungsfeld ebenso wie die Geschichte der neu gegründeten Verbände. Trotz bestehender politischer Differenzen der drei Dachverbände blieben ihre zentralen Ziele für das Hebammenwesen laut Hahmann grundsätzlich gleich.[48] Hinzu kam die Forderung, die finanzielle Grundlage der Hebammen durch Schaffung eines vom Staat oder den Kommunen zu zahlenden Mindesteinkommens zu gewährleisten.[49]

Ende der 20er Jahre gab es eine weitere Spaltung: Im Anschluß an die außer-

---

waren verschiedene Kontrollmechanismen enthalten, wie die Verpflichtung zur Teilnahme an regelmäßigen Nachprüfungen und Fortbildungen sowie die Verpflichtung zum Führen eines Hebammentagebuches und eines Geburtenbuches, das dem Kreis- oder Amtsarzt jährlich zur Überprüfung vorgelegt werden mußte. Vgl. Schabel 1995, S. 273; Trombik 1985, S. 177.

[42] Vgl. Schabel 1995, S. 273; Hahmann 1988, S. 12.

[43] Vgl. Schabel 1995, S. 284.

[44] Vgl. Szasz 1995, S. 7.

[45] Der ADHV hieß zunächst „Arbeitsgemeinschaft Deutscher Hebammenverbände". Der Name wurde im Verlauf der 20er Jahre in „Allgemeiner Deutscher Hebammenverband" geändert. Der genaue Zeitpunkt der Namensänderung läßt sich der Sekundärliteratur nicht entnehmen. Helga Hahmann geht nicht auf diese Änderung des Namens ein, benutzt jedoch beide Bezeichnungen. Vgl. Szasz 1995, S. 8; Hahmann 1988, S. 18.
Den Bezug zur Zeitung „Vorwärts" gibt Schabel 1995, S. 284.

[46] Vgl. biographische Angaben in Anhang I.

[47] Szasz hebt hervor, daß sich der Verleger in die Auseinandersetzung einschaltete und die reaktionäre Strömung des VDH finanziell unterstützte. Vgl. Szasz 1995, S. 8.

[48] Vgl. Hahmann 1988, S. 19.

[49] Vgl. Hahmann 1988, S. 17 f; Conti, Hebammenwesen, in: Die Ärztin (1937), S. 294-302, S. 301.

ordentliche Haupttagung des *Preußischen Hebammenverbandes* am 15.11.1928 scherte der „Preußische Hebammenverband" aus dem ADHV aus und bildete die unabhängige Dachorganisation *Berufsorganisation Deutscher Hebammen (Preußischer Hebammenverband)* e.V.[50] Von 1929 bis Juni 1933 war deren Vorsitzende Emma Kauder.[51] Das Verbandsorgan war die im Selbstverlag herausgegebene *Reichs-Hebammenzeitung* (RHZ).[52] In Preußen wurde 1928/29 unter dem Dach des ADHV, von Elisabeth Schulz initiiert, der *Neupreußische Hebammenverband* gegründet.[53] Elisabeth Schulz[54] war Mitglied im *Preußischen Hebammenverband* gewesen und blieb nach den Auseinandersetzungen mit 3.000 weiteren Hebammen unter dem Dach der ADHV.[55] Sie war bis 1933 die Vorsitzende der sog. „Neupreußen".[56] 1931 scheiterte ein Versuch, die Dachverbände ADHV und BDH wieder zusammenzuschließen.[57]

Über die Mitgliederzahlen der einzelnen Dachverbände gibt es bisher keine Angaben. Wird die Auflagenhöhe der ADHZ in Bezug zur angegebenen Zahl der Hebammen gesetzt, ist anzunehmen, daß die ADHV die mitgliedstärkste Vereinigung war. Ein Rechenbeispiel verdeutlicht diese Annahme: Für das Jahr 1929 nennt Schabel eine Zahl von 27.000 freiberuflichen Hebammen.[58] Die Auflage der

---

[50] Vgl. Leitartikel zum Verbandsorgan RHZ des BDH: Gesamtvorstand der Berufsorganisation Deutscher Hebammen, Preußischer Hebammen-Verband e.V., Der neue Anfang, in: RHZ (1929), S. 1 f; Mann, Grundsätzliches zur Frage der Hebammenfortbildung, in: RHZ (1929), S. 2-5. Zwischen dem Weimarer BDH e.V. und dem in der BRD gegründeten *Bund Deutscher Hebammen* e.V. besteht keine Verbindung. Der bundesdeutsche BDH sieht sich in Tradition vom ADHV und trat die Rechtsnachfolge der Reichshebammenschaft an. Vgl. Springborn, in: DHZ (1968), S. 315.

[51] Vgl. biographische Angaben in Anhang I. Kauder war eine kritische, die politischen Vorgänge genau beobachtende Frau. Sie kritisiert den Rassismus der NSDAP 1933 und die Politik Leonardo Contis in der RHZ. Z.B. polemisiert sie, daß Leonardo Conti, sich die Sache leicht mache, wenn er meint bei seiner politischen Tätigkeit nur mit seiner zoologischen Weltanschauung auszukommen, die meint, mit dem Menschen so verfahren zu können, wie ein Tierzüchter. Außerdem gäbe es eine Vermischung der Völker, die nicht mehr rückgängig zu machen sei. „Braucht man ein Beispiel? Es gibt deutsche Nationalsozialisten, die Leonardo Conti heißen." Kauder, ohne Titel, in: RHZ (1933), S. 22f.

[52] Die Reichs-Hebammenzeitung erschien vom 1.1.1929 bis 15.6.1933.

[53] Vgl. Mitteilung der Schriftleitung, Zum 1. Januar 1929, in: ADHZ (1929), S. 1-3; Mertens, Betrachtungen über die Tätigkeit des Preußischen Hebammenverbandes, e.V., in: ADHZ (1929), S. 56 f; Anonym, Bericht über die Haupttagung des Neupreußischen Hebammen-Verbandes, in: ADHZ (1929), S. 294-297.

[54] Vgl. biographische Angaben in Anhang I; Conti, Nachruf, in: ZdRDH (1936), S. 65.

[55] Vgl. Conti, Nachruf, in: ZdRDH (1936), S. 65.

[56] Ebd.

[57] Vgl. Schabel 1995, S. 292.

[58] Vgl. Schabel 1995, S. 274.

ADHZ dieses Jahres lag bei 19.500 Exemplaren.[59] Es erscheint sinnvoll, von 19.500 eine geschätzte Zahl von 1000 AbonnentInnen, die möglicherweise nicht Mitglied im ADHV waren, abzuziehen. Mit der geschätzten Zahl von 1.000 AbonnentInnen soll berücksichtigt werden, daß die Zeitschrift auch von LeserInnen aus angrenzenden Berufen, z.B. von ÄrztInnen, und von Hebammen, die in keinem Berufsverband Mitglied waren oder sich einem anderen Berufsverband angeschlossen hatten, bezogen wurde.[60] Ich nehme folglich an, daß 18.500 AbonnentInnen der ADHZ Mitglieder im ADHV waren. Die übrigen 8.500 Hebammen könnten Mitglieder in den Verbänden BDH und VDH gewesen sein. Folgt man diesem Rechenbeispiel weiter und vermutet, daß die Hebammen sich zu gleichen Teilen auf VDH und BDH verteilten, waren diese Verbände mit je 4.250 im Verhältnis zur ADHV kleine Verbände.[61]

Aus der Sekundärliteratur geht nicht hervor, ob neben den genannten weitere Hebammenverbände, beispielsweise jüdischer oder katholischer Hebammen, existierten.[62]

Die rechtliche Situation des Hebammenwesens blieb bis zum Nationalsozialismus in den einzelnen Ländern unterschiedlich geregelt. Bis 1933 gab es auf staatlicher Ebene vier Ansätze, ein reichseinheitliches Hebammenrecht zu schaffen.[63] Auf das preußische Hebammengesetz gehe ich exemplarisch näher ein, da es als Grundlage für das Reichshebammengesetz von 1938 zu betrachten ist.[64] Außerdem galt es für das flächengrößte Land im deutschen Reich und besaß für eine

---

[59] Die ADHZ hatte 1928 eine Auflage von 19.500 Exemplaren je Ausgabe, 1930 von 17.000 und 1933 von 15.000. Vgl. Sperlings Zeitschriften- und Zeitungsadreßbuch 1929, 1931 und 1934. Für das Organ des BDH wurden keine Angaben über die Auflagenhöhe gemacht.

[60] Vgl. Sperlings Zeitschriftenadreßbuch 1929.

[61] Es muß davon ausgegangen werden, daß ein Teil dieser 8.500 Hebammen nicht berufsständisch organisiert war und daß sich die Hebammen tatsächlich nicht zu gleichen Teilen auf VDH und BDH verteilten, d.h. VDH und BDH hatten wahrscheinlich weniger als je 4.250 Mitglieder.

[62] Vgl. den Bericht über den internationalen Kongreß katholischer Hebammen in Paris 1937, der ein Hinweis auf konfessionell orientierte Zusammenschlüsse ist. Vgl. Anonym, Der internationale katholische Hebammenkongreß, in: ZdRDH (1937), S. 417 f.

[63] Der Versuch von 1913 „versandete in den Kriegsjahren in der Bürokratie." 1917 wurden vom Reich die „Grundsätze zur Regelung des Hebammenwesens" beschlossen, die jedoch keinen bindenden Charakter hatten. Einige Länder, wie z.B. Mecklenburg (1918), Sachsen (1921), Preußen (1922) und Schaumburg-Lippe (1924), verfaßten den Regelungen folgend ähnliche Hebammengesetze. Vgl. Schabel 1995, S. 290; Szasz 1995, S. 7; Zimdars/ Sauer 1940, S. 10; Lippische Gesetz-Sammlung Nr. 147, 1924, S. 794-800.

[64] Vgl. Kurtenbach/ Horschitz 1985, S. 2; Schabel 1995, S. 290; Schmitz 1994, S. 29; Zimdars/ Sauer 1940, S. 10

große Zahl von Hebammen Gültigkeit. Das preußische Hebammengesetz wurde am 20.7.1922 verabschiedet und trat am 1.4.1923 in Kraft.[65] Mit dem Gesetz wurde das Recht der Frauen auf Hebammenhilfe bei freier Hebammenwahl geregelt. Es wurde die Bestimmung eingeführt, daß nur diejenigen Frauen sich Hebamme nennen und die damit verbundene geburtshilfliche Tätigkeit ausüben durften, die im Besitz eines Prüfungszeugnisses entsprechend der Maßgaben der Reichsgewerbeordnung waren. Dies war Ausdruck des Kampfes gegen die sogenannte Hebammenpfuscherei[66] und sollte neben anderem langfristig eine qualitativ hochwertige Geburtshilfe sicherstellen.[67] Des weiteren wurde die „Sicherung der wirtschaftlichen Existenz" der Hebammen durch die Schaffung eines vom Land zu zahlenden Mindesteinkommens gewährleistet.[68] In den Situationen, in denen Hebammen beruflich nicht ausgelastet waren, wurde das Mindesteinkommen gezahlt.[69] Die Möglichkeit, Nebentätigkeiten auszuüben, wurde erheblich eingeschränkt. Nur mit ausdrücklicher Genehmigung der Aufsichtsbehörde durften Hebammen einer Nebentätigkeit nachgehen, die jedoch keine Gefahr für die von ihnen betreuten Frauen und Säuglinge darstellen durfte.[70] Entgegen der langjährigen Forderung des Hebammenverbandes nach sozialer Sicherung waren diesbezüglich nur Ansätze in weiteren Regelungen zum Mindesteinkommen enthalten. Es wurde darin festgelegt,

> „daß der Kreis einer Hebamme, die sich gegen Alter, dauernde Berufsunfähigkeit oder Invalidität versichert, die Hälfte der Versicherungsbeiträge für eine Versicherung bis

---

[65] Vgl. Krohne 1922, S. 22; Schmitz 1994, S. 29.

[66] Für „eine nicht geringe Zahl von Todesfällen oder schweren Gesundheitsschädigungen Gebärender", besonders in den östlichen Provinzen Preußens, wurde die Hebammenpfuscherei verantwortlich gemacht. Bei Zuwiderhandlungen gegen das Verbot, Hebammenhilfe ohne Ausbildung zu leisten, konnten Geldstrafen bis zu 1500 Mark oder Haftstrafen verhängt werden. Vgl. Krohne 1922, S. 5 + 20.

[67] Ein weiterer Weg kann in der angestrebten Verlängerung der Hebammenausbildung auf mindestens 12 Monate gesehen werden. Vgl. Krohne 1922, S. 21.

[68] Vgl. Krohne 1922, S. 11.

[69] Die Höhe des Mindesteinkommens wurde abhängig von Regionen in drei Teuerungsklassen gestaffelt: Für die erste Klasse wurden 12.000 Mark jährlich angesetzt, für die zweite 9.000 Mark und für die dritte 6.000 Mark. Bezirkshebammen stand ein Mindestlohn von 8.000 Mark zu. Dabei wurde eine Tätigkeit in der Säuglingsfürsorge nicht auf das Jahreseinkommen berechnet. Vgl. Krohne 1922, S. 12-14.

[70] Krohne führte hier als Beispiel an, daß „die Hebamme in einem Nebenberuf mit allerlei unsauberen, die Hände infizierenden Beschäftigungen zu tun hat, die in weiterer Folge die Gefahr einer Infektion der ihr anvertrauten Wöchnerinnen mit Kindbettfieber usw. mit sich bringt. In weiterer Folge kann durch einen derartigen Nebenberuf die Gefahr entstehen, daß die Hebamme diese mehr oder minder gefährliche Beschäftigung zum Hauptberuf werden läßt, so daß sie in dringenden Fällen überhaupt nicht erreichbar ist." Krohne 1922, S. 10.

zur Höhe des einer Bezirkshebamme zu zahlenden Ruhegehalts (§ 26 f) zu erstatten hat."[71]

Der Gesetzgeber erwartete, daß die Hebammen sich im Hinblick auf die zu erwartenden Zuschüsse freiwillig versichern würden.

Es wurde eine Niederlassungsbeschränkung eingeführt, die sich auf alle Hebammen, Berufsanfängerinnen und langjährig Tätige, erstreckte. Damit sollte die Anzahl der Hebammen, vor allem alter Hebammen, die mit Erreichen des 65. Lebensjahres zwangspensioniert wurden, reduziert werden. Zum anderen steuerte die Beschränkung die regionale Verteilung der Hebammen und sicherte die geburtshilfliche Versorgung der preußischen Bevölkerung.[72]

Im Gesetz wurden die „besonderen Berufspflichten der Hebammen" wie folgt festgelegt:"

a) Die Beratung von Schwangeren und Ausübung der Geburtshilfe,
b) die Versorgung der Wöchnerinnen und neugeborener Kinder,
c) die Förderung der natürlichen Ernährung der Säuglinge,
d) die Mitwirkung bei der Säuglingsfürsorge nach Maßgabe des örtlichen Bedürfnisses."[73]

Damit wurde im wesentlichen auf bestehende Pflichten aufgebaut. Als neues Tätigkeitsfeld kam die Säuglingsfürsorge hinzu.[74] Die Hebammen waren in ihrer Berufstätigkeit dem Kreisarzt und damit dem „für jeden Kreis angestellten staatlichen Gesundheitsbeamten"[75] unterstellt, der sie kontrollierte und regelmäßig überprüfte. Beibehalten wurde neben den Nachprüfungen die Verpflichtung zur regelmäßigen Teilnahme an Fortbildungslehrgängen.[76] Eine Verbesserung für Hebammen stellte die Übernahme der ihnen durch die Teilnahme an den Fortbildungslehrgängen entstehenden Kosten dar.[77]

Hervorzuheben ist die Einrichtung von Kreishebammenstellen und Provinzial-

---

[71] Krohne 1922, S. 13.

[72] Hierin war die Schaffung der Stelle einer sogenannten Bezirkshebamme enthalten. Sollten sich in einem Gebiet keine Hebammen niederlassen wollen, konnte von der Stadt oder dem Landkreis eine Hebamme angestellt werden, um einer geburtshilflichen Unterversorgung entgegenzuwirken. Vgl. Krohne 1922, S. 6-9.

[73] Krohne 1922, S. 9. Das Ministerium für Volkswohlfahrt erhielt die Aufgabe, die Berufspflichten näher zu regeln.

[74] Vgl. Dienstanweisung für die im preußischen Staatsgebiet tätigen Hebammen, 1920, S. 415-431.

[75] Krohne 1922, S. 11.

[76] Die Nachprüfungen sollten alle zwei Jahre abgelegt werden und „etwa alle 5 bis 10 Jahre" sollte ein 3-4 wöchentlicher Fortbildungslehrgang an einer Hebammenlehranstalt besucht werden. Vgl. Krohne 1922, S. 14.

[77] Vgl. Krohne 1922, S. 13 f.

hebammenstellen, die „eine Art Standesvertretung der Hebammen darstell[en, KT] - allerdings mit der Einschränkung, daß in der Hebammenstelle auch Nichthebammen Sitz und Stimme haben".[78] Dieses Gremium sollte zu gleichen Teilen mit mehreren Hebammen und Müttern sowie Vertretern der Kreisausschüsse, dem Kreisarzt und zwei Vertretern der öffentlichen Krankenversicherungen besetzt werden. Die Stellen hatten die Aufgabe „in einer Reihe von wichtigen Fällen durch gutachterliche Äußerungen an der Vorbereitung von Entscheidungen der Behörden"[79] mitzuwirken. Es wurde Hebammen hiermit erstmals ein - wenn auch eingeschränktes - Mitspracherecht bezüglich der Klärung und Gestaltung ihrer beruflichen Belange eingeräumt. Eine Pflichtmitgliedschaft in einem Berufsverband wurde mit dem preußischen Hebammengesetz nicht eingeführt.

Vorrangiges Ziel dieses Gesetzes war der zahlenmäßige Abbau des „überalterten" Hebammenstandes. Für Hebammen, die aufgrund ihres Alters aus dem Beruf ausscheiden sollten, war jedoch keine Altersversorgung vorgesehen. Die soziale Absicherung blieb unzureichend. Die Einrichtung der Hebammenstellen kann als Schritt in Richtung Mitbestimmung bezeichnet werden.[80] Welchen Anteil der VDH an der Entstehung der Gesetze hatte, ist unbekannt.

1926 wurde die Niederlassungsbeschränkung nach der Klage einer Hebamme aufgehoben, da diese mit der in § 1 und § 30, Abs. 3 der Reichsgewerbeordnung enthaltenen Gewerbefreiheit der Hebammen kollidierte.[81] Damit wurde auch das Mindesteinkommen ausgehebelt.[82]

Bis zum Ende der 20er Jahre fehlten weitere staatliche Versuche, eine rechtliche, reichsweit gültige Regelung des Hebammenwesens herbeizuführen.[83] Elmer Schabel sieht die Ursache für den Stillstand bezüglich der gesetzlichen Regelung auf Reichsebene im wesentlichen in den unkalkulierbaren Kosten, die dem Staat durch die soziale Sicherung der Hebammen entstanden seien, begründet.[84]

---

[78] Krohne 1922, S. 16 f.

[79] Im Hebammengesetz wurde aufgeführt, daß die Hebammenstellen in Fällen der Abgrenzung und Abänderung von Niederlassungsgebieten sowie bei Bedürfnisfragen zur Anstellung von Bezirkshebammen gehört werden sollten. Das traf auch vor Kündigungen von Hebammen, vor Erlaß von Gebührenordnungen, vor Einleitung von Strafverfahren gegen Hebammen und vor der Entziehung eines Prüfungszeugnisses zu. Krohne 1922, S. 16 f.

[80] Nora Szasz bezeichnet die Einrichtung von Hebammenstellen als Errungenschaft für Hebammen. Szasz 1995, S. 8.

[81] Das Urteil wurde am 7.1.1926 vom Oberverwaltungsgericht Berlin gefällt. (Entscheidungen Bd. 80, S. 337). Vgl. Zimdars/ Sauer 1940, S. 10; Kurtenbach/ Horschitz 1985, S. 2.

[82] Vgl. Zimdars/ Sauer 1940, S. 10; Kurtenbach/ Horschitz 1985, S. 2.

[83] Vgl. Schabel 1995, S. 290.

[84] Vgl. ebd.

Der Einstieg in die Schaffung einer staatlich verankerten sozialen Sicherung von Hebammen gelang 1929. Aus der Sekundärliteratur geht nicht hervor, inwiefern die Hebammenverbände an der Einbindung der Hebammen beteiligt waren. Mit Gründung der *Berufsgenossenschaft für Gesundheitsdienst und Wohlfahrtspflege*[85] und der Erweiterung der *Reichsversicherungsanstalt für Angestellte*[86] im Jahr 1929 wurden Hebammen pflichtversicherte Mitglieder beider Körperschaften und damit unfall- und rentenversichert. Von der Arbeitslosenversicherung blieben Hebammen, wahrscheinlich aufgrund ihres freigewerblichen selbständigen Status', ausgeschlossen.[87] Eine Krankenversicherungspflicht bestand nicht.[88] Aus diesem Grund halte ich die Feststellung Elmer Schabels, der die Frage der sozialen Sicherung im Laufe des Jahres 1929 als zufriedenstellend geregelt einschätzt, für zu weit gegriffen, zumal die Rentenversicherung erst nach Jahren eine für den Lebensunterhalt ausreichende Rente ausschütten konnte.[89] Meiner Einschätzung nach schufen diese Regelungen zunächst eine Basis der sozialen Sicherung für Hebammen, die um eine Kranken- und Arbeitslosenversicherung erweiterungsbedürftig war.

Die Position der Hebammenverbände war zu Beginn der 30er Jahre schwach. Die Interessenvertretungen einer zahlenmäßig kleinen Berufsgruppe, deren gesellschaftliches Ansehen und Einkommen niedrig war, blieben trotz anzunehmender relativ hoher Mobilisierung der Hebammen in den Verbänden[90] ohne

[85] Die BGW besteht seit dem 29.6.1929. Hebammen sind darin bis heute unfallversichert. In der Weimarer Republik und während des Nationalsozialismus mußten sich freiberuflich tätige Hebammen selbst versichern, während Angestellte von ihrem Arbeitgeber versichert wurden. Vgl. Hahmann 1988, S. 20. Zur Versicherungspflicht siehe auch, Trombik 1985, S. 215; Schabel 1995, S. 275 f.

[86] RGBl 1929, Teil I, Nr. 37, S. 151, vom 8.10.1929. In § 1 der „Verordnung über die Ausdehnung der Angestelltenversicherungspflicht" wurde die „Versicherungspflicht in der Angestelltenversicherung [...] auf Musiker und Hebammen erstreckt, die ihre Tätigkeit auf eigene Rechnung ausüben, ohne in ihrem Betrieb Angestellte zu beschäftigen." Das Gesetz trat zum 1.10.1929 in Kraft.

[87] Vgl. Schabel 1995, S. 275 f.

[88] Anonym, Die Hebammen - auch Bezirkshebammen - sind nicht kranken- und auch nicht arbeitslosenversicherungspflichtig, in: ZdRDH (1934), S. 168.

[89] Hebammen, die 1929 über 60 Jahre alt waren, blieben von der Rentenversicherungspflicht ausgeschlossen. Nanna Conti wies in einem Artikel darauf hin, daß die seit 1929 versicherten und mittlerweile in den Ruhestand getretenen Hebammen eine monatliche Rente von 35 bis 40 Reichsmark erhielten. Vgl. Schabel 1995, S. 293; Conti, Hebammengesetz, in: ZdRDH (1939), S. 66-70, S. 67.

[90] Vgl. Kerchner 1992, S. 278. Kerchner gibt an, daß zwei Drittel der Hebammen in einem Berufsverband organisiert und damit bis 1908 in der Rekrutierung allen anderen weiblichen

Schlagkraft. Die Zersplitterung der Verbände, die auch als Ausdruck von Pluralität begriffen werden könnte, und deren föderalistische Gliederung werden in der Sekundärliteratur für ihre mangelnde Durchsetzungskraft verantwortlich gemacht. Sowohl Hebammenorganisationen als auch Ärzte forderten reichsweite Regelungen für das Hebammenwesen: etwa die Schaffung eines Hebammengesetzes und einer Hebammendienstordnung sowie eine einheitliche Ausbildungs- und Prüfungsordnung einschließlich der Verlängerung der Ausbildung. Die Festschreibung der Hinzuziehungspflicht war eine weitere wesentliche Forderung der Hebammenverbände.[91] Die Verteilung der Hebammen sollte durch eine Niederlassungserlaubnis und die Festlegung einer Altershöchstgrenze für die Berufsausübung sowie der Streichung der Hebammen aus der Gewerbeordnung geregelt werden. Zur ökonomischen Grundsicherung wurde die Zahlung eines Mindesteinkommens von staatlicher Seite und eine umfassende soziale Sicherung gefordert.[92] Elmer Schabel stellt fest, daß es sich bei einer Reform des Hebammenwesens folglich nicht nur um eine gesundheits- und bevölkerungspolitische Frage, sondern auch um eine soziale handelte.[93]

Berufsgruppen weit voraus waren.

[91] Angestrebt wurde, daß Hebammen von Ärzten zu jeder Geburt Hebammen hinzugezogen werden sollten.

[92] Vgl. Schabel 1995, S. 290; Szasz 1995, S. 6 f.

[93] Vgl. Schabel 1995, S. 276.

4. Die Reichsfachschaft Deutscher Hebammen

4.1 Gleichschaltung

4.1.1 Allgemeine Prinzipien

Das mit dem Begriff Gleichschaltung bezeichnete Vorgehen war Bestandteil der Maßnahmen zur Beseitigung der pluralistischen Demokratie. Die Gleichschaltung spielte eine besondere Rolle in der staatlichen Neuordnung und in der Errichtung des autoritären Führerstaates[1], da die Zerschlagung politischer und gewerkschaftlicher Organisationen und die Auflösung des Föderalismus zur Sicherung der Macht des NS-Regimes von zentraler Bedeutung war.[2]

An die Gleichschaltung der Länder nach den Märzwahlen 1933[3] schloß sich Anfang Mai 1933 die Gleichschaltung der Gewerkschaften und Verbände[4], einschließlich der Überführung der Mitglieder in die neu geschaffene Standesorganisation und Einheits"gewerkschaft" *Deutsche Arbeitsfront* (DAF), „mit gleicher Dynamik"[5] an. Prinzipiell bestand dabei ein Druck von oben, d.h. von Seiten der Regierung, und gleichzeitig von unten, d.h. „von der Straße" durch die SA und

---

[1] Tyrell erfaßt vier zentrale Aufgaben, die die Nationalsozialisten zur Errichtung des einfachen geschlossenen und gleichgerichteten totalen Staates und zur „irreversiblen Sicherung ihrer Macht" vorzunehmen hatten: 1. Ausschaltung aller direkten Gegner, 2. Beseitigung bzw. Lähmung der Organisationen/ Institutionen, von denen Gefahr ausgehen könnte, 3. Besetzung staatlicher und gesellschaftlicher Schlüsselfunktionen mit zuverlässigem, d.h. eigenem Personal, 4. Herbeiführung eines politisch-psychologischen Klimawechsels, der die Bevölkerung den Nationalsozialisten zurechnete, mit dem Ziel, Großwirtschaft und Reichswehr aus der Politik zurückzudrängen und auf deren eigene Bereiche zu beschränken. Vgl. Tyrell 1983, in: Bracher et al (Hg.), 1983, S. 37-72, S. 53 f.

[2] Herbst 1996, S. 68; Tyrell in: Bracher et al (Hg.), 1983, S. 57; Kranig in: Bracher et al (Hg.), 1993, S. 135-152, S. 139.

[3] Zentrale Gesetze hierfür waren das erste Gesetz zur Gleichschaltung der Länder mit dem Reich vom 31.3.1933 (Neubildung der Länderparlamente und Gemeindevertretungen nach den Ergebnissen der Märzwahlen) und das zweite Gesetz zur Gleichschaltung der Länder mit dem Reich vom 7.4.1933 („Reichsstatthaltergesetz"). Vgl. Herbst 1996, S. 66 f.

[4] Grundlegend zur Geschichte der Gewerkschaften im Nationalsozialismus: Schumann 1958; Mason 1975; Martin, in: Geschichte in Wissenschaft und Unterricht (1985), S. 605-531; Mai, in: Geschichte und Gesellschaft (1986), S. 212 -234; Smelser 1989 (New York 1988).

[5] Herbst 1996, S. 68.

Sympathisanten.[6]

Die Situation der Gewerkschaften am Ende der Weimarer Republik war geprägt durch Wirtschaftskrise, hohe Arbeitslosigkeit und eine damit einher gehende Demoralisierung der Mitglieder. Dies führte zu einem Mitgliederschwund.[7] Die Zersplitterung zwischen den und innerhalb der Gewerkschaften und Verbände in verschiedene Fraktionen, die sich gegenseitig bekämpften, verhinderte die Schaffung eines gemeinsamen tragfähigen Konzeptes zur Begegnung der Krise und die Durchsetzung der Ziele der Gewerkschaften.[8] Die Gewerkschaften bezogen keine kämpferische Position gegen die erstarkende NSDAP.[9] Vielmehr meinten sie bereits seit Januar 1933, ihre Organisationen durch Zugeständnisse an die Nationalsozialisten unversehrt in den neuen Staat hinüberretten zu können.[10] Der *Allgemeine Deutsche Gewerkschaftsbund* (ADGB) versuchte dies beispielsweise, indem er sich von der SPD lossagte, Hitler seine loyale Mitarbeit anbot und die Einsetzung eines Reichskommissars für die Gewerkschaften empfahl.[11] Am 2.5.1933 erfolgte trotz dieser Haltung zum NS-Regime die endgültige Ausschaltung des ADGB durch die Besetzung aller Gewerkschaftsgebäude und -einrichtungen. Einige führende Gewerkschaftsfunktionäre wurden inhaftiert.[12] Die Mehrzahl der Funktionäre wurde jedoch übernommen, denn „im großen und ganzen war die Regierung bemüht, den Bogen nicht zu überspannen".[13] Die verbleibenden liberalen und christlichen Gewerkschaften gaben in den beiden folgenden Monaten auf.[14] Herbst resümiert, daß die NS-Führung mit der Gleichschaltung der Gewerkschaften den letzten Eckstein, von dem wirksamer Widerstand hätte ausgehen können, aus dem Gebäude der Verbände und Parteien herausgebrochen habe.[15]

Anstelle der zerschlagenen Gewerkschaften trat als neue Standesorganisation die DAF mit ihrem Leiter Robert Ley.[16] Sie wurde am 6.5.1933 gegründet und am

---

[6] Tyrell in: Bracher et al (Hg.), 1983, S. 58.
[7] Ebd., S. 59.
[8] Vgl. Herbst 1996, S. 69; Kranig in: Bracher et al (Hg.) 1993, S. 136.
[9] Vgl. Herbst 1996, S. 69; Kranig in: Bracher et al (Hg.) 1993, S. 140.
[10] Vgl. ebd.
[11] Vgl. Herbst 1996, S. 69.
[12] Am 17.4.1933 wurde in einer geheimen Sitzung von Hitler die Entscheidung über die Zukunft der Gewerkschaften getroffen. Vgl. Herbst 1996, S. 70; Kranig in: Bracher et al (Hg.) 1993, S. 140.
[13] Herbst 1996, S. 70.
[14] Vgl. ebd.
[15] Ebd.
[16] Robert Ley war bis dahin Stabsleiter der politischen Organisation der NSDAP. Vgl. Kranig in: Bracher et al (Hg.) 1993, S. 141.

10.5. öffentlich in Szene gesetzt. Damit wurde die Entscheidung Hitlers, die bisher von den Gewerkschaften wahrgenommenen Aufgaben an einen rechtlich selbständige Organisation zu übergeben, die eng an die NSDAP angeschlossen war, umgesetzt. Arbeitsverhältnisse und das Betriebswesen waren nun autoritär geordnet.[17] Die meisten Gewerkschaftsmitglieder sowie das Gewerkschaftsvermögen wechselten in die DAF[18], die ihre Mitglieder zunächst in Unterorganisationen, entsprechend der früheren Einzelorganisationen, zusammenfaßte. Anfang 1934 wurde die DAF straff zentralistisch organisiert. Damit verloren die Gewerkschaftsrudimente ihre Eigenständigkeit vollständig.[19] Später wurden auch Selbständige und Arbeitgeber in die Organisation der „schaffenden Deutschen der Stirn und der Faust" eingegliedert.[20] Die von der DAF übernommenen Aufgaben deckten sich in Teilen mit denen der alten Gewerkschaften. Die DAF betrieb als sogenannte Interessenvertretung Rechtsberatungsstellen für Arbeitnehmer und -geber, vertrat die Mitglieder in arbeitsrechtlichen Fragen und Prozessen und stellte Beisitzer für das Arbeitsgericht. Diese Rechtsvertretung kehrte sich nach Kranig während des nationalsozialistischen Regimes inhaltlich ins Gegenteil der ursprünglichen Absichten um. Es sollte vorrangig der Arbeitsfriede wiederhergestellt werden, um reibungslose Wirtschaftsbelebung und Aufrüstung zu gewährleisten.[21] Für die Einkommenspolitik und die Tariffragen wurde eine sozialpolitische Verwaltungsbehörde, die „Treuhänder für Arbeit" per Gesetz neu geschaffen.[22] Sie unterstand dem Reichsarbeitsministerium und war an Weisungen der Regierung gebunden.[23]

Nach Kranig blieben Charakter und Rechtsstellung der DAF bis 1945 „undurchsichtig und schillernd". Ihre wichtigste Aufgabe war die weltanschaulich

[17] Vgl. Tyrell in: Bracher et al (Hg.), 1983, S. 59.
[18] Das Gewerkschaftsvermögen wird von Tyrell als „beträchtlich" bezeichnet. Bezüglich der Mitgliedszahl der DAF hält er fest, daß sie 1938 20 Millionen Mitglieder bei formell freiwilliger Mitgliedschaft hatte. Vgl. ebd.
[19] Vgl. Kranig in: Bracher et al (Hg.) 1993, S. 141.
[20] „In ihr sind insbesondere die Angehörigen der ehemaligen Gewerkschaften, der ehemaligen Angestelltenverbände und der ehemaligen Unternehmervereinigungen als gleichberechtigte Mitglieder zusammengeschlossen." Verordnung, über die Deutsche Arbeitsfront vom 24.10.1934, §1 und §7, abgedruckt in: N.S. Gesundheitsdienst (1934), S. 41. Vgl. Kranig in: Bracher et al (Hg.) 1993, S. 141.
[21] Kranig in: Bracher et al (Hg.) 1993, S. 141.
[22] Gesetz über die „Treuhänder für Arbeit" vom 19.5.1933. RGBl. I, Nr. 52, S. 285.
[23] Zwar wurden die Unternehmer nach der „Beseitigung der Gewerkschaften [...] nicht wieder zum unumschränkten Herrscher im Hause", jedoch war die Einkommenspolitik im nationalsozialistischen Deutschland „ausgesprochen Besitz- und Unternehmerfreundlich". Tyrell, in: Bracher et al (Hg.), 1983, S. 59.

politische Schulung. Den Arbeitnehmern sollte der Eindruck vermittelt werden, sie seien gleichwertige Mitglieder der neuen gesellschaftlichen Ordnung.[24] Dazu wurden Mittel der Propaganda, der Erziehung und begrenzte soziale Verbesserungen zur Steigerung der Arbeitsfähigkeit genutzt.[25] Die DAF sollte die „Bildung einer wirklichen Volks- und Leistungsgemeinschaft aller Deutschen" unterstützen und die alten Gewerkschaften vergessen machen.[26] Diese Ziele wurden mit brutaler Konsequenz, die Systemgegnern ausgrenzte und keinen Widerstand duldete, umgesetzt.[27]

4.1.2 Gleichschaltung der Interessenvertretungen der Hebammen

Die Situation der Hebammenverbände zu Beginn der 30er Jahre ähnelte der der Gewerkschaften: Es bestanden mit dem mitgliedstärksten *Allgemeinen Deutschen Hebammenverband*, der *Berufsorganisation Deutscher Hebammen (Preußischer Hebammenverband) e. V.* und der *Vereinigung Deutscher Hebammen, Reichsverband e.V.*, drei Hebammendachverbände[28], die grundsätzlich gleiche Ziele für das Hebammenwesen verfolgten, jedoch unterschiedliche politische Positionen hatten, aus denen „unüberwindbare" Differenzen hervorgingen.[29] Da der unzureichende Forschungsstand zum Hebammenwesen bisher nur dürftige Informationen zu den Berufsorganisationen wie auch bezüglich der Gleichschaltungsvorgänge enthält, werde ich die Vorgänge, ausgehend von den Informationen der Verbandsorgane ADHZ und *Zeitschrift der Reichsfachschaft Deutscher Hebammen* (ZdRDH), rekonstruieren: Als offizielle Einleitung der Gleichschaltung der Hebammenverbände kann die Zusammenfassung aller ärztlichen Hilfsberufe in der *Arbeitsgemeinschaft für ärztliches Hilfspersonal* unter dem Dach der DAF zum 15.5.1933 angenommen werden, dessen Leiter, August Fleck, von Leonardo Conti bestimmt wurde.[30] Innerhalb dieser Arbeits-

---

[24] Vgl. Kranig, in: Bracher et al (Hg.) 1993 S. 143.

[25] Z.B. durch die auf Massenfreizeitgestaltung und Reisen spezialisierte Organisation NS-Gemeinschaft 'Kraft durch Freude'. Vgl. Tyrell, in: Bracher et al (Hg.), 1983, S. 59.

[26] Vgl. Kranig in: Bracher et al (Hg.) 1993, S. 141.

[27] Ebd., S. 143.

[28] Nanna Conti erwähnte, daß 1933 vier Hebammenorganisationen bestanden und „kurz zuvor noch fünf", nannte jedoch keine Namen. Es lassen sich jedoch weder in der Sekundärliteratur noch in den untersuchten Quellen Hinweise auf fünf Verbände finden. Conti, Hebammenwesen, in: Die Ärztin (1937), S. 301.

[29] Vgl. Schabel 1995, S. 292; Conti, Hebammenwesen, in: Die Ärztin (1937), S. 301; Hahmann 1988, S. 19.

[30] Anonym, Gleichschaltung der ärztlichen Hilfsberufe, in: ADHZ (1933), S. 151. Vgl. die

gruppe wurden die drei Berufsorganisationen - ADHV, BDH und VDH - in die *Reichsfachschaft Deutscher Hebammen* zusammengefaßt.[31] Nachrichten über einen angestrebten „ständischen Aufbau des Staates" und über die „richtungsweisende" Gründung der ersten Standesgemeinschaft Deutscher Apotheker deuteten die allgemeine Entwicklung als Hintergrund für den Zusammenschluß der Hebammenverbände an.[32]

Die Schriftleiter der ADHZ und der Verbandsvorstand des ADHV nahmen im Juni in ihren Aufrufen *„Deutsche Hebammen!"*[33] und *„An die deutsche Hebammenschaft!"*[34] zu den Veränderungen positiv Stellung. Der ADHV-Vorstand stellte die Vereinheitlichung und Gleichschaltung der Berufsverbände als Erfordernis der „politischen Lage" und als „Wunsch der Reichs- und Länderregierungen" dar und befürwortete die Gleichschaltung ausdrücklich:

> „Die deutsche Hebammenschaft, als deren Gesamtvertretung wir uns stets gefühlt und gehandelt haben, erkannte diese Forderungen als für das Volksganze notwendig an, um den Weg für die Errichtung einer straff organisierten einheitlichen Standesvertretung aller deutschen Hebammen frei zu machen."[35]

In diesem Zusammenhang wurde darüber informiert, daß die Vorstände von BDH und VDH zurückgetreten seien, was positiv bewertet wurde. Durch die Rücktritte der Vorstände aller bestehenden Verbände sei

> „der Weg frei für die von uns schon lange gewünschte Einheitsorganisation der Hebammen unter nationaler Führung in engster Anlehnung an Volk und Staat."[36]

Am 1.7.1933 teilte Benno Ottow[37] den Zusammenschluß der Hebammenvereinigungen zur *Reichsfachschaft Deutscher Hebammen* mit[38], ohne Angaben über den Zeitpunkt der Gründung oder die personelle Besetzung dieser Organisation

---

biographischen Angaben zu August Fleck und Leonardo Conti in Anhang I.

31 Ab Juli 1933 waren neben der Reichsfachschaft Deutscher Hebammen folgende Berufsorganisationen als Reichsfachschaften (RF) in der AG zusammengefaßt: RF Technische Assistentinnen, RF Masseure und verwandte Berufe, RF Deutscher Schwestern (als Zusammenschluß der Berufsverbände der Krankenschwestern, Säuglings- und Kleinkinderschwestern sowie der Kranken- und Säuglingspflegerinnen), RF Desinfektoren, RF für Badebetriebe und die Wohlfahrtspfleger und Wohlfahrtspflegerinnen. Vgl. Reichsfachschaft Deutscher Hebammen, Die Einigung der deutschen Hebammen, in: ZdRDH (1933), S. 194 f.

32 Vgl. Anonym, Die erste Standesgemeinschaft, in: ADHZ (1933), S. 151.

33 Ottow/ Rott/ Rauschenbach, Deutsche Hebammen! In: ADHZ (1933), S. 161.

34 Allgemeiner Deutscher Hebammen-Verband, In: ADHZ (1933), S. 163.

35 Ebd.

36 Ebd.

37 Vgl. biographische Angaben in Anhang I.

38 Ottow, Der „Zeitschrift der Reichsfachschaft Deutscher Hebammen" zum Geleit! In: ZdRDH (1933), S. 193.

zu machen. Die neue Reichsfachschaft, als deren Leiterin die Hebamme Nanna Conti eingesetzt worden war[39], bezog im Juli 1933 ausführlich zu dem Zusammenschluß der Dachverbände in die RDH Stellung.[40] Conti kann als Spitzenfrau der Leitung betrachtet werden, da sich bis zur sog. Vereinigung von ADHV und RDH keine Hinweise über weitere Mitglieder der RDH-Verbandsleitung finden lassen. Nanna Conti berichtete systematisch über die veränderte Organisation der Berufsverbände der Hebammen und deren Eingliederung in die *Reichsarbeitsgemeinschaft Gesundheitswesen*, einer Untergruppierung der DAF. In diesem Artikel informierte sie über die konkrete Verbandsarbeit und zukünftige Pläne.[41] Sie skizzierte die Grundzüge der beabsichtigten Neustrukturierung der zusammengeschlossenen Verbände unter Berücksichtigung der bestehenden einzelnen Landesverbände, Bezirks- und Ortsgruppen im Groben.[42] Die neuen Vorsitzenden sollten regierungstreu und „grundsätzlich gemäß der Anordnung der Regierung Mitglieder der NSDAP sein".[43] Auch die Landesverbände des ADHV seien „inzwischen gleichgeschaltet".[44] Allgemeine Absicht der Reichsfachschaft und der dazugehörigen Zeitschrift war, den Hebammenberuf in der proklamierten „deutschen Volksgemeinschaft" zu vertreten. Außerdem wurde angestrebt, daß die RDH die Hebammen mittels bindender Mitgliedschaft einigen sollte. Dabei sollten die Hebammen sich in ihrer Berufstätigkeit dem ganzen Volk und dem Staat verpflichten.

> „Unserem Hebammenstand ist damit (durch die Einigung, KT) die Möglichkeit gegeben, ihm den Platz in der großen deutschen Volksgemeinschaft zu sichern, der ihm, gemäß seiner Bedeutung für die Volksgesundheit für Mutter und Kind zusteht. Die Zeit wird nicht mehr fern sein, in der alle deutschen Hebammen der „Reichsfachschaft Deutscher Hebammen" angehören **müssen,** um in Einigkeit und

[39] Vgl. biographische Angaben in Kapitel 4.3.1.
[40] RDH, in: ZdRDH (1933), S. 194.
[41] Es wurde die Geschäftsadresse des neuen Einheitsverbandes mitgeteilt und die Leitung benannt. Wie andere Verbände, die der Reichsarbeitsgemeinschaft des Gesundheitsdienstes unterstellt wurden, hatte die Reichsfachschaft Deutscher Hebammen ihren Sitz als besondere Abteilung im Hause der RAG in Berlin W 8, Markgrafenstraße 41. „Die Organisation des ADHV [...] geht ohne weiteres in der Reichsfachschaft Deutscher Hebammen auf." Vgl. RDH, in: ZdRDH (1933), S. 194.
[42] Vgl. Kapitel 4.2 „Struktur der Berufsorganisation".
[43] RDH, in: ZdRDH (1933), S. 195. Ausnahmen wurden ausdrücklich in Erwägung gezogen: „Es wird [...] möglich sein, daß in einzelnen Fällen eine Persönlichkeit, die kein Pg. ist, als Vorsitzende die Leitung übernimmt." Ebd. Möglicherweise wurde diese Regelung getroffen, da relativ wenige Frauen in der Partei waren. Vgl. Böltken 1995, S. 51.
[44] Ebd. Konkrete Zeitangaben wurden nicht gemacht.

Pflichttreue dem Volksganzen und dem neuen Staat zu dienen."[45]

Mit dem Hinweis, „der kommende Ständestaat fordert gründliche Schulung auch der Hebammen, [...] besonders in weltanschaulicher und politischer Hinsicht"[46] und dem Aufruf:

„D i e d e u t s c h e H e b a m m e n s c h a f t m u ß s i c h d e s s e n b e w u ß t s e i n , d a ß s i e i m n e u e n S t a a t e i n e g r o ß e u n d u n g e h e u e r b e d e u t s a m e M i s s i o n z u e r f ü l l e n h a t !"[47]

sollten die Hebammen direkt an den Staat gebunden werden.

Soweit aus ADHZ und ZdRDH hervorgeht, wurden die Vorstände des BDH ab dem 15.5.1933 und der VDH ab dem 1.6.1933 von August Fleck übernommen, um die Gleichschaltung zu vereinfachen.[48] In der ADHZ hieß es, BDH und VDH hätten sich für den Zusammenschluß entschieden und ihre Verbände der RAG anvertraut. BDH und VDH wurden „der Reichsarbeitsgemeinschaft unter Führung des Parteigenossen Fleck unterstellt. Anschließend erfolgte der Rücktritt der Vorstände dieser Verbände."[49] Diese Angaben wurden übereinstimmend in allen Hebammenzeitungen gegeben und waren offenbar aufeinander abgestimmt.[50] Sichtbar wird, daß mit den Berufsverbänden unterschiedlich verfahren wurde: Während die Vorstände von BDH und VDH den Angaben zufolge zurücktraten und deren Posten kommissarisch von August Fleck besetzt wurden, wurde der Vorstand des ADHV erweitert: Die Leiterin der RDH Nanna Conti gehörte ab Anfang Juni 1933 neben Emma Rauschenbach und Caroline Einstmann zu den Frauen, die „mit der vorläufigen Fortführung der Vorstandsgeschäfte beauftragt"[51] wurden. Damit bestand der vorläufige ADHV-Vorstand - im Gegensatz zu denen des BDH und VDH - weiterhin ausschließlich aus Hebammen.

Die Hauptversammlungen der Dachverbände BDH und VDH wurden im September in der ZdRDH angekündigt.[52] Pathetisch hob August Fleck hervor, daß

---

[45] RDH, in: ZdRDH (1933), S. 195. Hervorhebung im Original.

[46] Ebd.

[47] Ebd. Hervorhebung im Original.

[48] Es heißt dort, daß dies ermöglicht, „die Verbandsgeschäfte reibungslos bis zur endgültigen Regelung aller Organisationsfragen fortzuführen." RDH, in: ZdRDH (1933), S. 195.

[49] ADHV, in: ADHZ (1933), S. 163.

[50] Gleichlautende Informationen enthielt die Reichs-Hebammenzeitung. Vgl. Reichsarbeitsgemeinschaft für ärztliches Hilfspersonal/ Reichsfachschaft Deutscher Hebammen, An alle Mitglieder! In: RHZ (1933), S. 122.

[51] Vgl. ADHV, in: ADHZ (1933), S. 163. In dem Artikel wurde kein genauer Zeitpunkt genannt.

[52] Fleck, Einberufung von außerordentlichen Hauptversammlungen der 'Vereinigung Deutscher

„Zersplitterung, Vergeudung wertvollster Arbeitskräfte und Gegeneinanderarbeiten“[53] mit der Gleichschaltung aufgehört hätten. Er betonte, daß die neu geschaffene Einheitsorganisation unter der Führung vom Reichsministerium des Innern und mit der Unterstützung des Preußischen Ministerium des Innern entstanden war. Außerdem versicherte er, daß die RDH als Rechtsnachfolgerin von BDH und VDH „selbstverständlich“ alle Rechte und Pflichten dieser Organisationen gegenüber den Mitgliedern übernehmen würde.[54] Mitte Oktober 1933 fand die Doppelversammlung statt, in der BDH und VDH sich einstimmig selbst auflösten und die *Reichsfachschaft Deutscher Hebammen* als Rechtsnachfolgerin anerkannten.[55] Auf der letzten Versammlung waren dem Bericht zufolge August Fleck, als kommissarischer Leiter der Vorstände von BDH und VDH, sowie Leonardo Conti, als Vertreter des RMdI, und Nanna Conti, in ihrer Funktion als Leiterin der RDH, anwesend.[56] Der ZdRDH zufolge wurden alle Beschlüsse einstimmig verabschiedet. Das bestehende Verbandsvermögen wurde der Rechtsnachfolgerin übergeben, bestehende Altersversorgungen wurden aufgelöst.[57] Für die Ausgestaltung der abschließenden Vorgänge erhielten August Fleck und Nanna Conti Generalvollmachten. Außerdem war neben Nanna Conti und August Fleck eine ansonsten unbekannten Frau Arndt mit der Geschäftsführung des BDH betraut worden. Nanna Conti füllte also in Personalunion mehrere Posten bei der Abwicklung der verschiedenen Verbände aus.

Auch wenn im Verlauf des Jahres 1933 mehrmals der gelungene „Zusammenschluß der Hebammenvereinigungen“[58] gemeldet worden war, kann erst der 11.10.1933 als formeller Abschluß der Gleichschaltung betrachtet werden, da an diesem Tag die Namens- und Satzungs*änderung* des ADHV ins Vereinsregister eingetragen wurde.[59] Damit wurde die RDH offizielle Rechtsnachfolgerin der ADHV. Diese Umbenennung ist ein Hinweis darauf, daß die RDH wesentlich auf den ADHV aufbaute. Ein Artikel von 1934 stützt diese Annahme. Der Titel lautete:

> „Bericht über die Hauptversammlung der Allgemeinen Deutschen Hebammen-

---

Hebammen Reichsverband e.V.' und der 'Berufsorganisation Deutscher Hebammen (Preußischer Hebammen Verband) e.V.', in: ZdRDH (1933), S. 272 f.

[53] Ebd.

[54] Ebd.

[55] Auflösung, in: ZdRDH (1933), S. 327 f.

[56] Ebd.

[57] Ebd.

[58] Ottow 1933, in: ZdRDH (1933) S. 193; RDH, in: ZdRDH (1933), S. 194.

[59] Rauschenbach/ Conti, Die Reichsfachschaft Deutscher Hebammen endgültig gebildet, in: ZdRDH (1933), S. 351. Hervorhebung KT.

Verbände - jetzt: Reichsfachschaft Deutscher Hebammen (sic)- am 2. und 3. März 1934 im Nordischen Hof, Berlin".[60]

Für die Wahl dieses Vorgehens wurden ökonomische Gründe angeführt:

„Es besteht die Möglichkeit, die A.D.H.V. aufzulösen. Es ist jedoch einfacher und billiger, nur den Namen zu ändern und die Reichsfachschaft nimmt sämtliche anderen Verbände auf."[61]

Die folgende Umstrukturierung der Hebammenlandesverbände und der einzelnen Vereine auf Bezirks-, Kreis- und Landesebenen scheinen etwa zwei Jahre in Anspruch genommen zu haben. Diese Prozesse waren, soweit es an den Verbandsnachrichten ablesbar war, im Mai 1935 formell abgeschlossen.[62]

In der *Reichs-Hebammen-Zeitung*, Verbandsorgan des BDH e.V., stellte sich die Gleichschaltung wie folgt dar: Auf der Titelseite der Maiausgabe wurde den Mitgliedern durch die *Reichsarbeitsgemeinschaft für ärztliches Hilfspersonal* in Verbindung mit der *Reichsfachschaft Deutscher Hebammen* mitgeteilt, daß der BDH-Vorstand sich ihr unterstellt habe und zurückgetreten sei, „um den Weg für kommende Reformen frei zu machen".[63] Auffallend an dieser Mitteilung ist, daß die erwähnte außerordentliche Verbandssitzung, auf der der Vorstand zurückgetreten sei, auf den Ausgabetag der Zeitschrift datiert war, die diese Mitteilung enthielt. Informiert wurde auch darüber, daß

„sich der Vorstand gegenüber der Reichsarbeitsgemeinschaft für ärztliches Hilfspersonal und deren Leiter, Kommissar A. Fleck, (verpflichtet, KT) vorläufig die Verbandsgeschäfte zugleich als beratende Kommission im Sinne der Regierung [...] weiterzuführen."[64]

Die neue kommissarische Vorstandsbesetzung mit August Fleck ging aus der RHZ nicht hervor.[65]

Während die Gleichschaltung in der ADHZ vom ADHV-Vorstand begrüßt wurde, äußerte sich Emma Kauder, die erste Vorsitzende des BDH, die dem

---

[60] E. Sch., Bericht über die Hauptversammlung der Allgemeinen Deutschen Hebammen-Verbände - jetzt: Reichsfachschaft Deutscher Hebammen, in: ZdRDH (1934), S. 109-113.

[61] Kurkowski, Danzig, in: ZdRDH (1933), S. 328.

[62] Die bayerische Landesfachschaft nahm die neue Satzung am 25./ 26. Mai 1935 in ihrer 24. Haupttagung an. Vgl. Bosch, Bayern, Bericht der Haupttagung, in: ZdRDH (1935), S. 366.

[63] Reichsarbeitsgemeinschaft für ärztliches Hilfspersonal/ Reichsfachschaft Deutscher Hebammen, An alle Mitglieder! In: RHZ (1933), S. 122.

[64] Ebd. Hervorhebungen im Original.

[65] In ADHZ und ZdRDH wurde bekannt gegeben, daß August Fleck als kommissarischer Leiter von BDH und VDH eingesetzt wurde. Vgl. ADHV, in: ADHZ (1933), S. 163; Auflösung, in: ZdRDH (1933), S. 327.

Nationalsozialismus ablehnend gegenüber stand, in ihrer letzten Stellungnahme resigniert. In ihrem Artikel „Reichsfachschaft Deutscher Hebammen“[66] deutet sie undemokratische Gleichschaltungsvorgänge an. Kauder wies z.B. darauf hin, daß es ihr zwecklos erschiene, noch einmal darzustellen, warum das Ziel des *Preußischen Hebammenverbandes*, die Hebammen in einer starken Körperschaft zusammenzufassen, nicht erfolgreich gewesen war, da inzwischen „alle hemmenden und unsachlichen Gegensätze der Hebammenbewegung gewissermaßen mit einem Federstrich ausgetilgt worden“[67] seien. Die Vorstandssitzung am 15. Mai hat gezeigt, daß alle Vorstandsmitglieder „von dem überzeugungsmäßigen guten Willen geleitet sind, sich der Neuordnung des Hebammenwesens zur Verfügung zu stellen“.[68] Im Gegensatz zu ihrer üblichen Korrektheit im Umgang mit Formalien und Verfahrensfragen, sprach sie weder von einer *außerordentlichen* Vorstandssitzung noch vom Rücktritt des Gesamtvorstandes.

Ein dritter Artikel in der RHZ zur Veränderung der Berufsverbände wies allgemein auf Prozesse gesellschaftlicher Umstrukturierung als „tiefgreifende Umgestaltung unseres sozialen und wirtschaftlichen Lebens“[69] und auf die besondere Lösung, die für den Zusammenschluß der Hebammen nötig sei, hin.[70] Die RDH als neuer Einheitsverband entspräche allen Wünschen der Hebammen und sei organisatorisch als Teil der Reichsarbeitsgemeinschaft des Gesundheitswesens zu verorten. Es wird jedoch vor zu hohen Forderungen und Erwartungen an die RDH, was die Verbesserung der wirtschaftlichen Situation der Leserinnen betrifft, gewarnt. Eine für den Hebammenberuf in Aussicht gestellte Veränderung, wofür beispielsweise ein Mindestlohn angeführt wurde, können

> „sich selbstverständlich nicht von heute auf morgen vollziehen; haben Hebammen so lange auf den Anbruch der neuen Zeit gewartet, so müssen sie sich noch gedulden, bis

[66] E. K., Reichsfachschaft Deutscher Hebammen, in: RHZ (1933), S. 125. Ihre Stellungnahme erschien zum 15. Mai 1933. Sie wirkt im Gegensatz zu ihrer sonstigen z.T. polemischen Schärfe sehr zurückhalten. Noch im März-Heft 1933 hatte sie die Neuorganisation der Berliner Ärzte beschrieben. „Die Versammlung endete in einem wüsten Tumult. ... Ein ohrenbetäubender Lärm verhinderte jede weitere Aussprache. Es drohten Schlägereien. Die Nationalsozialisten besetzten das Podium. Dr. Conti hielt eine wüste Hetzrede. Seine Anhänger stimmten das Horst-Wessel-Lied an.“ Kauder schließ, indem sie sich zu denen bekennt, die Conti angreift: „Es genügt uns die Feststellung, daß wir, als von Herrn Conti Angegriffene, uns in bester Gesellschaft befinden.“ Kauder, Neuorganisation der Berliner Kassenärzte, in: RHZ (1933), S. 34.

[67] Ebd. Hervorhebung durch KT.

[68] Ebd.

[69] Anonym, Die nächste Zukunft, in: RHZ (1933), S. 140.

[70] Vgl. dazu Kapitel 6 „Reichshebammengesetz“.

die Dämmerung dem lichten Tag weicht."[71]

Dieser Feststellung folgte die Bitte (!), die Verbandsbeiträge auch weiter und vor allem pünktlich zu zahlen, da mit deren Hilfe die nationalsozialistischen Grundsätze „Gemeinnutz geht vor Eigennutz!" und „Jedem das Seine!" durchgesetzt werden sollten.[72]

Die Verbandszeitschriften wurden ebenfalls gleichgeschaltet. Ab dem 1.7.1933 erschien die *Zeitschrift der Reichsfachschaft Deutscher Hebammen*, das Verbandsorgan der Einheitsorganisation. Aus ihrem Untertitel geht hervor, daß die bestehenden Hebammenzeitungen hierin zusammengefaßt worden sind.[73] Der neue Schriftleiter Benno Ottow würdigte die Vorgängerin ADHZ, ihre Entstehung und ihre Entwicklung in den vergangenen 48 Jahrgängen, ausführlich.[74] Auffallend ist, daß er als Begründer und Mitarbeiter der ADHZ ausschließlich Geburtshelfer, Hebammenlehrer und Ärzte nannte, nicht jedoch die Hebamme Olga Gebauer, auf deren Initiative und Engagement die Zeitschrift basierte.[75] Benno Ottow führte aus, daß die Einstellung des Erscheinens der ADHZ „nicht Abschluß (bedeutete, KT), sondern erneuten, kraftvollen Fortgang".[76] Dies begründet er folgendermaßen: „Nicht allein in Formen fassen wir die alten Aufgaben und Traditionen, wir gestalten sie um und vertiefen sie durch die Forderungen des neuen deutschen Staates."[77] Mehrmals hob der Schriftleiter hervor, daß die ADHZ quasi in die neue Zeitschrift umgewandelt wurde:

„Wenn somit die 'Allgemeine Deutsche Hebammen-Zeitung' im *alten Gewande aufgehört hat* zu erscheinen, so ist das Opfer und Freude zu gleichen Teilen: Opfer, weil das Alte und Bewährte für das Kommende hingegeben wird, Freude, weil aus dieser Hingabe neues Streben und starkes Wollen erwächst."[78]

Ebenso wie der Untertitel macht dies deutlich, daß die ZdRDH auf die ADHZ zurückging. Das Verbandsorgan des BDH wertete Benno Ottow als „literarischen Nebenbuhler" aus der „Zeit deutschen Niederbruchs" ab.[79]

Als Aufgabe der neuen Hebammenzeitung hielt Ottow fest, daß sie neben berufsbezogenen fachlichen und rechtlichen Themen auch solche beinhalten

---

[71] Anonym, Zukunft, in: RHZ (1933), S. 140.
[72] Ebd.
[73] Vgl. die Analyse der Zeitschrift in Kapitel 5.1 „Zeitschriftenprofil".
[74] Ottow 1933, in: ZdRDH (1933) S. 193.
[75] Vgl. dazu Kapitel 3 „Die Interessenvertretung der Hebammen vor 1933".
[76] Ottow 1933, in: ZdRDH (1933) S. 193.
[77] Ebd. Hervorhebung KT.
[78] Ottow 1933, in: ZdRDH (1933) S. 193.
[79] Ebd.

sollte, die zur Entstehung und Festigung des NS-Staates beitragen würden. Das Fachblatt sollte

> „ein treuer Begleiter durch alle Fragen und Sorgen der Arbeit und des Berufes, ein Blatt der Belehrung, der Förderung, des Zusammenschlusses und nicht zuletzt des Kampfes (sein, KT), eines Kampfes jedoch, der in seinen größten Zielen hineinführt in die deutsche Volksgemeinschaft Adolf Hitlers."[80]

Die Gleichschaltung der Hebammenzeitungen kommentierte er mit verschiedenen Schlagworten wie „Nationale Erhebung", „Dienst am Volksganzen", und erkannte die Gleichschaltung als „für das Volksganze notwendig" an.[81] Hiermit wurde den LeserInnen die politische Ausrichtung auf den NS-Staat deutlich gemacht. Die Gleichschaltung der Hebammenverbände betrachtete Ottow als Teil der nationalen Erhebung. Seine Feststellung, daß alle Gebiete und Fragen des deutschen Lebens von der nationalen Erhebung durchdrungen seien mit dem Ziel „den deutschen Staat" zu errichten, „den wir alle ersehnen, den wir mit glühendem Herzen und kämpferischem Sinn mit erstreiten und mit bereiten!"[82], schloß er die Hebammen in die „Volksgemeinschaft" ein.

Die RDH begrüßte den neuen Staat in ihrem Leitartikel ebenfalls und erwähnte ausdrücklich, daß für die Belehrung der Hebammen „berufene Kreise der Wissenschaft und des Hebammenstandes"[83] herangezogen werden sollten. Mit der Ergänzung verband sich die Absicht, die Hebammen selbst an ihrer Fort- und Weiterbildung zu beteiligen, d.h. dieses Feld für sich in Anspruch zu nehmen und nicht ausschließlich Wissenschaftlern und Frauenärzten zu überlassen. Hebammen sollten nicht auf einen bloßen Erfahrungs- und Erlebnisaustausch im Verbandsorgan beschränkt bleiben.

Das Verbandsorgan erhielt eine Beilage mit dem Titel *NS-Gesundheitsdienst*[84], deren ausdrückliche Aufgabe die Beeinflussung der Hebammen im Sinne des Nationalsozialismus war. Parallel dazu wurde die Unterstützung der Hebammen für die politischen Ziele der NSDAP betont und damit auch die politische Stoßrichtung der RDH dargelegt. Es sollten „die großen weltanschaulichen Probleme, wie die politischen Ziele des neuen Volksstaates behandelt"[85] werden, denen die Hebammenschaft nach ihren „bescheidenen Kräften mit voller Hingabe

---

[80] Ebd.

[81] Vgl. Kranig in: Bracher et al (Hg.) 1993, S. 139. Gleiches findet sich z.B. bei Ottow et al, in: ZdRDH (1933), S. 161.

[82] Ottow et al, in: ZdRDH (1933), S.161.

[83] RDH, in: ZdRDH (1933), S. 194.

[84] Siehe dazu Kapitel 5.1 „Zeitschriftenprofil".

[85] Ottow 1933, in: ZdRDH (1933) S. 191; RDH, in: ZdRDH (1933), S. 194.

und mit Einsetzung aller [...] Kraft dienen"[86] wollte. Außerdem sollten hierin die „amtlichen Verlautbarungen der *Reichsarbeitsgemeinschaft des Gesundheitsdienstes* bekanntgegeben werden."[87]

Die Übernahme der ADHZ begann bereits im Juni 1933. Mit Veränderungen in Schriftleitung und Herausgeberschaft wurde die Zeitschrift bis zum 1.7.1933 Zug um Zug gleichgeschaltet. Fritz Rott und Emma Rauschenbach blieben als langjährige Mitglieder des ADHZ-Stammes als Herausgeber tätig. Zu ihnen trat Benno Ottow. Die Namensänderung in ZdRDH im Juli 1933 war sowohl äußerlich sichtbares als auch abschließendes Zeichen der Gleichschaltung der Zeitschriften.[88]

Festzuhalten ist, daß die *Reichsfachschaft Deutscher Hebammen* im Mai 1933 parallel zu den bestehenden Berufsorganisationen gebildet wurde. Die Einheitsorganisation unterstand der *Reichsarbeitsgemeinschaft des Gesundheitsdienstes* und war damit der DAF angeschlossen. Als Leiterin wurde die Hebamme Nanna Conti eingesetzt. Die sogenannte Vereinheitlichung der Hebammenverbände wurde nicht nach demokratischen Prinzipien vollzogen, sondern im wesentlichen den allgemein angewandten Gleichschaltungsprinzipien entsprechend. Der Umgang mit den drei Berufsorganisationen war unterschiedlich. Unter Mitwirkung von Leonardo Conti, als Kommissar des PrMdI zuständig für „Säuberungen im Gesundheitswesen", und August Fleck, in seiner Funktion als Leiter der RAG-Gesundheitsdienst, wurde der mitgliedstärkste Hebammendachverband ADHV zwischen Mai und Juni in die RDH überführt und im Oktober 1933 formell in RDH umbenannt.[89] Im Abschnitt 4.2.1 wird zu zeigen sein, daß die RDH wesentlich auf bestehende Strukturen des ADHV aufgebaut wurde. Die Dachverbände BDH und VDH bestanden ab 15.5.1933 bzw. 1.6.1933 wahrscheinlich nur noch pro forma. Im Anschluß an ihre als Selbstauflösung dargestellte Zwangsauflösung im Oktober 1933 wurden sie ebenfalls in die Einheitsorganisation eingegliedert. Vermutlich wurden die beiden kleineren Dachverbände zerschlagen. Sicher ist, daß das jeweilige Verbandsvermögen von der neu geschaffenen und als Rechtsnachfolgerin aller Verbände eingesetzten RDH übernommen wurden. Die bestehenden Verbandszeitschriften wurden zum 1.7.1933 mit der ADHZ "vereinigt" und letztere in das neue Verbandsorgan, die ZdRDH, umgewandelt. Die RDH setzte sich dafür ein, Hebammen an den wissenschaftli-

[86] Ebd.
[87] Ebd.
[88] Vgl. Kapitel 5.1 „Zeitschriftenprofil".
[89] Auflösung, in: ZdRDH (1933), S. 327; E. Sch., 1934, in: ZdRDH (1934) , S. 110.

chen Inhalten der Zeitschrift zu beteiligen.

Es konnte nicht festgestellt werden, ob die Repräsentanten von BDH und VDH versuchten, ihre Berufsorganisationen durch Annäherungen an NS-Vorstellungen in den „neuen Staat" hinüberzuretten, wie es der ADGB tat. Das Auswechseln der Vorstandsfrauen läßt vermuten, daß sie als politisch unzuverlässig eingestuft wurden. Offen bleiben muß, ob sie „Säuberungsaktionen" zum Opfer fielen, da die untersuchten Quellen hierüber keine Auskunft geben. Es ist wahrscheinlich, daß gegen Emma Kauder massiv vorgegangen wurde, da sie Nanna Contis und Leonardo Contis politische Aktivitäten seit 1929 öffentlich kritisierte. Für ein aggressives Vorgehen gegen BDH und VDH, wie es gegenüber den Gewerkschaften praktiziert wurde, gibt es keine Hinweise. Allerdings läßt die Teilnahme Leonardo Contis an der außerordentlichen Vorstandssitzung zur Auflösung der kleinen Verbände vermuten, daß es sich um den Abschluß einer Säuberungsaktion handelte. Die Leiterin der RDH Nanna Conti hatte eine zentrale Position in der Gleichschaltung, da sie neben der Bildung der RDH zusammen mit dem alten Vorstand des ADHV dessen laufende Geschäfte führte und mit anderen die Abwicklung der kleinen Verbände leitete. Es kann angenommen werden, daß eine faktische „Einheit" der drei Dachverbände in der RDH bereits seit Juli 1933 bestand, die eine nachträgliche formelle und offizielle Legitimation im Oktober 1933 erfuhr. Dieses schrittweise Vorgehen kann zum einen als geschicktes Manöver, um die Mitglieder für die neue Organisation einzunehmen, interpretiert werden. Zum anderen hinterläßt es den Eindruck, daß die Gleichschaltung der Hebammenverbände ein Prozeß war, dessen Ziel in der Schaffung einer Einheitsorganisation unter dem Dach der DAF feststand, dessen Weg und angestrebte Form jedoch nicht von vorne herein klar waren.

Im Kontext der Schaffung einer Scheinlegalität der „nationalen Revolution" betrachtet[90], kann bezüglich der Hebammenverbände festgehalten und anhand der ZdRDH belegt werden, daß die Legalität durch die Einhaltung verschiedener Formalien - z.B. Einberufung außerordentlicher Vorstandssitzungen, die offiziell korrekt erscheinende Selbstauflösung von BDH und VDH und die Änderungen im Vereinsregister - scheinbar gewahrt blieb. Die Schaffung einer solchen Scheinlegalität wird von Tyrell als „psychologisch vorteilhaftes"[91] Vorgehen der Nationalsozialisten eingestuft. Dahinter stand die Absicht, bisherige Mitglieder für die neue Organisation zu gewinnen, unter anderem mit dem Ziel, vorhandene Kompetenzen in Sachen Verbandsarbeit für die neue Organisation zu nutzen.[92]

[90] Vgl. Tyrell in: Bracher et al (Hg.), 1983, S. 57.

[91] Tyrell in: Bracher et al (Hg.), 1983, S. 57.

[92] Es war ein übliches Vorgehen, möglichst viele praktisch orientierte, erfahrene Frauen - sofern

Im Zusammenhang mit der Gleichschaltung fand auch in der ZdRDH eine ideologische Überhöhung der Zielvorstellungen des Nationalsozialismus unter Verwendung bestimmter Schlagworte statt.[93] Das kann als Teil der Absicht, einen politisch-psychologischen Klimawechsel herbeizuführen, eingeordnet werden, die laut Tyrell den Eindruck von Aktivität, Zielstrebigkeit und Optimismus einer vom Nationalsozialismus herbeigeführten „nationalen Erhebung" vermitteln und die Bevölkerung positiv stimmen sollte.[94] Die Gleichschaltung der Hebammenverbände sollte als Teil der „nationalen Revolution" begriffen werden. Von den grundsätzlich angewandten Mitteln, Propaganda und Gewaltanwendung, wurde hier ersteres, nämlich die auf Hebammen ausgerichtete Propaganda, sichtbar.[95]

Die Gleichschaltung der Hebammenverbände fand im Zuge der allgemeinen Gleichschaltungsprozesse in der Phase der Installierung der Macht der NSDAP statt. Elmer Schabel stellt fest, daß die Hebammenverbände „außerordentlich früh" zur Reichsfachschaft Deutscher Hebammen zwangsvereinigt wurden.[96] Diese Einschätzung teile ich nicht, da es sich, wie dargestellt, um einen zeitgerechten Prozeß handelte. Wird berücksichtigt, daß es sich mit insgesamt etwa 27000 Hebammen[97] zahlenmäßig um einen relativ kleinen Berufsstand handelte, scheint es, als sei diesen Berufsorganisationen eine besondere Aufmerksamkeit gewidmet worden, zumal es sich nicht um politische Gegner handelte, die eine Gefahr für das Regime darstellten. Eine Begründung hierfür kann in dem besonderen Interesse der Nationalsozialisten am gesamten medizinischen Bereich - und dem Hebammenwesen als Teil davon - liegen. Möglicherweise gab es für dieses Vorgehen rein praktische Überlegungen: Die neuen Machthaber wollten die Gleichschaltung aller bestehenden Gewerkschaften und Verbände unter Umständen in einem Aufwasch erledigen.

---

sie nicht anderweitig parteipolitisch gebunden waren - für sich zu gewinnen, da diese „für die Aufbauarbeit unentbehrlich waren". Vgl. Klinksiek 1982, S. 120.

[93] Vgl. Kranig in: Bracher et al (Hg.) 1993, S. 139.

[94] Vgl. Tyrell in: Bracher et al (Hg.), 1983, S. 54.

[95] Vgl. Kranig in: Bracher et al (Hg.) 1993, S. 139; Longerich in: Bracher/ Funke/ Jacobsen (Hg.), 1993, S. 291-314.

[96] Vgl. Schabel 1995, S. 292.

[97] In der RDH waren 1933 21000 Hebammen organisiert. Vgl. Rodenbeck 1933, in: ZdRDH (1933), S. 120-123; Fleck, in: N.S. Gesundheitsdienst (1933), S. 2.

4.2 Struktur der Reichsfachschaft Deutscher Hebammen/ Reichshebammenschaft

4.2.1 Aufbau der RDH/ RH

Die RDH unterstand als eingetragener Verein seit 1933 der Satzung nach dem Reichsministerium des Innern.[1] Ihr Aufbau sah eine Gliederung in verschiedene Ebenen vor. Die Landesverbände der ADHV blieben unter der Bezeichnung Landesfachschaften erhalten.[2] Sie waren definiert als „die Zusammenschlüsse von Hebammen in Gebieten, die eigene Gesetzgebung und Verwaltung haben."[3] Eine Neuordnung in Gaue, wie in der NSDAP, wurde aus praktischen Erwägungen nicht vorgenommen, weil die Hebammen in ihrer Berufsausübung den staatlichen Gesundheitsämtern unterstanden, die den jeweiligen Länderregierungen unterstellt waren.[4] Die Gesetzgebung für das Hebammenwesen war ebenso wie die Aus- und Fortbildung Sache der Länder.[5] Die Landesfachschaften waren in Bezirks-, Kreis- und Ortsgruppen untergliedert. In Bayern bestanden zusätzliche Kreisfachschaften. Im Land Preußen gab es ebenfalls eine zusätzliche Organisationsebene, die Provinzfachschaften, die bereits vor 1933 als Provinzialverbände im ADHV bestanden.[6] Innerhalb der kleineren Organisationseinheiten gab es Veränderungen: Beabsichtigt war, die Orts-, Kreis- und Bezirksvereine der Dachverbände ADHV, BDH und VDH zu jeweils einem Verein zusammenzufassen. Hierbei sollte, „die Gruppe des kleineren Verbandes [...] in der Gruppe des größeren Verbandes" [7] aufgehen. Anzunehmen ist, daß die Vereine von BDH und VDH in denen des mitgliedstärksten ADHV aufgehen sollten. Es war beabsichtigt, die

---

[1] Vgl. § 1 der Satzung der RDH 1935 bei Schulz, Danzig 1935, in: ZdRDH (1935), S. 519-529, S. 526; Conti, Hebammenwesen, in: Die Ärztin (1937), S. 301.

[2] Die Erhaltung der Landesverbände geht aus den Namens- und Satzungsänderungen, die auf den jeweiligen Haupttagungen verkündet wurden, hervor. Vgl. E. Sch., 1934, in: ZdRDH (1934), S. 114-117; B., Bayern, in: ZdRDH (1934), S. 220; Anonym, 25. Hauptversammlung des Bundes sächsischer Hebammenvereine, in: ZdRDH (1934), S. 546 f.

[3] § 2 der Satzung 1935 bei Schulz, Danzig 1935, in: ZdRDH (1935), S. 527.

[4] Gütt 1935, S. 20-23; Gütt/ Moebius 1935, S. 6.

[5] „Eine Gliederung nach Gauen wie in der Partei würde unter diesen Umständen zu große Schwierigkeiten ergeben." Conti, Hebammenwesen, in: Die Ärztin (1937), S. 302.

[6] Schulz, Danzig 1935, in: ZdRDH (1935), S. 527; RDH, Einigung, in: ZdRDH (1933), in: ZdRDH (1933), S. 194.

[7] RDH, Einigung, in: ZdRDH (1933), S. 194.

Vorsitzende des größeren Verbandes als Leiterin und die bisherige Vorsitzende des kleineren Verbandes als deren Stellvertreterin einzusetzen.

Nanna Conti bezeichnete die Gleichschaltung der Verbände im März 1934 als „bis auf Baden" beendet.[8] Tatsächlich dauerte der Prozeß bis 1935 an. Die Satzungsänderung für die bayerischen Bezirksgruppen wurde erst auf der Haupttagung der Landesfachschaft im Mai 1935 bestimmt.[9]

Die Organisation der RDH wurde mit ihrer Satzung vom Oktober 1933, die ihr das Reichsministerium des Innern verordnete, ausdrücklich nach dem Führerprinzip ausgerichtet.[10] Die Verbandsfrauen setzten dieses Prinzip in ihrer Verbandsarbeit um. Auf der Hauptversammlung des Neupreußischen Hebammenverbandes im März 1934 wurde zu Beginn

> „das Führerprinzip nochmals besonders erklärt und darauf hingewiesen, da die Art wie früher Tagungen im parlamentarischen Staat abgehalten wurden, jetzt nicht mehr besteht. [...] Es wird insbesondere um strenge Disziplin gebeten, wie sie im neuen Staat allgemein üblich ist, so daß Wortmeldungen sich erübrigen müssen."[11]

Die Mitglieder der Hauptversammlung nahmen die Satzungsänderungen auf der Hauptversammlung der RDH 1934 einstimmig an. Die Satzung wurde in der 1935

---

[8] Vgl. E. Sch., Hauptversammlung ADHV/ RDH 1934, in: ZdRDH (1934), S. 110. Der ZdRDH nach erfolgte die Gleichschaltung verschiedener Verbände, legt man die Namens- und Satzungsänderungen zugrunde, bis in das Frühjahr 1935, so z.B. des „Bundes Sächsischer Hebammen-Vereine" im Oktober 1934. Im Rahmen der Tagung zum 25jährigen Jubiläum des sächsischen Landesverbandes wurde die neue „den nationalsozialistischen Grundsätzen der Regierung" angepaßte Satzung angenommen und der Name geändert. Möglicherweise war diese verhältnismäßig späte Gleichschaltung ein nicht ganz uneigennütziges Entgegenkommen der RDH an Emma Rauschenbach, die Mitbegründerin und Vorsitzende der sächsischen Hebammenvereine war und Vorsitzende des ADHV von 1922 bis 1933. Anzunehmen ist, daß Emma Rauschenbach, da sie für viele Mitglieder eine jahrelange Vertrauensperson darstellte, für die RDH nutzbar gemacht werden sollte. Das mit dem Jubiläum verbundene Prestige sollte u.U. auf die RDH übertragen werden, z.B. indem die Satzungs- und Namensänderung auf dem Jubiläum zur Abstimmung kam und indem das Zugeständnis gemacht wurde, daß der alte Verbandsname ausdrücklich als Untertitel des neuen Namens beibehalten werden durfte. Vgl. Anonym, 25. Hauptversammlung des Bundes sächsischer Hebammenvereine, in: ZdRDH (1934), S. 546 f. Obwohl die Satzungsänderungen im bayerischen Hebammenverband auf einem außerordentlichen Verbandstag bereits im Mai 1934 vorgenommen wurden, erfolgte sie für die bayerischen Bezirksgruppen erst am 25./ 26. Mai 1935. Vgl. B., Bericht über den Verbandstag 1934, in: ZdRDH (1934), S. 220; Bosch, K., Bayern, Bericht über die Haupttagung in Homburg, in: ZdRDH (1935), S. 366.

[9] Vgl. B., Verbandstag 1934, in: ZdRDH (1934), S. 220; Bosch, bayr. Haupttagung, in: ZdRDH (1934), S. 366.

[10] Rauschenbach/ Conti, in: ZdRDH (1933), S. 351; Conti, Hebammenwesen, in: Die Ärztin (1937), S. 301.

[11] E. Sch., HV Neupreußen, in: ZdRDH (1934), S. 114.

nochmals geänderten Fassung im Fachblatt veröffentlicht.[12]

Dem Führerprinzip der Satzung folgend, wurde die Besetzung von Posten autoritär bestimmt. 1933 setzte August Fleck, der Kommissar der Reichsleitung der NSDAP für ärztliche Hilfsberufe, Sonderabteilung Hebammen, Nanna Conti als Leiterin der RDH ein.[13] Sie stand dem Verband als alleiniger Vorstand im Sinne des § 26 BGB vor.[14] Ab 1935 wurde die Leiterin vom Reichsministerium des Innern bestimmt. Damit wurde sie von einer hochrangigen staatlichen Stelle eingesetzt und nicht mehr von einer parteilichen. Die Vorsitzenden der Landesfachschaften sowie die Leiterin der Sondergruppe Anstaltshebammen wurden bis 1939 von der Leiterin der Reichsfachschaft bestimmt.[15] Die Aufgabe der Landesfachschaftsleiterinnen wiederum war es, die Posten der Orts-, Kreis- und Bezirksgruppenleiterinnen zu besetzen. Für die Länder Bayern und Preußen setzten sie die Kreisfachschafts- bzw. Provinzfachschaftsleiterin ein, die ihrerseits die Leiterinnen der Untergruppen bestimmten.[16]

Die Auswahl der Vorsitzenden bzw. Leiterinnen erfolgte neben der fachlichen Eignung nach dem Kriterium der Parteizugehörigkeit. „Die neuen Vorsitzenden sollen grundsätzlich Mitglieder der NSDAP sein." Ein weiteres Auswahlkriterium war eine „charakterlich einwandfreie Persönlichkeit":

> „Es entspricht aber dem Sinne der nationalsozialistischen Revolution und dem neuen Reich, daß nur charakterlich einwandfreie und fähige Persönlichkeiten zu Ehrenämtern berufen werden, daß also nicht allein die Parteizugehörigkeit ausschlaggebend ist."[17]

Die Satzung von 1935 enthielt (schein-)demokratische Elemente. Beispielsweise mußte eine Fachschaftsmitgliederversammlung einberufen werden, wenn 1/3 der Mitglieder es forderten.[18] Außerdem war für die Beschlußfassung über Anträge eine ¾ Mehrheit erforderlich.[19] Die Zeitschrift enthielt keinen Hinweis darauf, ob von diesen Möglichkeiten Gebrauch gemacht wurde.

---

[12] Vgl. Rauschenbach/ Conti, in: ZdRDH (1933), S. 351; E. Sch., Hauptversammlung von ADHV/ RDH, in: ZdRDH (1934), S. 110; Schulz, Danzig, in: ZdRDH (1935), S. 526-528.

[13] Vgl. ADHV, Deutsche Hebammenschaft! In: ADHZ (1933), S. 163; RDH, Einigung, in: ZdRDH (1933), S. 194.

[14] Vgl. § 8 der Satzung 1935, in: Schulz, Danzig, in: ZdRDH (1935), S. 527.

[15] Vgl. E. Sch., Hauptversammlung von ADHV/ RDH, in: ZdRDH (1934), S. 110 f. Aus den genutzten Quellen geht nicht hervor, ob die Gruppe Anstaltshebammen eine neu geschaffene Gruppe war oder ob sie bereits vor der Gleichschaltung innerhalb oder außerhalb der Verbände bestand.

[16] Vgl. § 2 der Satzung 1935, in: Schulz, Danzig, in: ZdRDH (1935), S. 527.

[17] RDH, Einigung, in: ZdRDH (1933), S. 194. Vgl. dazu auch Kapitel 4.1 „Gleichschaltung".

[18] Vgl. § 12 der Satzung 1935, in: Schulz, Danzig, in: ZdRDH (1935), S. 528.

[19] Ebd.

Für die RDH wurde 1933 ein Arbeitsstab und ein Führerinnenrat eingerichtet. Der Arbeitsstab sollte mindestens sechs Mitglieder umfassen und von der Reichsfachschaftsleiterin einberufen werden. Seine Aufgaben bestanden darin, für die Umsetzung der Beschlüsse der RDH zu sorgen und Stellungnahmen vom Führerinnenrat oder der Reichsfachschaft einzufordern.[20] Der Führerinnenrat setzte sich aus der Reichsfachschaftsleiterin, dem Arbeitsstab und den Leiterinnen der Landesfachschaften zusammen.[21] Bei den Treffen, die einmal im Jahr vorgesehen waren, hatte der Rat die Aufgabe, die geleistete Arbeit zu prüfen und vorliegende Anträge zu besprechen.[22] Entscheidungs- oder Handlungsbefugnisse besaßen beide Gremien nicht. Im Gegenteil wurde ausdrücklich festgelegt, daß Verhandlungen mit amtlichen Stellen nur im Auftrag und mit Vollmacht der Reichsfachschaftsleiterin aufgenommen und geführt werden durften.[23] Insgesamt wurde bis Oktober 1937 laut Reichsfachschaftsleiterin an Organisation und Leitung der RDH nichts geändert.[24] Auch dem Hebammenfachblatt lassen sich bis Ende 1938 keine Hinweise auf Veränderungen entnehmen.

Strukturelle Änderungen erfolgten 1939 als Folge der Verabschiedung des Reichshebammengesetzes.[25] Mit der neuen Satzung vom 22.9.1939 wurde die Struktur des in Reichshebammenschaft umbenannten Verbandes durch die Verringerung der bestehenden Verwaltungsebenen gestrafft. Nun gab es Landesstellen, Provinz- bzw. Kreisstellen in Preußen bzw. Gruppen in Bayern, wobei eine Gruppe jeweils den Bezirk eines Gesundheitsamtes abdecken sollte.[26] Die verschiedenen Organisationsebenen erhielten Aufgaben „zur selbständigen Erledigung überwiesen" und solche, die sie nur in Verbindung mit der Genehmigung der RH ausführen durften.[27]

In dieser völlig neu erarbeiteten Satzung galt das Führerprinzip.[28] Die Leiterin

---

[20] Vgl. § 9 der Satzung 1935 in: Schulz, Danzig, in: ZdRDH (1935), S. 527.

[21] Vgl. § 11 der Satzung von 1935, ebd. Eine Ergänzung trägt der Situation Rechnung, daß Nanna Conti die Leitung der Reichsfachschaft und der preußischen Landesfachschaft besetzte. In § 11 heißt es: „Ist die Reichsfachschaftsleiterin gleichzeitig Landesfachschaftsleiterin, so tritt ihre Stellvertreterin in der Landesfachschaft im Führerinnenrat an ihre Stelle."

[22] Vgl. § 9 der Satzung 1935 in: Schulz, Danzig, in: ZdRDH (1935) , S. 527.

[23] Vgl. § 14 der Satzung, ebd., S. 528.

[24] Vgl. Conti, Hebammenwesen, in: Die Ärztin (1937), S. 301.

[25] Zum Reichshebammengesetz vom 24.12.1938 vgl. das gleichnamige Kapitel 6.

[26] Vgl. § 5 (1) und (2) der Satzung der Reichshebammenschaft von 1939 (RMinBl. 1939, S. 1455), in: Sammlung der gesetzlichen Vorschriften o. J. (1943), S. 20-22. Die Hebammen wurden je nach Wohnort dem Bezirk eines Gesundheitsamtes zugeordnet.

[27] Vgl. § 6 Satzung 1939, S. 21. Es wurde nicht näher bestimmt, um welche Aufgaben es sich handelte.

[28] Vgl. Erlaß über die Satzung der Reichshebammenschaft (Erl. d. RMdI. v. 22.9.1939.

wurde direkt vom Reichsminister des Innern, einvernehmlich mit dem Stellvertreter des Führers, besetzt.[29] Dies bedeutete, daß sie jetzt von höherer staatlicher Stelle eingesetzt wurde. Einerseits erweiterten sich die Handlungsspielräume der Leiterin 1939, denn sie konnte nun die Vorsitzenden und Stellvertreterinnen aller Organisationsebenen ernennen und entlassen. Andererseits beschränkten sie sich, da es nun bei „Berufung und Abberufung sämtlicher Leiterinnen [...] der Zustimmung des zuständigen Hoheitsträgers der Partei" bedurfte.[30] Die Leiterin behielt weiterhin allein das Recht, „die Befugnisse der Reichshebammenschaft wahr(zunehmen, KT) und [...] die Reichshebammenschaft gerichtlich und außergerichtlich"[31] zu vertreten. Die beiden Gremien Arbeitsstab und Führerinnenstab gab es in der Satzung von 1939 nicht mehr. Der Leiterin der Hebammenschaft standen zur Beratung und Unterstützung in der Geschäftsführung eine Kassenverwalterin und eine Schriftführerin zur Seite. Diese bestimmte sie ebenfalls. Der Reichsminister des Innern bestätigte im Einvernehmen mit dem Stellvertreter des Führers die Besetzung.[32] Neu war ein Beirat, der aus den Leiterinnen der Landes- und Provinzstellen bestand. Dieser sollte einmal jährlich von der Hebammenführerin einberufen und vor wichtigen Entscheidungen gehört werden. Ihm wurde außerdem der Arbeits- und Kassenbericht der Führerin wie auch der Haushaltsplan vorgelegt.[33] Der Beirat erhielt keine Eingriffsmöglichkeiten und besaß daher keine wirkliche Kontrollfunktion. Die Befugnisse der Hebammenführerin erweiterten sich zusätzlich um folgende Punkte: Einberufung des Reichshebammentages mindestens alle zwei Jahre, Festlegung der zu verhandelnden Tagesordnungspunkte und das Erlassen verbindlicher Anordnungen für Mitglieder sowie die Verteilung der Aufgaben innerhalb der RH auf die Verwaltungsstellen.[34] Die Satzung enthielt keine demokratischen Elemente.

Innerhalb der RH entstanden zwei Gruppen. 1934 wurde die Gruppe Anstaltshebammen gebildet, deren Arbeitsgebiete und Ziele, abgesehen von der Erfassung der in Krankenhäusern angestellten Hebammen, unbekannt blieben.[35] Die Mit-

---

RMinBl. 1939, S. 1455), in: Sammlung der gesetzlichen Vorschriften (1943), S. 20-22.

[29] Vgl. § 2 (2) Satzung 1939. Ebd. S. 21.

[30] Vgl. § 4 (4) Satzung 1939, ebd.

[31] § 2 Satzung 1939, ebd.

[32] Vgl. § 9 Satzung 1939, ebd.

[33] Vgl. § 10 Satzung 1939, ebd.

[34] Vgl. § 6 und § 8 (1) sowie § 12 Satzung 1939, ebd.

[35] Die konkrete Arbeit wurde bis 1940 nicht in der Verbandszeitschrift transparent. Z.B. fand die Sondergruppe Anstaltshebammen und ihre Leiterin 1937 nur Erwähnung in dem Bericht über die Haupttagung. Vgl. Krause, Düsseldorf, in: ZdRDH (1937), S. 347-350.

gliederentwicklung gibt Auskunft über die wachsende Bedeutung der Gruppe.[36] Sie hatte 1934 33, 1935 140 und 1941 1520 Mitglieder.[37] Des weiteren gab es seit dem 1.1.1937 die Gruppe Hebammenschülerinnen, über die die ZdRDH keine Informationen enthielt.[38]

Nach der Gleichschaltung der Hebammenverbände entstand die RDH 1933 mit 21.000 Mitgliedern.[39] Bei einer formal freiwilligen Mitgliedschaft bis 1939 hatte die RDH im Jahr 1937 eigenen Angaben zufolge 25.000 Mitglieder.[40] Davon waren 20.000 Hebammen berufstätig, die übrigen waren Altmitglieder. Nanna Conti gab an, daß bis Oktober 1937 etwa 3.000 - 4.000 arbeitende Hebammen nicht der Berufsorganisation angehörten.[41] Mit dem RHebGes wurde die Mitgliedschaft für alle berufstätigen Hebammen bindend.[42] Bis zum Jahr 1944 stieg die Mitgliederzahl laut Reichshebammenschaft auf 27.200 berufstätige Mitglieder, von denen 1.500 Anstaltshebammen und „einige hundert" Wochenpflegerinnen waren.[43] Der Mitgliederzuwachs bedeutete, daß die RH über ein höheres finanzielles Budget verfügen konnte, da sie Mehreinnahmen durch Mitgliedsbeiträge erhielt.[44]

---

[36] Vgl. Schulz, Danzig, in: ZdRDH (1935), S. 526.

[37] Vgl. Lungershausen, Gruppe „Anstaltshebammen", in: DDH (1941), S. 260 f.

[38] Die Mitgliedschaft war der Quelle nach freiwillig, Hahmann zufolge jedoch zwingend. Der monatliche Mitgliedsbeitrag betrug 0,20 RM. Vgl. Hahmann, 1988, S. 22; Conti/ Rauschenbach/ Krause, Gruppe Hebammenschülerinnen, in: ZdRDH (1937), S. 24.

[39] Vgl. Fleck, Die Reichsarbeitsgemeinschaft der Berufe im sozialen und ärztlichen Dienste e.V., in: N.S. Gesundheitsdienst (1933), H. 3, S. 2 f, S. 2.

[40] Vgl. RDH, Einigung, in: ZdRDH (1933), S. 194.

[41] Nanna Conti bezieht sich nach eigenen Angaben auf eine Auszählung der BGW. Ihrer Einschätzung zufolge waren von diesen nicht organisierten Hebammen etwa 1.100 Anstaltshebammen, die sich überwiegend anderen Organisationen, wie beispielsweise dem Roten Kreuz, konfessionellen Verbänden oder der NS-Schwesternschaft, anschlossen. Vgl. Conti, Hebammenwesen, in: Die Ärztin (1937), S. 302.

[42] Vgl. § 20 RHebGes und § 7 Satzung der Reichshebammenschaft 1939 (RMinBl. 1939, S. 1455), in: Sammlung der gesetzlichen Vorschriften (1943), S. 21.

[43] Vgl. Conti, Rückblick und Ausblick, in: DDH (1945), S. 1-6. Die Wochenpflegerinnen wurden aufgeführt, da mit der Verordnung über Wochenpflegerinnen von 1943 die Reichshebammenschaft als Berufsorganisation für dieselben bestimmt worden war. Vgl. auch § 5 Abs. 2 der Verordnung über Wochenpflegerinnen (WochPflVO.) vom 7.2.1943 (RGBl. I S. 87), in: Sammlung der gesetzlichen Vorschriften (1943), S. 59.

[44] 1940 wurde der monatliche Beitrag auf 2,- RM festgesetzt. Dieser Beitrag wurde folgendermaßen aufgeteilt: 0,70 RM waren für die Reichshebammenschaft einschließlich ihrer Wohlfahrtseinrichtungen bestimmt, 0,40 RM für die Hebammenorganisation des Landes, Gaues oder der Provinz, 0,15 RM für deren Wohlfahrtseinrichtungen sowie 0,25 RM für die DAF. Vgl. Conti, Anordnung Nr. 9, in: DDH (1940), S. 241.

Die Struktur der RDH basierte wesentlich auf der Gliederung der ADHV. Beabsichtigt war, die einzelnen Vereine von BDH und VDH in denen der ADHV aufgehen zu lassen, um sie der RDH einzuverleiben. Inwieweit diese von der RDH angestrebten Zusammenschlüsse erfolgreich waren, konnte nicht ermittelt werden. Möglicherweise haben sich die Einzelvereine aufgelöst, statt sich vereinnahmen zu lassen. Als wesentliches Element der Satzungen kann das „Führerprinzip" gewertet werden, mit dem die Macht innerhalb des RDH auf die Reichfachschaftsleiterin konzentriert wurde. Die Leiterin wiederum wurde von staatlicher und parteilicher Seite kontrolliert und war insofern nicht frei und unabhängig in ihren Entscheidungen. Kontroll- und Einflußmöglichkeiten der Mitglieder auf Arbeit und Politik ihrer Berufsorganisation sowie auf die personelle Besetzung waren damit ausgeschlossen worden. Inwieweit die Leiterin diese Macht nutzte oder intern Einflüsse anderer Verbandsfrauen zuließ, muß offen bleiben. Angestrebt war, die verschiedenen Posten innerhalb des Verbandes mit Hebammen zu besetzen, die Mitglied in der NSDAP waren. Es wurden keine fachfremden Personen eingesetzt. Nach der Errichtung der Organisation im Jahr 1933 stellte das Jahr 1939 mit den Änderungen nach dem Reichshebammengesetz einen Einschnitt für die Berufsorganisation dar. Wesentlich waren die Straffung des Aufbaus und die Zwangsmitgliedschaft berufstätiger Hebammen. Es fällt auf, daß die personelle Besetzung der RDH/ RH, die ab 1939 durch den RMdI im Einverständnis mit dem Stellvertreter des Führers bestimmt wurde, direkt von Staats- bzw. Parteispitze eingesetzt wurde. Geklärt werden konnte nicht, ob es sich dabei um eine Anerkennung des Hebammenberufes handelte oder um die Umsetzung eines Führererlasses vom 27.7.1934, mit dem der Stellvertreter des Führers in den Gesetzgebungs- und Verordnungsprozeß aller Reichsressorts verbindlich eingeschaltet worden war.[45]

4.2.2 Verortung im NS-Staat

Die staatliche Anbindung der RDH/ RH erfolgte mit der Einordnung in den „Reichsausschuß für Volksgesundheitsdienst", der für die gesundheitliche und sog. volkspflegerische Aufklärung der Bevölkerung zuständig war.[46] Innerhalb dieses Reichsausschusses wurde die RDH der „Reichsarbeitsgemeinschaft des Gesundheitsdienstes" zugeordnet. Hierin gehörte sie wiederum der „Reichsarbeitsgemeinschaft der Berufe im ärztlichen und sozialen Dienst" e.V.

---

[45] Vgl. Meyers Taschenlexikon, Bd. 15 1983, S. 167.

[46] Vgl. Anonym, Gründungsversammlung, in: N.S. Gesundheitsdienst (1933), S. 6; Rott, Die Reichszentrale für Gesundheitsführung, in: N.S. Gesundheitsdienst (1933), S. 6-8.

(RAG) an.[47] Die „Reichsarbeitsgemeinschaft des Gesundheitsdienstes" gehörte zur Fachgruppe X der „Reichszentrale für Gesundheitsführung", die Teil des „Reichsausschusses für Volksgesundheit" im Reichsministerium des Innern war.[48] Folglich war das Hebammenwesen nicht nur in Einzelfragen, die in ihrer Satzung von 1935 bzw. von 1939 festgelegt waren, an das Reichsministerium des Inneren gebunden, sondern auch direkt mit ihrer Standesorganisation. Als Leiter war August Fleck vom Reichsminister des Innern eingesetzt worden.[49] Die RAG war „die alleinige berufsständische Spitzenvertretung und Organisation aller im Deutschen Reich im Kranken- und Gesundheitsdienst tätigen Personen, der Berufsgruppen im sozialen und ärztlichen Dienst."[50] Dabei war es unerheblich für die Mitgliedschaft, ob die Berufstätigen in einem Angestelltenverhältnis standen oder freiberuflich tätig waren.[51]

Die Einbindung der Fachschaften in eine Organisation der NSDAP wurde mit der Eingliederung der RAG in die DAF am 28.6.1933 hergestellt.[52] Einer Nachricht vom April 1934 wies erneut auf die „Eingliederung der Heilberufe in die Arbeitsfront" hin.[53] Mit der Auflösung der RAG am 8.3.1935 erfolgte eine neue Zuordnung der darin zusammengefaßten 11 Fachschaften.[54] Diese wurden nun in die Gruppe „Freie Berufe" eingebunden und darin wiederum in die Fachgruppe

---

[47] Die RAG soll am 3.8.1933 in das Vereinsregister des Amtsgerichtes Berlin eingetragen worden sein. Vgl. Fleck, Die Reichsarbeitsgemeinschaft der Berufe im sozialen und ärztlichen Dienste e.V., in: N.S.-Gesundheitsdienst (1933), S. 2.

[48] Vgl. Fleck, Die Reichsarbeitsgemeinschaft der Berufe im sozialen und ärztlichen Dienste e.V., in: N.S.-Gesundheitsdienst (1933), S. 2. Die offizielle Gründungsversammlung der Reichszentrale fand am 20.11.1933 im RMdI statt. Vgl. Anonym, Gründungsversammlung, in: N.S. Gesundheitsdienst (1933), S. 6; Schabel 1995, S. 148 f.

[49] Vgl. Fleck, Die Reichsarbeitsgemeinschaft der Berufe im sozialen und ärztlichen Dienste e.V., in: N.S.-Gesundheitsdienst (1933), S. 2.

[50] Anonym, Berufsständische Zusammenfassung, in: N. S. Gesundheitsdienst (1933), S. 5.

[51] Vgl. Fleck, Die Reichsarbeitsgemeinschaft der Berufe im sozialen und ärztlichen Dienste e.V., in: N.S.-Gesundheitsdienst (1933), S. 2. Im Jahr 1935 hatte die RAG, eigenen Angaben zufolge, 120.000 Mitglieder. Vgl. Anonym, Tagung der Reichsbetriebsgemeinschaft 13 „Freie Berufe", in: N.S. Gesundheitsdienst (1935), S. 6.

[52] Vgl. RDH, Einigung, in: ZdRDH (1933), S. 194; Anonym, Sitzungsbericht über die Arbeitstagung der LF Sächsischer Hebammenvereine, in: ZdRDH (1935), S. 665; Fleck, Bekanntmachung, in: N.S. Gesundheitsdienst (1933), S. 1 f; Anonym, Berufsständische Zusammenfassung, in: N.S. Gesundheitsdienst (1933), S. 5.

[53] Wagner/ Ley, Eingliederung der Heilberufe in die Arbeitsfront, in: N.S. Gesundheitsdienst (1934), S. 13.

[54] Vgl. Strauß/ Walter, Mitteilung der RAG, in: N.S. Gesundheitsdienst (1935), H. 2, S. 8; Conti, Betrifft Eingliederung Deutsche Arbeitsfront, in: ZdRDH (1935), S. 184.

„Gesundheit“ der Reichsbetriebsgemeinschaft 13 der DAF.[55] Im November 1935 wurde die Fachgruppe „Gesundheit“ aus der Reichsbetriebsgemeinschaft 13, Gruppe „Freie Berufe“, herausgenommen, um eine gleichnamige Sonderabteilung bei dem Amt für Volksgesundheit der DAF zu bilden.[56] Der Leiter dieses Amtes war Reichsärzteführer Gerhard Wagner.[57] Die Begründung für diese Umstrukturierung lag für DAF-Leiter Robert Ley in der Notwendigkeit, eine Ausrichtung aller im Gesundheitswesen Tätigen auf NSDAP-Kurs zu erreichen:

> „Um in allen Fragen der Gesundheitsführung innerhalb der DAF eine einheitliche Ausrichtung nach den Richtlinien des Hauptamtes für Volksgesundheit der NSDAP zu erlangen und zu gewährleisten, hat es sich als notwendig erwiesen, die betriebsgemeinschaftlichen Aufgaben zum ersten Male einem Amt der DAF zu überlassen“.[58]

Ob Kompetenzstreitigkeiten hierbei eine Rolle spielten, kann an dieser Stelle nicht beantwortet werden. Angaben der Reichsfachschaftsleiterin zufolge, blieb der korporative Anschluß der RDH an die DAF, soweit es aus der ZdRDH hervorging, bis 1943 bestehen.[59] Anzunehmen ist, daß dieses Verhältnis der RH zur DAF darüber hinaus bis März 1945 Bestand hatte, da in diesem Zeitraum weder von Seiten der DAF noch von Seiten der Organisation für Hebammen ein Handlungsbedarf erwuchs.

Eine weitere Einbindung der Hebammen in parteiliche Strukturen wurde 1943 im Verbandsorgan mitgeteilt. Die Hebammenschaft unterstand innerhalb des Gesundheitswesens der NSDAP deren Hauptamt für Volksgesundheit, das 1934 gegründet und der Reichsleitung der NSDAP in München angehörte.[60] Das

---

[55] Vgl. Conti, Betrifft Eingliederung Deutsche Arbeitsfront, in: ZdRDH (1935), S. 184; Anonym, Sitzungsbericht, in: ZdRDH (1935), S. 665; Bekanntgabe, in: ZdRDH (1935), S. 728.

[56] Bekanntgabe, in: ZdRDH (1935), S. 728.

[57] Zu Gerhard Wagner siehe Anhang I und Labisch/ Tennstedt, S. 509.

[58] Bekanntgabe, in: ZdRDH (1935), S. 728.

[59] Conti, Hebammenwesen, in: Die Ärztin (1937), S. 301; dies., Keine Veränderung in der Organisation, in: DDH (1943), S. 115. Die konkrete Bedeutung des korporativen Anschlusses lag für die einzelnen Hebammen darin, daß sie kein Einzelmitglied der DAF werden mußten. Sie erhielten als Gruppenmitglieder allerdings nur Teilleistungen der DAF, nämlich die Leistungen der KdF. Sozialleistungen standen ihnen nur bei zusätzlicher freiwilliger Einzelmitgliedschaft zu. Die Mitgliedsbeiträge für die Gruppenmitgliedschaft der Hebammen in der DAF betrugen ab 1.4.1937 monatlich 0,25 RM. Dieser Betrag setzte sich zusammen aus 0,20 RM für „Kraft durch Freude“ und 0,05 RM für Verwaltungskosten. Die Fachschaft zog den Beitrag vierteljährlich für die DAF ein. Vgl. Conti, Achtung! Sehr wichtig! Beiträge zur DAF, in: ZdRDH (1937), S. 138.

[60] Conti, Keine Veränderung, in: DDH (1943), S. 115.

Hauptamt für Volksgesundheit hatte die Aufgaben, die Tätigkeiten der Parteiorganisationen im Bereich Gesundheitspolitik zusammenzufassen[61] und die weltanschauliche Schulung der Hebammen in der Aus-, Fort- und Weiterbildung zu gewährleisten.[62] Außerdem bestand ein korporativer Anschluß der RDH an das Deutsche Frauenwerk.[63]

Die Berufsorganisation war in mehrfacher Hinsicht an Staat und Partei gebunden worden. Hiermit wurde ihre Kontrolle durch das RMdI und von parteiamtlicher Seite durch die DAF legal ermöglicht. Für die Berufsorganisation bedeutete diese Einbindung umgekehrt, direkte verantwortliche Ansprechpartner für ihre Belange zu haben. Umgekehrt betrachtet wurde die RDH selbst auf diesem Wege zur offiziell anerkannten Ansprechpartnerin bezüglich ihrer Berufsbelange und erhielt durch die Anbindung an das RMdI eine relativ hohe Anerkennung. Einschränkend muß hinzugefügt werden, daß die Berufsorganisation faktisch weder ein Entscheidungsrecht, noch ein Mitbestimmungsrecht oder ein Vetorecht erhielt. Es ist jedoch davon auszugehen, daß sie durch diese Anbindung und die entstehenden Kontakte zu Entscheidungsträgern bezüglich des Hebammenwesens versuchte, Einfluß auf Entwicklung ihres Berufes zu nehmen.

---

[61] Labisch/ Tennstedt, in: Frei 1991, S. 35-66.

[62] Vgl. Conti, Die Organisation der Reichshebammenschaft, in: DDH (1940), S. 189; dies., Keine Veränderungen, in: DDH (1943) S. 115; dies., Rückblick und Ausblick, in: DDH (1945), S. 1-6.

[63] Vgl. Conti, Ausblick 1945, in: DDH (1945), S. 2.

4.3 Die personelle Besetzung der RDH

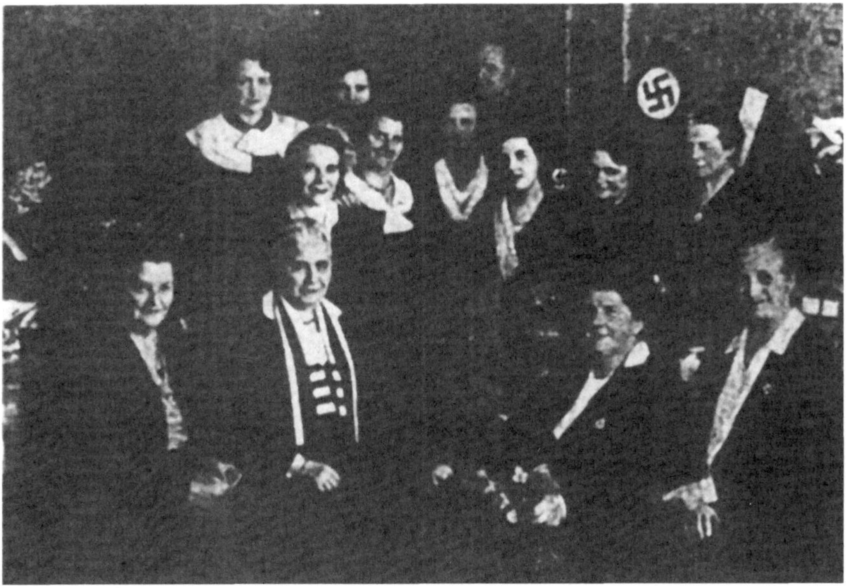

Die Feier des 30jähr. Berufsjubiläums für Frau Nanna Conti, Berlin, über die im NS.-Gesundheitsdienst berichtet wird. Untere Reihe von links nach rechts: Frau Kotzer, Frau Rauschenbach, Frau Conti, Frau Schulz. Zweite Reihe: die zweite Frau Zahrt, die vierte Frau Scherres, die fünfte Frau Schlorke. In der obersten Reihe Herr Fleck.

Ehrung für Nanna Conti im März 1934[1]
Elisabeth Schulz, Nanna Conti, Emma Rauschenbach
(unterste Reihe von rechts nach links)

[1] Ehrung Nanna Contis anläßlich des 30jährigen Berufsjubiläums, in: ZdRDH (1934), S. 147.

4.3.1 Nanna Conti - Leiterin von 1933 bis 1945

> „Wie oft hatte ich in Sitzungen und bei den großen Hebammentagungen Gelegenheit, ihre gründliche Sachkenntnis, ihr diplomatisches Geschick im Umgang mit Behörden zu bewundern und ihr mutiges Auftreten gegenüber den Hebammenlehrern, ihre mitreißende Beredsamkeit, die zweifelnde und unschlüssige Kolleginnen zu überzeugen wußte! Ihr klarer Geist, immer das Wesentliche in den Vordergrund rückend, beherrschte die Diskussion bei den Tagungen und bestimmte das Tempo ihres Ablaufs. Im Bewußtsein ihrer Verantwortung für die gesamte deutsche Hebammenschaft (sic) scheute diese vielbeschäftigte Frau keine Mühe auch die Tagungen der Länderorganisationen zu besuchen und gab ihnen „den Glanz und den Schimmer". [...] Die Anerkennung und Hebung unseres Standes war ihr eine Herzensangelegenheit [...]. Unverdrossen und zäh kämpfte sie für ihren Entwurf des Reichs-Hebammengesetz [...] und erlebte nach Überwindung beträchtlicher Schwierigkeiten so recht als Krönung ihres Lebenswerkes, den Erlaß des Gesetzes im Dezember 1938."[2]

Dieses Bild einer charismatischen, klugen, sehr engagierten und aktiven Frau beschrieb Käthe Hartmann, eine von Contis engen Mitarbeiterinnen, 1952 in einem Nachruf in der DHZ. Völlig unreflektiert blieb dabei die politische Haltung der RDH-Leiterin. Im folgenden zeichne ich den Weg Nanna Contis zur Spitze der Einheitsorganisation nach und versuche zu rekonstruieren, wie sie diesen Posten ausfüllte.

Nanna Pauli[3] wurde am 24.4.1881 in Uelzen geboren. Sie entstammte einer Familie des Bildungsbürgertums. Ihr Vater, Carl Pauli, war als Alt-Historiker im Schuldienst und in der Forschung tätig.[4] Über ihre Mutter liegen keine Angaben vor. Nanna Pauli wuchs in Leipzig und Lungano auf. Aus ihrer 1898 geschlossenen Ehe mit dem italienischen Postdirektor (?) Silvio Conti gingen drei Kinder hervor, von denen eines der spätere Reichsgesundheitsführer, Leonardo Conti, war.[5] 1902 wurde die Ehe geschieden. Im selben Jahr ließ Nanna Conti sich in

[2] Hartmann 1952, in: DHZ (1952), S. 26. Hervorhebung im Original.

[3] Biographische Angaben vgl. Anhang I.

[4] Prof. Dr. Carl Pauli war Althistoriker, der u.a. von verschiedenen Universitäten und dem italienischen Kulturministerium mit der Ausgrabung und Sammlung etruskischer Inschriften beauftragt wurde. Vgl. Anonym, Conti sechzig Jahre, in: DDH (1941), S. 103.

[5] Vgl. Labisch/ Tennstedt, 1985, S. 393. In einer Laudatio anläßlich Leonardo Contis Ernennung zum Reichsgesundheitsführer 1939 wurde die väterliche Familie als „angesehene Schweizer Beamtenfamilie" und die mütterliche als norddeutsche Bürgerfamilie bezeichnet. Vgl. Anonym, Dr. L. Conti, Reichsgesundheitsführer, in: DDH (1939), S. 211.

Magdeburg zur Hebamme ausbilden. Anschließend eröffnete sie in Berlin eine Hebammenpraxis. Mit ihrer freiberuflichen Tätigkeit schuf die alleinerziehende Mutter die Existenzgrundlage der Familie und ermöglichte zwei Kindern - den Söhnen - eine akademische Ausbildung.

Nanna Conti war überzeugte Nationalsozialistin und Antisemitin.[6] Ihr wurde verschiedentlich ein starkes politisches Interesse am rechten Rand der Parteienlandschaft bescheinigt. Einer Laudatio zufolge trat sie 1918 der Deutschnationalen Partei bei und wechselte 1924 zur Völkischen Freiheitspartei.[7] Unklar bleibt, ob sie bereits vor den Septemberwahlen 1928 in die NSDAP eingetreten ist oder erst 1930, wie ihr Parteibuch auswies.[8] Anläßlich Contis sechzigsten Geburtstages schrieb die DDH:

> „Frau Conti war stets leidenschaftlich politisch interessiert, gehörte von der Gründung an der deutschnationalen Partei an, trat dann wegen unzuverlässiger Haltung dieser Partei der völkischen Freiheitspartei und späterhin, tatsächlich 1928, dem Parteibuch nach 1930, vor den Septemberwahlen, der Nationalsozialistischen Deutschen Arbeiterpartei bei."[9]

Unabhängig davon, wann ihr Parteieintritt erfolgte, bestätigte die ZdRDH 1935, daß Nanna Conti eine „bewährte nationalsozialistische Kämpferin" war. Auch Benno Ottow bescheinigte ihr 1936 eine "unbeirrbare nationalsozialistische Lebensauffassung".[10] Anläßlich Contis 60. Geburtstages wurde sie außerdem als Frau beschrieben, „die seit Jahrzehnten [...] besonders durch die Kenntnis der Judenfrage völkisch gesinnt" war.[11]

---

[6] Vgl. Hartmann, Lehrgang in der Führerschule Alt-Rhese, in: ZdRDH (1935), S. 594ff; Ottow, Nachklänge zum VII. Internationalen Hebammenkongreß 1936, in: ZdRDH (1936), S. 300; Anonym, Die Leiterin, in: Die Gesundheitsführung (1941),S. 188. Vgl. ihre antisemitischen Äußerungen auf der Haupttagung des Hessischen Hebammenverbandes 1933, in: ZdRDH (1933), S. 311.

[7] Anonym, Conti sechzig Jahre, in: DDH (1941), S. 104; Anonym, 40 Jahre Hebamme, in: DDH (1944), S. 51. Bei ersterer handelte es sich vermutlich um die Deutschnationale Volkspartei (DNVP), einer 1918 als Sammelbecken verschiedener rechter Gruppierungen gegründeten national-konservativen Partei. Vgl. Meyers großes Taschenlexikon, Bd. 5, 1983, S. 213.

[8] Anonym, Conti sechzig Jahre, in: DDH (1941), S. 104.

[9] Ebd. Damit wird deutlich, daß Conti nicht zu den sog. „Märzgefallenen" gehörte, die es im März 1933 für opportun hielten, rasch in die Tonangebende Partei einzutreten. Sie war von ihrer politischen Meinung überzeugt.

[10] Vgl. Hartmann, Bericht über den Lehrgang in der Führerschule Alt-Rhese, in: ZdRDH (1935), S. 594-597, S. 596; Ottow, Nachklänge zum VII. Internationalen Hebammenkongreß, in: ZdRDH (1936), S. 299 f, S. 300; Anonym, Die Leiterin, in: Gesundheitsführung (1941), S. 188.

[11] Ebd.

Contis berufspolitisch aktive Zeit begann 1928, als sie den Posten der Schriftführerin im Neupreußischen Hebammenverband annahm.[12]

Von Juni 1933 bis März 1945 war Nanna Conti Leiterin des NS-Einheitsstandesorganisation für Hebammen, d.h. Geschäftsführerin und rechtliche Vertreterin sowie Mitherausgeberin des Verbandsorganes.[13] Als Mitherausgeberin der ZdRDH/ DDH war Conti sehr aktiv und prägte die Zeitschrift entscheidend.[14] Neben den Nachrichten und Bekanntgaben der Reichsfachschaft bzw. Reichshebammenschaft und den Neujahrsgrüßen veröffentlichte sie zu geburtshilflichen Diskussionen und äußerte sich in ihrer Funktion als Leiterin zu ausgewählten staatspolitischen Ereignissen.[15]

Außerdem führte sie in Personalunion die Landesfachschaft Preußens von Juni 1933 bis zu deren Auflösung am 31.12.1940.[16] Von 1936 bis 1938 war sie Vorsitzende der Internationalen Hebammenvereinigung.[17] Nanna Conti formte den

---

[12] Ebd. Andeutungen der RHZ zufolge war Conti 1928 an der Spaltung des „Preußischen Hebammenverbandes" in BDH und „Neupreußischen Hebammenverband" beteiligt.

[13] Wistrich gibt an, daß Nanna Conti 'Reich Leader of Midwives' wurde. Im Reichshebammengesetz von 1938 und der Satzung von 1939 wurde jedoch die Bezeichnung 'Leiterin der Reichshebammenschaft' verwandt. Nanna Conti selbst benutzte den Titel Reichsführerin der Hebammen oder Reichshebammenführerin nicht. In der Hebammenzeitung und in der NS-Ärzte-Zeitschrift, „Die Gesundheitsführung - Ziel und Weg", wurde sie auch als Leiterin bezeichnet. Vgl. Wistrich 1982, S. 39; § 20 RHebGes, in: Zimdars/ Sauer 1940, S. 20 + S.123f; Anonym, Die Leiterin, in: Die Gesundheitsführung – Ziel und Weg (1941), S. 188.

[14] „Mit ganz besonderer Liebe und Hingabe hat sich Frau Conti der Gestaltung unseres Fachblattes hingegeben. In ebenfalls rastloser Arbeit [..] hat sie es verstanden, der Zeitschrift „Die Deutsche Hebamme" ein ganz besonderes Gepräge zu geben, das unser Fachblatt über den Durchschnitt der Fach- und Standesblätter weit hinaushebt. Kein Heft der Zeitschrift erscheint, an dessen Inhalt sie nicht maßgeblich beteiligt ist." Anonym, Conti sechzig Jahre alt, in: DDH (1941), S. 104. Ein Vergleich mit der „Zeitschrift der Reichsfachschaft Deutscher Schwestern" der Vorkriegsjahre bestätigt diese Behauptung. Die ZdRDH erschien doppelt so häufig mit z.T. doppeltem Heftumfang wie z.B. die Schwesternzeitschrift. Diese erschien monatlich mit einem Seitenumfang von durchschnittlich 25 Seiten. Vgl. Zeitschrift der Reichsfachschaft Deutscher Schwestern, Jg. 2 (1934), H. 1-12. Vgl. Kapitel 5.1 „Zeitschriftenprofil".

[15] Vgl. Kapitel 5.2.2 „Themenstränge". Ihre allgemeinpolitischen Äußerungen galten z.B. den jährlichen Nürnberger Parteitagen sowie den okkupierten Gebieten. Vgl. N. C., Nürnberg 1934, in: ZdRDH (1934), S. 427 f; dies., Nürnberg 1938, in: ZdRDH, S. 427-434; Reichsfachschaft Deutscher Hebammen, Deutsch ist die Saar, in: ZdRDH (1935), S. 85; Conti, Liebe deutsch-österreichische Berufsschwestern! In: ZdRDH (1938), S. 149; dies., Den Berufsschwestern in Sudeten-Deutschland zum Gruß, in: ZdRDH (1938), S. 449.

[16] Nach der Auflösung zum 1.1.1941 wurde die Landesfachschaft Preußen unmittelbar der RH-Reichsleitung unterstellt. Vgl. Conti, Anordnung Nr. 9, in: DDH (1940), S. 241. Zur Herausgeberschaft des Verbandsorganes vgl. Kapitel 5.1 „Zeitschriftenprofil".

[17] Conti, Hebammenwesen, in: Die Ärztin (1937), S. 301.

Verband und bestimmte die Arbeitsschwerpunkte der Standesorganisation maßgeblich. Die Ziele der RDH wurden durch Contis politische Einstellung und durch ihre Vorstellungen über den Hebammenberuf beeinflußt.[18] Ihre Vorstellungen über das Berufsprofil hatten eine unpolitische Seite, wonach die Hebamme eine hochqualifizierte und professionell arbeitende Frau sein sollte. Dazu kamen politische Elemente: sie sollte ideologisch auf den NS-Staat ausgerichtet sein. Unter diesen beiden Aspekten sind Contis Bestrebungen zu verstehen, den Tätigkeitsbereich der Hebamme um Mütterberatung, Fürsorgeaufgaben und bevölkerungspolitische, rassistische Inhalte zu erweitern. Wesentlich beinhaltete ihre Vorstellung von „zeitgemäßen Hebammen", daß diese überzeugte Nationalsozialistinnen und Propagandistinnen ihrer politischen Haltung sein sollten. Sie äußerte sich folgendermaßen:

> „Durchglüht von dem Wunsche, das Beste für ihr Volk zu tun, wird eine rechte Hebamme als Künderin und Vertreterin der Anschauung des Dritten Reiches ihre Tätigkeit ausüben im Dienste der Zukunft unseres Volkes."[19]

Auf der Hauptagung 1934 vertrat Conti sogar die Auffassung, „daß man, um wirklich als Hebamme arbeiten zu können, zunächst überzeugte Nationalsozialistin sein muß."[20]

In ihrer 12jährigen Tätigkeit verfolgte Conti ihre Ziele auf verschiedenen Wegen: 1933 baute sie die RDH auf und war parallel dazu an der Abwicklung von BDH und VDH beteiligt.[21] Sie unternahm besonders in den Anfangsjahren, nach der erfolgten Gleichschaltung der Dachverbände, Reisen zu den einzelnen Landes- und Provinzialverbänden. Mit ihrem persönlichen Erscheinen verfolgte sie das Ziel, den neuen Einheitsverband vorzustellen. Gleichzeitig dienten diese Reisen dem Zweck, ihre Position als Leiterin des neuen Verbandes zu festigen. Sie legte in Vorträgen die Rolle und Funktion der „Hebamme im neuen Staat" dar und gab allgemeine Informationen zum „neuen Staat".[22] Es handelte sich um

---

[18] Vgl. Kapitel 4.4 „Aufgaben und Ziele" sowie Conti, Zum neuen Jahr, in: ZdRDH (1934), S. 1 f; E. Sch., Hauptversammlung, in: ZdRDH (1934), S. 110 + S. 112; Conti, Hebamme und Volksgesundheit, in: Conti/ Schulz/ Krosse, o.J. (1934?), S. 3-6. Vgl. Kapitel 5.3 „Themenschwerpunkte".

[19] Conti, Was kann die Hebamme tun, in: ZdRDH (1935), S. 36.

[20] E. Sch., Hauptversammlung, in: ZdRDH (1934), S. 111.

[21] Vgl. Kapitel 4.1.2 „Gleichschaltung der Interessenverbände der Hebammen".

[22] Sie war z.B. am 4.9.1933 auf der Haupttagung des hessischen Hebammenverbandes in Darmstadt, am 6.10. auf der Tagung des Provinzialverbandes Schleswig-Holsteins in Kiel (Thema: „Wege und Ziele des NS"), am 16.10. auf der Provinztagung Oberschlesiens (Thema: „Gleichschaltung sowie Nationalsozialismus und Hebammenwesen"), am 3.12. auf der Provinzial-Hebammentagung in Dortmund, am 12.12. auf der Provinzial-Tagung Pommerns

Propagandareisen, die sowohl die politische Stoßrichtung der neuen Organisation manifestieren als auch die Mitglieder auf Parteilinie bringen sollten. Nach der Konsolidierung der RDH und Anerkennung Contis als Leiterin, besuchte diese die jährlich stattfindenden Haupttagungen der Landesfachschaften und der preußischen Provinzialverbände. Propagandareisen unternahm die Leiterin erneut nach der Okkupation Österreichs 1938, um die dortigen Hebammenverbände gleichzuschalten und in die Reichshebammenschaft einzugliedern.

> „Nach zweimonatiger Arbeit war es soweit, daß Frau Conti die 9 Gremien der Ostmark besuchen konnte, um sie aufzulösen und in die Reichsfachschaft Deutscher Hebammen eingliedern zu können."[23]

Die Reise mit ihrer Beauftragten für Österreich, Charlotte Kehle,

> „hatte den Zweck [...], Geist und Seele unserer dortigen Berufsschwestern für alle großen Aufgaben des Dritten Reichs zu öffnen."[24]

Ab 1933 nahm Nanna Conti Repräsentationsaufgaben für die Standesorganisation wahr und betrieb eine vielseitige Öffentlichkeitsarbeit im In- und Ausland, um das gesellschaftliche Ansehen der Hebammen zu verbessern und um Position und Kompetenz der Hebammen gegenüber den ärztlichen Geburtshelfern deutlich abzugrenzen.[25] Daneben hielt sie Auslandskontakte für wichtig, um ausländischen Berufskolleginnen und Geburtshelfern ein positives Deutschlandbild zu vermitteln.[26] Beispielsweise nutzte sie die Teilnahme am belgischen Hebammen-Kongreß 1935 zur Propaganda für das NS-Deutschland:

(Thema: „Stellung der Hebamme im NS-Staat und Gleichschaltung"). Vgl. Berichte der Vereine in: ZdRDH (1933), H. 7- 11.

23 Kehle, Die Berufsschwestern der Ostmark werden der Reichsfachschaft angegliedert, (Eindrücke unserer Ostmarkfahrt vom 21.-29.9.1938), in: ZdRDH (1938), S. 466.

24 Ebd.

25 Conti nahm z.B. an dem internationalen Hebammenkongreß 1934 in London und 1938 in Paris teil. Sie richtete 1936 mit der RDH den internationalen Kongreß in Berlin aus. Sie pflegte Kontakte zu Hebammenverbänden verschiedener Länder, z. B. Italien, Belgien, Lettland. Sie nahm an einer Kinderschutzkonferenz, dem Kongreß der Bevölkerungswissenschaften und dem ausländischen Geburtshelferkongreß teil. Vgl. N.C., Von der internationalen Zusammenarbeit, in: ZdRDH (1936), S. 530 f; Conti, Als Gast der belgischen Hebammen, in: ZdRDH (1935), S. 538ff; dies., Als Gast des lettischen Hebammenverbandes in Riga, in: ZdRDH (1935), S. 541 f; dies., Internationaler Kongreß für Bevölkerungswissenschaften, in: ZdRDH (1935), S. 588ff; dies., Bericht über den 2. Balkan-Kinderschutz-Kongreß, in: ZdRDH (1938), S. 479ff; dies., Ergebnisse auf dem Mailänder Geburtshelferkongreß, in: ZdRDH (1938), S. 549ff.

26 „Sie (Nanna Conti, KT) berichtete von der Auslandsarbeit der RF und deren Bedeutung. Durch die ständige Fühlungnahme mit ausländischen Hebammen wurde viel Mißtrauen gegenüber dem Dritten Reich und viele Vorurteile aus dem Weg geräumt, nicht zuletzt deshalb, weil das Ausland erkennen mußte, das Deutschland auch auf diesem Gebiet (Hebammenwesen, KT) vorbildlich ist." Anonym, Haupttagung der Landesfachschaft, in: ZdRDH (1938), S. 566.

> „Außerdem war es möglich, auf viele Fragen Antworten zu geben und der Wahrheit über unser Vaterland im Ausland, die vielfach nicht durchdringen kann, weil die Presse in jüdischen Händen ist, im Ausland Gehör zu verschaffen."[27]

Sie hielt Vorträge vor Hebammen und Angehörigen angrenzender Berufsgruppen[28] und veröffentlichte Aufsätze zu aktuellen geburtshilflichen und rechtlichen Fragen des Hebammenwesens in verschiedenen Fachzeitschriften des Gesundheitswesens.[29] Hervorzuheben ist ihr Einsatz für den Erhalt des Hebammenberufes und für die Hausgeburtshilfe.[30] Ihr Engagement galt außerdem der Einrichtung sogenannter Muttermilch-Sammelstellen im gesamten Reichsgebiet, besonders in Berlin.[31] Auf Contis Initiative hin wurde 1941 ein Haus für die Geschäftsstelle der Reichshebammenschaft gekauft.[32]

---

[27] Conti, Gast der belgischen Hebammen, in: ZdRDH (1935), S. 540.

[28] Es handelte sich um Vorträge für Ärzte, NS-Schwestern, anläßlich von Jubiläen und auf Versammlungen der Vereinigung zur Förderung des Hebammenwesens. Nanna Conti hielt beispielsweise in Hamburg einen Vortrag vor Ärzten mit dem Titel: „Die Aufgaben der Hebammen im Dritten Reich". Außerdem hielt sie am 28.11.1935 einen Vortrag über das Hebammenwesen in Deutschland vor einem Schulungskurs der NS-Schwestern in Berlin unter besonderer Berücksichtigung der Zusammenarbeit von Hebammen und NS-Schwestern. Ihre Rede anläßlich der 100 Jahrfeier der Landesfrauenklinik Paderborn am 13. und 14. 1.1934 ist ein weiteres Beispiel. Vgl. Einladung zur ordentlichen Mitgliederversammlung der Vereinigung zur Förderung des Hebammenwesens am 10.10.1933, in Sammlung Rott, Kasten 219; E. Sch., Versammlung der Vereinigung zur Förderung des deutschen Hebammenwesens, in: ZdRDH, (1933), S. 341 f; Conti, Vorbereitung der Hebammen für die praktische Tätigkeit, in: ZdRDH (1933), S. 348ff. Die Zusammenfassung eines Vortrages von Conti bei: Neumann, Die deutsche Hebamme im Dritten Reich, in: ZdRDH (1936), S. 528; Conti, Zusammenarbeit NS-Schwestern und Hebammen, in: ZdRDH (1935), S. 756; N.C., Hundertjahrfeier der Landes-Frauenklinik Paderborn, in: ZdRDH (1934), S. 50.

[29] Es handelte sich um die Zeitschriften „NS-Volkswohlfahrt", „NS-Frauenwarte", „Blätter des Roten Kreuzes", „Der Öffentliche Gesundheitsdienst" und Ärztezeitschriften („Die Gesundheitsführung - Ziel und Weg"/ „Die Ärztin"). Vgl. Conti, Ist das Ansehen des Hebammenstandes seit der Übernahme der Macht im deutschen Staate durch den Nationalsozialismus gewachsen? In: ZdRDH (1934), S. 392, dies., Hebammenwesen, in: Die Ärztin (1937), S. 294ff.

[30] Vgl. Kapitel 5.3.4 „Debatte um den Geburtsort (Hausgeburt versus Anstaltsgeburt)". Zu diesem Thema veröffentlichte sie neben einer Vielzahl von Aufsätzen auch ein Buch. Vgl. Conti, Das ABC der Hausgeburtshilfe, Stuttgart 1943.

[31] Stillende Frauen konnten überschüssige Muttermilch an diese Sammelstellen verkaufen. Mit der Muttermilch wurden frühgeborene Säuglinge in Kinderkrankenhäusern ernährt. Vgl. Kayser, Hebamme und Frauenmilchsammelstelle, in: DDH (1940), S. 116 f; Hartmann, Nachruf, in: DHZ (1952), S. 26; Deetjen, Dr. med. Maria-Elise Kayser, Begründerin des Gedankens der Frauenmilch-Sammelstelle, in: DHZ (1952), S. 28.

[32] Vgl. Hartmann 1952, in: DHZ (1952), S. 26; Haag/ Conti, Leiterinnen im neuen Heim der Reichshebammenschaft, in: DDH (1940), S. 160 f. Das Haus befand sich in Berlin Südende,

Contis Tätigkeit in verschiedenen Vereinen und Ausschüssen diente immer auch der Präsenz von Hebammen in Bereichen, die in unmittelbarem Zusammenhang mit ihrem Beruf standen. Es handelte sich beispielsweise um die *Vereinigung zur Förderung des Hebammenwesens*, der *Reichsarbeitsgemeinschaft Mutter und Kind*, der Arbeitsgemeinschaften für Krebsbekämpfung sowie der Arbeitsgemeinschaft zur Bekämpfung der Geschlechtskrankheiten.[33] Als Mitarbeiterin der *Berufsgenossenschaft für Gesundheits- und Wohlfahrtspflege* hatte sie sich um die Entwicklung von Gesundheitsstatistiken bezüglich der Mütter- und Säuglingssterblichkeit „sehr verdient gemacht“[34] und sich für die Belange der Hebammen eingesetzt.[35] In der *Reichsversicherungsanstalt für Angestellte* war sie ebenfalls für die Belange von Hebammen zuständig.[36] Außerdem wurde Conti als Mitarbeiterin in den erweiterten Stab der Reichsfrauenführung (1937), in den Sachverständigenbeirat für Volksgesundheit (1939) und den Vollkornbrotausschuß (1941) berufen.[37]

Auf Initiative und Engagement der RDH-Leiterin wurden verschiedene Weiterbildungseinrichtungen für Hebammen geschaffen: Mit der von ihr erlassenen Vorschrift, während einzelner Gruppentreffen regelmäßige Referate halten zu lassen, wurden die Versammlungen der Hebammenfachschaften um Schulungen erweitert. Der inhaltliche Schwerpunkt lag dabei auf weltanschaulichen und parteipolitischen Fragen sowie auf Fragen des Gesundheitswesens, der Bevölkerungspolitik, der Allgemeinbildung und der fachlichen

---

Steglitzer Str. 26. Dem Hauptamt für Volkswohlfahrt der NSDAP wurde „ein großer Dank für die Beihilfe zu diesem Hauskauf ausgesprochen“. Möglicherweise handelte es sich um ein Haus enteigneter und/oder deportierter Juden, das über den Staat ‘günstig’ verkauft wurde.

[33] Mit der Satzung der RH von 1939 wurden Hebammen zur Mitarbeit bei der Bekämpfung von Volkskrankheiten wie Krebs, Tuberkulose und Geschlechtskrankheiten verpflichtet. Vgl. § 3 der Satzung von 1939 abgedruckt in: Zimdars/ Sauer 1940, S. 244; Anonym, Internationaler Hebammenkongreß in Paris, in: ZdRDH (1938), S. 225.

[34] R. B., Leiterin 60 Jahre alt, in: Gesundheitsführung (1941), S. 188; Hartmann, Nachruf, in: DHZ (1952), S. 26.

[35] Vgl. Hartmann, Nachruf, in: DHZ (1952), S. 26.

[36] Conti war, vermutlich neben anderen, für die Gewährung von Renten und Heilverfahren zuständig. Vgl. ebd.

[37] Gertrud Scholtz-Klink berief Nanna Conti am 12.5.1937 in ihren erweiterten Stab. Aus der Quelle läßt sich nicht schließen, wie lange Conti darin blieb. 1939 wurde Nanna Conti durch die Reichsleitung der NSDAP neben dem Reichsapothekerführer Schmierer und dem Reichszahnärzteführer Dr. Stuck und Ludwig Conrad aus der Fachgruppe Pharmazeutische Industrie zum Mitglied des Beirates für Volksgesundheit ernannt. Vgl. Anonym, Frau Conti in den erweiterten Stab der Reichsfrauenführung berufen, in: ZdRDH (1937), S. 254; Anonym, Frau Conti in den Sachverständigenbeirat Volksgesundheit berufen, in: DDH (1939), S. 350; Anonym, Berufung in den Reichsvollkornbrotausschuß, in: DDH (1941), S. 83.

Weiterbildung.[38] Des weiteren wurden zwischen 1935 und 1941 von ihr initiierte Lehrgänge für Hebammen in der Ärzteführerschule Alt-Rhese abgehalten und 1941 die Hebammenoberschule in Berlin-Neukölln eingerichtet. Dort sollte eine Hebammenelite ausgebildet werden.[39] Die Weiterbildung in der Hebammenoberschule sollte Hebammen für Führungsaufgaben schulen.[40] Es sollten „Leiterinnen auf dem Gesamtgebiete der Berufsbelange der Hebammentätigkeit herangebildet"[41] werden. Erklärte Absicht war es,

> „allmählich eine Kerntruppe innerhalb der Reichshebammenschaft zu sammeln. Diese Hebammen werden in besonderer Weise befähigt sein, sowohl in der freien Praxis, durch tätige Mithilfe innerhalb der Organisation der Reichshebammenschaft, oder durch zusätzliche Tätigkeit in der Fürsorge, als auch in Hebammenschulen und geburtshilflichen Kliniken ihre erworbenen Kenntnisse zu verwerten."[42]

Ende 1941 präzisierte die Leiterin Margarete Lungershausen[43] die Aufgabe der

---

[38] Die RDH-Leiterin gab bekannt, daß im Jahr 1934 6.000 - 7.000 Schulungen abgehalten wurden. Vgl. Schulz, Danzig 1935, in: ZdRDH (1935), S. 528 f; R. B., Leiterin 60 Jahre alt, in: Gesundheitsführung (1941), S. 188.

[39] Innerhalb der Lehrgänge in Alt-Rhese hielt Nanna Conti Vorträge zu weltanschaulichen, standespolitischen sowie berufsbezogenen rechtlichen und theoretischen Themen. Vgl. Hartmann, K., Bericht über den Lehrgang in der Führerschule zu Alt-Rhese, in: ZdRDH (1935), S. 594-597; Anonym, Zwei Lehrgänge in Alt-Rhese, in: DDH (1941), S. 259. Im Rahmen des ersten Lehrganges der Hebammenoberschule 1941 hielt Conti Vorlesungen zu den Themen: Statistisches über Geburten/ Fehlgeburten, Aufbau und Ziele der Hebammenorganisation, Hebammenwesen in Europa, Gegenwart des Hebammenwesens in Deutschland sowie Hebamme und Sozialversicherung. Vgl. Conti/ Lungershausen, in: DDH, (1940), S. 241 f, S. 242; Anonym, Erfreuliches Echo, in: DDH (1941), S. 51 f.

[40] Ein Lehrgang dauerte sechs Monate und war kostenfrei. Grundsätzlich stand er Hebammen, die sich weltanschaulich, berufskundlich und praktisch fortbilden wollten, offen. Die Auswahl der Teilnehmerinnen wurde durch die Reichshebammenschaft in Zusammenarbeit mit der Leitung der brandenburgischen Landesfrauenklinik, vertreten durch Margarete Lungershausen, getroffen. Von der Reichshebammenschaft wurde der Lehrgang besonders für Unterrichtshebammen an Hebammenlehranstalten sowie Hebammen in leitenden Positionen an Krankenhäusern empfohlen. Die Finanzierung übernahm laut Hahmann die Reichshebammenschaft. Angaben Margarete Lungershausens zufolge, wurden einige Teilnehmerinnen von ihrer Anstellungsbehörde mit vollem Gehalt für den Lehrgang freigestellt, während andere unbezahlten Urlaub nahmen. Vgl. Conti/ Lungershausen, in: DDH (1940), S. 241 f; Lungershausen, 28 Hebammen! In: DDH (1941), S. 127; Hahmann 1988, S. 23; Vorlesungsverzeichnis für den ersten Lehrgang der Oberschule für Hebammen der Reichshebammenschaft vom 1.1.1941 bis 30.6.1941 sowie Vorlesungsverzeichnis für den dritten Lehrgang der Oberschule für Hebammen der Reichshebammenschaft vom 1.10.1942 bis 31.3.1943, in Sammlung Rott, Kasten 218.

[41] Ottow, Die Oberschule der Reichshebammenschaft, in: DDH (1941), S. 132.

[42] Lungershausen, 28 Hebammen, in: DDH (1941), S. 127.

[43] Margarete Lungershausen war von Nanna Conti als Leiterin der ab 1.1.1941 stattfindenden

Hebammenoberschule:

„Die Aufgabe der Oberschule muß es sein, innerhalb der Reichshebammenschaft eine Kerntruppe zu schaffen, die durch Auslese und besondere Schulung vorbereitet wird für die besonderen Aufgaben der Zukunft, sowohl für die Führung einzelner Ämter durch freipraktizierende Hebammen innerhalb der Reichshebammenschaft, als auch für die Übernahme von leitenden Stellen an den Hebammenschulen und sonstigen Entbindungsanstalten."[44]

Aus der ZdRDH ging nicht hervor, inwieweit Conti an der Schaffung eines RHebGes beteiligt war. Auf ihre Mitarbeit an dem Gesetzentwurf deutete lediglich die Danksagung einer Hebamme im Januar 1939 hin:

„Ich möchte mich zur Sprecherin der Hebammen [...] des geeinten deutschen Vaterlandes machen und unserer verehrten Leiterin Frau Conti Dank sagen für die jahrelange aufopfernde Arbeit um das Reichshebammengesetz, das nunmehr verabschiedet ist."[45]

In Ehrungen anläßlich des 60. Geburtstages und des 40jährigen Berufsjubiläums wurde Contis Einsatz für das Gesetz hervorgehoben. „Mit welcher Energie und Ausdauer hat sie z.B. um das Hebammengesetz gekämpft!"[46]
Es ist davon auszugehen, daß sie mit anderen zusammen an seiner Entstehung beteiligt war.

Während ihrer Amtszeit erhielt Nanna Conti zwei offizielle staatliche Auszeichnungen.[47]

Nanna Conti verließ Berlin gegen Kriegsende und ging nach Schleswig-Holstein. Am 30. Dezember 1951 starb sie und wurde in Bielefeld begraben.

Es bleibt zu klären, ob Conti für ihre Tätigkeit in der NS-Zeit zur Verantwortung gezogen wurde.

Kurse der Hebammenoberschule eingesetzt worden. Vgl. Conti/ Lungershausen, in: DDH (1940), S. 241.

[44] Lungershausen, Die Entwicklung der Gruppe „Anstaltshebammen" , in: DDH (1941), S. 270-272, S. 272.

[45] Schulz, Dank, in: ZdRDH (1939), S. 32.

[46] Anonym, Conti sechzig Jahre, in: DDH (1941), S. 104.

[47] Am 24.12.1939 wurde ihr das Ehrenzeichen für Volkspflege verliehen und im Februar 1941 das Volkspflegeabzeichen zweiter Klasse. Vgl. Anonym, Conti erhielt das Ehrenzeichen, in: DDH (1940), S. 10; Anonym, Verleihung des Volkspflegeabzeichens, in: DDH (1941), S. 40.

4.3.2 Emma Rauschenbach

Als ADHV-Vorsitzende von 1922 bis 1933 war Emma Rauschenbach die zentrale Figur der Verbandsarbeit der Hebammen. Sie blieb auch nach der Gleichschaltung in der Hebammenorganisation tätig. Sie behielt den Vorsitz der Landesfachschaft Sachsens bis November 1939 bei und war von Juni 1933 bis Dezember 1939 eine der SchriftleiterInnnen des neuen Verbandsorganes.[48] Anzunehmen ist, daß Emma Rauschenbach nach der Gleichschaltung zum Arbeitsstab der RDH-Leiterin gehörte, da sie gemeinsam mit Nanna Conti Reisen im In- und Ausland unternahm und Mitunterzeichnerin diverser Mitteilungen und Einladungen in der Hebammenzeitschrift war.[49] Offen bleibt, ob Rauschenbach bis 1938 die Stellvertreterin Contis war. Rauschenbach begleitete Conti 1933/34 auf ihren Propagandareisen. Ich nehme an, daß die ehemalige ADHV-Vorsitzende die neue Leiterin in den jeweiligen Verbänden vorstellte, sie einführte und mit den Gegebenheiten und Besonderheiten vertraut machte. Außerdem ist davon auszugehen, daß Nanna Conti von Emma Rauschenbach in die Grundzüge der Arbeit einer Dachorganisation eingeführt wurde. Aufgrund ihres Bekanntheitsgrades und ihres Einsatzes wirkte sie nicht nur vertrauensbildend für die RDH und deren Leiterin Nanna Conti, sondern trug auch zur Etablierung der Einheitsorganisation in Hebammenkreisen bei. Anzunehmen ist, daß Rauschenbach wesentlich zum positiven Ausgang für Hebammen in der Auseinandersetzung um das sog. Doppelverdienertum beitrug. Die von ihr mit Sachverstand geschriebenen Artikel sprechen ebenso dafür, wie die in Sachsen getroffene Entscheidung der Treuhänder für Arbeit.[50]

Emma Rauschenbachs politische Gesinnung tritt in verschiedenen Veröffentlichungen deutlich hervor. Sie begrüßte die Ergebnisse der Märzwahlen 1933 und bekannte sich zu den WählerInnen der NSDAP. Der „Schaffung eines nationalen Deutschlands unter der Führung Adolf Hitlers“[51] stand sie ausdrücklich positiv gegenüber. Als Leiterin der Landesfachschaft Sachsens legte sie 1934 ein klares und ausführliches „Treuegelöbnis“ zum NS-Staat ab:

---

[48] Vgl. Anonym, Frau Schade, in: DDH (1939), S. 442; Titelblätter der ZdRDH und DDH Juni 1933 - Januar 1940.

[49] Z.B. Rauschenbach, Jubiläumsfeier, in: ZdRDH (1937), S. 26; Einladung zur Haupttagung der Reichsfachschaft Deutscher Hebammen in Düsseldorf am 30./ 31.7.1937, in: Sammlung Rott, K. 218.

[50] Vgl. Kapitel 5.3.3 „Kampagne gegen das sog. Doppelverdienertum“.

[51] Vgl. E. R., An unsere Mitglieder, in: ADHZ (1933), S. 125; Hilbert, Jahresbericht des Bundes sächsischer Hebammenvereine, in: ZdRDH (1934), S. 514f; Anonym, Hauptversammlung des Bundes sächsischer Hebammenvereine, in: ZdRDH (1934), S. 546ff.

„Heute aber wiederholen wir hier unser Gelöbnis, im nationalsozialistischen Sinne weiterzustreben, unserem Wahlspruch treu zu bleiben, den wir uns schon mehr denn einem Jahrzehnt stellten und der gewiß schon damals den nationalsozialistischen Ideen nahestand oder gar mit ihnen übereinstimmte, und dieser Wahlspruch lautete: 'Im Dienste der Zukunft unseres Volkes', Heil Hitler."[52]

Aufgrund dieser Äußerungen kann Emma Rauschenbachs Haltung zum Nationalsozialismus als positiv beschrieben werden. Ob eine NSDAP-Mitgliedschaft bestand, bleibt jedoch offen.

Von November 1939 an war Rauschenbach nicht mehr in der Leitung der Landesfachschaft Sachsen tätig und ab dem 1.1.1940 wurde sie nicht mehr als Schriftleiterin der DDH geführt. Seit 1940 waren keinerlei Informationen mehr von oder über Emma Rauschenbach in der Verbandszeitschrift enthalten. Es scheint sich um ein unfreiwilliges Ausscheiden aus der Verbandsarbeit gehandelt zu haben. Für diese Annahme spricht auch, daß weder Abschiedsworte noch ein Nachruf veröffentlicht wurden, wie es sonst bei Tod oder Pensionierung einer Berufskollegin üblich war.[53] Welche Konflikte zum „stillen Ausscheiden" Rauschenbachs aus der Verbandsarbeit führten, ist noch zu untersuchen. Möglicherweise handelte es sich um Machtkämpfe zwischen der „alten" Vorsitzenden und der „neuen" Leiterin Nanna Conti oder Emma Rauschenbach besaß doch keinen rein arischen Stammbaum.

4.3.3 Elisabeth Schulz

Die Vorsitzende des *Neupreußischen Hebammenverbandes* wurde im Zuge der Gleichschaltung stellvertretende Leiterin der Landesfachschaft Preußens.[54] Elisabeth Schulz gehörte von 1933-1935 dem Arbeitsstab der RDH als Schriftführerin an.[55] Sie veröffentlichte sowohl mit Nanna Conti als auch mit Emma Rauschenbach.[56] Bis Ende 1935 war sie aktiv in der Verbandsarbeit und in der Schriftleitung der ZdRDH tätig. Im darauffolgenden Jahr starb sie. Nanna Conti bescheinigte der praktizierenden Katholikin in einem Nachruf, eine Kämpferin für das Hebammenwesen gewesen zu sein. Obwohl beide von verschiedenen Weltanschauungen ausgingen, sprach Nanna Conti sich anerkennend

[52] Hilbert, Jahresbericht LF Sachsen 1934, in: ZdRDH (1934), S. 514. Hervorhebung im Original.

[53] Z.B. Conti, Nachruf, in: ZdRDH (1936), S. 65.

[54] Vgl. die biographischen Angaben in Anhang I.

[55] Vgl. E. Sch., Hauptversammlung Neupreußen, in: ZdRDH (1934), S. 114.

[56] Conti/ Schulz/ Krosse o.J. (1934); Rauschenbach/ Schulz/ Hilbert o.J. (1934).

über Elisabeth Schulz' Leistungen in der Verbandsarbeit aus: „Das Andenken für die tapfere Kämpferin wird fortleben in den Reihen der deutschen Hebammen."[57] Es kann angenommen werden, daß sie mit ihrer Tätigkeit in der RDH zur Errichtung der Einheitsorganisation beitrug und aufgrund ihres Bekanntheitsgrades die Akzeptanz der NS-Organisation unter Hebammen förderte.

Die Nachfolgerin Emma Schulz' war die ansonsten unbekannt bleibende Emilie Krause aus Kiel. Diese wurde nach dem Tod Schulz' Schriftführerin und stellvertretende Reichsfachschaftswalterin, eine Position, die der Satzung von 1935 nach nicht vorgesehen war. Krause war Mitunterzeichnerin von Mitteilungen der Reichsfachschaft, hielt Vorträge auf Fortbildungsveranstaltungen für Hebammen und war Verfasserin von Haupttagungsberichten.[58]

4.3.4 Besetzung der Gruppen

Am 2. März 1934 wurde der Reichsfachschaft die Gruppe Anstaltshebammen mit 33 Mitgliedern angeschlossen. Nanna Conti bestimmte die Oberschwester Lisa Luyken, die in der Universitätsklinik in Berlin tätig war, zur Leiterin.[59] Sie war gleichzeitig Kassenverwalterin. Nach sechsjähriger Tätigkeit legte Luyken die Leitung aus gesundheitlichen Gründen nieder.[60] Ihre Nachfolgerin wurde im Mai 1940 Margarete Lungershausen, Oberin in der Brandenburgischen Landesfrauenklinik Berlin-Neukölln. Neue Kassenverwalterin wurde die Oberhebamme Luise Dölker in Stuttgart.[61] Die Untergruppe Ostmark leitete Frau Bolland in Wien. Die ansonsten in der Hebammenzeitung unbekannt bleibende Margarete Lungershausen war dem nationalsozialistischen Staat nachweislich positiv gesonnen. So bezieht sie sich beispielsweise 1941 positiv auf den Krieg: „Die gewaltigen Erfolge unseres geliebten Führers, die er Kraft seiner Wehrmacht erzielt hat, bleiben auch auf uns nicht ohne Rückwirkung."[62] Unter ihrer Leitung wurde in der Rubrik „Bekanntgaben der Reichsfachschaft" eine unregelmäßig

[57] Vgl. Conti, Nachruf, in: ZdRDH (1936), S. 65.

[58] Vgl. Anonym, Die Haupttagung der Reichsfachschaft Deutscher Hebammen 1936, in: ZdRDH (1936), S. 346-355, S. 355; Conti/ Rauschenbach/ Krause, Allen Berufsschwestern zum neuen Jahr! in: ZdRDH (1937), S. 1; dies., Bildung der Gruppe Hebammenschülerinnen, in: ZdRDH (1937), S. 24; Krause, Düsseldorf, in: ZdRDH (1937), S. 347-350. Vorträge in Alt-Rhese, 15.7-24.7.1937

[59] Vgl. E. Sch., Haupttagung in: ZdRDH (1934), S. 110; Lungershausen, Dank an Schwester Lisa Luyken, in: DDH (1940), S. 100.

[60] Lungershausen, Dank an Schwester Lisa Luyken, in: DDH (1940), S. 100.

[61] Lungershausen, Erfassung aller Anstaltshebammen, in: DDH (1940), S. 109 f.

[62] Lungershausen, Anstaltshebammen, in: DDH (1941), S. 272.

erscheinende Sparte „Gruppe Anstaltshebammen" eingerichtet. Margarete Lungershausen arbeitete an einer Kartei zur Erfassung der Anstaltshebammen, da diese bis dahin nur unzureichend in der RDH registriert waren.[63] Sie setzte sich für Sonderzusammenkünfte der Anstaltshebammen, besonders der Lehrhebammen, ein[64] und gehörte einem nicht näher benannten Ausschuß zur Prüfung der Hebammenlehranstalten an.[65]

Die seit 1937 bestehende „Gruppe Hebammenschülerinnen" über deren Leitung die ZdRDH keine weiteren Informationen gab, erhielt keine eigene Sparte in der ZdRDH.[66]

4.3.5 Besetzung der Gremien[67]

Es ist nur ausschnitthaft möglich, die Mitglieder der verschiedenen Gremien auf Reichsebene zu benennen, da es in der ZdRDH bezüglich der Besetzung der verschiedenen Leitungspositionen der Landesfachschaften kaum Transparenz gab.[68] Aus vereinzelten Auflistungen läßt sich auf die personelle Besetzung des Führerinnenrates von 1935 sowie die Besetzung des Arbeitsstabes 1938 und einen Teil des Beirates von 1940 schließen.

Da die Leiterinnen der Landesfachschaften Mitglieder des *Führerinnenrates* waren, sollen sie hier aufgeführt werden: 1935 waren es Frau Feist (Anhalt), Frau Brecht (Baden), Frau Hartmann (Bayern), Frau Boedecker (Bremen), Frau Köhnke (Braunschweig), Schwester Henatsch (Danzig), Frau Costard (Hamburg), Frau Willig (Hessen), Frau Langenberg (Lippe-Detmold), Elisabeth Schulz (Preußen), Frau Sellmann (Mecklenburg), Emma Rauschenbach (Sachsen), Frau

---

[63] Vgl. Haag/ Conti, Tagung im neuen Heim, in: DDH (1940), S. 161; Lungershausen, Erfassung aller Anstaltshebammen, in: DDH (1940), S. 109 f.
[64] Die erste Tagung der Gruppe Anstaltshebammen wurde vom 27.-28.6.1941 veranstaltet. Vgl. Hahmann 1988, S. 23.
[65] Vgl. Haag/ Conti, Tagung im Heim, in: DDH (1940), S. 161.
[66] Vgl. Conti/ Rauschenbach/ Krause, Gruppe Hebammenschülerinnen 1937, in: ZdRDH (1937), S. 24; Hahmann 1988, S. 22;
[67] Es werden die Leiterinnen und Mitglieder der Gremien benannt, um Anhaltspunkte für weitere Forschungen zu geben. Zu denken ist z.B. an Forschungen, die die einzelnen Landesverbände betreffen. Die Namen und Wohnorte beinhalten Hinweise über den Sitz der einzelnen Landesfachschaften und können Anregungen für eine verbandsinterne Aufarbeitung der NS-Vergangenheit innerhalb der bestehenden Landesverbände des *Bundes Deutscher Hebammen* geben.
[68] Es wurde kein Überblick veröffentlicht, welche wo Leiterin und damit Ansprechpartnerin für die Mitglieder war.

Saal (Thüringen) und Frau Geiger-Stengel (Württemberg).[69]

Der *Arbeitsstab* der RDH konnte für das Jahr 1938 aufgrund seiner Neubesetzung ermittelt werden. Unbekannt blieb, welche Frauen dem Arbeitsstab bis dahin angehört hatten. Es wurde folgende Besetzung vorgenommen: die erste Stellvertreterin der Reichsfachschaftsleiterin Nanna Conti und neue Kassiererin wurde Helene Schachne (Hannover), zweite Stellvertreterin war Melitta Saal (Sondershausen/ Thüringen) und dritte Stellvertreterin wurde Käthe Hartmann (Augsburg). Zur Schriftführerin wurde Lina Haag (Ulm) berufen. Die zweite Schriftführerin war Gertrud Hilbert (Leipzig). Zu den stellvertretenden Kassiererinnen wurden Susanne Saufaus und Erna Hoes bestimmt.[70] Im September 1939 wurde Melitta Saal vom RMdI zur stellvertretenden Leiterin ernannt.[71]

Die Einrichtung des „Arbeitsstabes" wurde mit der neuen Satzung von 1939 abgeschafft. Statt dessen sah die geänderte Satzung von 1939 vor, daß ein Beirat, der aus den Leiterinnen der Landes- und Provinzstellen bestand, an die Seite der RH-Spitze gestellt wurde. Für 1940 konnte ermittelt werden, daß folgende Frauen im Beirat tätig waren: Katharina Klöster (Hessen-Nassau, Reg.-Bezirk Wiesbaden), Lina Ludwig (Hessen-Nassau, Reg.-Bezirk Kassel), Thea Boedecker (Bremen), Anna Danko (kommissarische Leiterin, Braunschweig), Else Bucerius (Provinz Sachsen, Reg.-Bezirk Merseburg), Margarete Jancke (Danzig und Gau Westpreußen), Charlotte Kehle (Gau Wartheland), Marie Bigott (Leiterin der Hebammen des wolhyniendeutschen Rückwandererlagers), Greta Katzmann geb. Beyer (Ostpreußen).[72] Eine neue Landesleiterin für Sachsen bzw. Leipzig wurde nicht vorgestellt, obwohl zu erwarten war, daß die Nachfolgerin Emma Rauschbachs hier anwesend war. Die Liste war unvollständig. Über diese Frauen wurden keine weiteren Einzelheiten bekannt gegeben.

Es kann festgehalten werden, daß in ZdRDH und DDH eine mangelhafte Transparenz über die Besetzung der verschiedenen Posten und Gremien innerhalb der Berufsorganisation bestand. Einzige Kontinuitätsperson von 1933 bis 1945 war die Leiterin Nanna Conti, die die Organisation einrichtete und formte. Da Contis politische Haltung systemkonform war, deckten sich die Ziele der RDH mit denen des Regimes. Mitteilungen über Änderungen in Besetzung von Stellvertreterinnen oder Gremien scheinen eher zufällig zu sein.

---

[69] Vgl. Schulz, Danzig 1935, in: ZdRDH (1935), S. 527 f.

[70] Vgl. Haag, Darmstadt, in: ZdRDH (1938), S. 501.

[71] Mit dem Erlaß über die Satzung der Reichshebammenschaft wurde auch die Leiterin und deren ständige Vertreterin ernannt. (Erl. d. RMdI. v. 22.9.1939. RMinBl. S. 1455)

[72] Haag/ Conti, Tagung im neuen Heim der RH 1940, S. 160.

Welcher Grund dazu führte, daß Emma Rauschenbachs aus der Verbandsarbeit „ausschied“, ist noch zu untersuchen. Um das Bild der Geschichte von Hebammen im Nationalsozialismus zu vervollständigen, muß außerdem der Frage nachgegangen werden, ob der Berufsverband nach der Gleichschaltung geschlossen hinter dem System stand oder einzelne Landesfachschaften und Gruppen in die einen oder andere Richtung von der Linie abwichen. Welche Sonderstellung es z.B. bayrischen Hebammen ermöglichte, bis 1943 eine eigene Hebammenzeitung herauszugeben, bleibt weiteren Forschungen überlassen.

4.4 Aufgaben und Ziele der Berufsorganisation

Die Ziele der RDH deckten sich mit denen Nanna Contis, die sie 1933/34 formulierte. Diese beinhalteten zentrale Forderungen der früheren Verbände.[1] Als vordringlichstes Ziel betrachtete Conti die Schaffung einer reichsweit gültigen rechtlichen Regelung des Hebammenwesens. Sie hob hervor, daß darin eine wirtschaftliche Grundsicherung für Hebammen enthalten sein müßte, einschließlich einer umfassenden sozialen Sicherung, besonders eine Altersversorgung für diejenigen, die vor Inkrafttreten eines solchen Gesetzes in den Ruhestand gingen.[2]

> „Notwendig ist es, daß eine gute gesetzliche Regelung dafür sorgt, daß die Hebamme ihre große Aufgabe voll erfüllen kann, daß sie von drückender Not und Ungerechtigkeit befreit wird."[3]

Erweiterte Inhalte und kompetente Lehrkräfte sollten den theoretischen und praktischen Unterricht in der Ausbildung sicherstellen.[4] Ein weiteres zentrales Anliegen Nanna Contis war die Verbesserung des Ansehens des Berufes in der Gesellschaft. „Der Stand als solcher muß in seiner Wichtigkeit für die Volksgesundheit höher bewertet werden."[5] Sie hob in ihrer Begründung die Unentbehrlichkeit der Hebamme für die Geburtshilfe hervor und stellte diesen Beruf in den unmittelbaren Zusammenhang mit der nationalsozialistischen Einstellung zur Mutterschaft:

> „Notwendig ist es, daß dieser ursprünglichste, edelste und wichtigste Frauenberuf nicht mehr mit Geringschätzung oder einem sonderbaren Lächeln behandelt wird, das zur Einstellung gegenüber der Mutterschaft im marxistischen Staat wohl paßte, nicht aber zur Verherrlichung der Mutterschaft im nationalsozialistischen Staate."[6]

Für die Standesorganisation galt ausdrücklich, daß diese keine reine „Interessenvertretung im früheren Sinne" war, die Ansprüche und Forderungen an den Staat richtete und deren Mitgliedschaft freiwillig bleiben würde.[7] Damit machte Nanna Conti klar, daß die Organisation es nicht als ihre Pflicht und Verantwortung betrachtete, die Interessen ihrer Mitglieder zu wahren. Eine straff organisierte und autoritär geführte, d.h. keinen Widerspruch duldende, „staatlich anerkannte

---

[1] Vgl. Kapitel 3 „Die Interessenverbände der Hebammen vor 1933".
[2] Conti, Zum neuen Jahr, in: ZdRDH (1934), S. 1 f, S. 2; E.Sch., Bericht über die Hauptversammlung, in: ZdRDH (1934), S. 110 + S. 112.
[3] Conti, Zum neuen Jahr, in: ZdRDH (1934), S. 2.
[4] Vgl. E. Sch., Hauptversammlung, in: ZdRDH (1934), S. 111.
[5] Ebd.
[6] Conti, Zum neuen Jahr, in: ZdRDH (1934), S. 2.
[7] Vgl. Rauschenbach/ Conti, Allen Berufsschwestern an der Saar! In: ZdRDH (1935), S. 171.

Standesorganisation" wurde von ihr als erstrebenswert erachtet und mit der Gleichschaltung erreicht.[8] Bereits 1933 forderte die RDH-Leiterin, daß eine Mitgliedschaft Voraussetzung für die Ausübung des Berufes werden sollte.

> „In dem kommenden Ständestaat wird die Mitgliedschaft bei einer Organisation für jeden Pflicht sein, der in einem Beruf tätig sein will. Es wird künftig nicht mehr so sein, daß innerhalb der Verbände die Arbeit geleistet wird und einige Außenseiter, die nicht bereit sind, durch Beitritt zur Organisation auch ihrerseits ein Opfer zu bringen, die Früchte dieser Arbeit ohne Gegenleistung genießen."[9]

Als Pflicht der Mitglieder sah Nanna Conti das Lesen des Hebammenfachblattes an, damit diese beruflich und politisch auf dem aktuellen Stand waren. Sie erwartete außerdem, daß alle Hebammen in der Gemeinschaft mitarbeiten und „vorwärtsstreben" sollten.[10]

Mit der Verabschiedung des RHebGes im Dezember 1938 war ein wesentliches Ziel der RDH erreicht. In dem Gesetz und der 1939, vom Reichsminister des Innern im Einvernehmen mit dem Stellvertreter des Führers, erlassenen Satzung[11] wurden die Aufgaben der Berufsorganisation neu definiert und staatlich bestimmt.[12] Als zentrale Aufgabe wurde der Zusammenschluß der Hebammen zwecks „Erfüllung der Berufsaufgabe der deutschen Hebammenschaft" und die Vertretung der „Belange deutscher Hebammen" festgelegt, ohne diese sehr allgemein gehaltenen Aufgaben näher zu bestimmen.[13] Als Folge des unkollegialen Verhaltens der 20er und 30er Jahre kann die Aufgabe, für ein „gedeihliches Verhältnis der Hebammen untereinander" zu sorgen, verstanden werden.[14] Des weiteren erhielt die Berufsorganisation ein Teilnahmerecht bei allen Fragen, die die Ausgestaltung des Hebammenwesens betrafen. Diese beratende Funktion sollten sie bei jeder staatlichen, kommunalen sowie sonstigen öffentlichen und parteiamtlichen Stelle ausüben.[15] In diesem Zusammenhang wurde die Gestaltung der Aus- und Fortbildung besonders hervorgehoben, womit der 1933/34 von der RDH an sich selbst gerichtete Anspruch, in Aus- und Fortbildung tätig zu werden,

---

[8] Vgl. Conti, Den Gästen des 7. Internationalen Hebammenkongreß, in: ZdRDH (1936), S. 250.

[9] RDH, Einigung, in: ZdRDH (1933), S. 194.

[10] Ebd.

[11] Erlaß über die Satzung der Reichshebammenschaft (Erl. d. RMdI. v. 22.9.1939. RMinBl. S. 1455) und Satzung der Reichshebammenschaft (RMinBl. 1939, S.1455), abgedruckt in: Sammlung der gesetzlichen Vorschriften 1943, S. 20-22.

[12] Vgl. § 20 RHebGes, in: Zimdars/ Sauer 1940, S. 124.

[13] Ebd.

[14] Vgl. § 4 Abs. 2 der Satzung, in: Zimdars/ Sauer 1940, S. 245.

[15] Vgl. § 4 Abs. 2 der Satzung, in: Zimdars/ Sauer 1940, S. 245.

gesetzlich verankert war. Mit diesem Passus wurde die Mitwirkungsmöglichkeit der Hebammen an der Ausgestaltung ihres Tätigkeitsfeldes geschaffen. Die RH erhielt das Recht, an allen Gremien und Ausschüssen, die sich mit dem Hebammenwesen befaßten, teilzunehmen. Sie erhielten jedoch kein Mitbestimmungsrecht. Außerdem wurden mit dem Hebammengesetz verschiedene Gremien verpflichtet, die RH bezüglich hebammenrelevanter Fragen anzuhören.[16] Im Gesetzeskommentar hieß es: „Die Reichshebammenschaft soll auf diese Weise die Möglichkeit erhalten, zu der Frage, welche Anforderungen an die Mitglieder des Hebammenberufes gestellt werden müssen, Stellung zu nehmen."[17] Nanna Conti schätzte diese Verpflichtung als „überaus wichtige Bestimmung" ein.[18] Des weiteren sollte die RH die Mitarbeit von Hebammen in der sogenannten Gesundheitsführung, mit Schwangeren-, Mütter- und Säuglingsberatung im Mittelpunkt, fördern. Im RHebGes war dazu bereits vorgesehen worden, daß Hebammen für Leistungen in diesem Bereich besonders vergütet werden sollten.[19] Diese Ausdehnung kann als ideelle und finanzielle Anerkennung der Hebammentätigkeit für die „Volksgesundheit" gewertet werden und folgte in Teilen den Vorstellungen über die Tätigkeit der Hebammen im „neuen Staat", die Nanna Conti und einige Gynäkologen 1933/34 in der ZdRDH vertraten.[20] Schließlich wurde die RH mit der Satzung beauftragt, nicht näher benannte Wohlfahrtseinrichtungen für Hebammen und deren Hinterbliebene zu schaffen.[21] Dies ist als Folge der im RHebGes unzureichend geregelten Altersversorgung zu interpretieren.[22] Damit war die RH aufgerufen, diese Frage intern zu klären und zu organisieren, was einen enormen zeitlichen wie personelle und finanziellen Aufwand erforderte. Der Staat entzog sich auf diesem Wege der Verantwortung. Hier wären weitere Forschungen von Interesse, die nach der Selbsthilfe der Heb-

---

[16] Die RH sollte nach § 5 RHebGes mit dem RMdI die Altershöchstgrenze für die Berufsausübung festsetzen, nach §§ 8 + 9 RHebGes bei Zurücknahme und Wiedererteilung der Anerkennung zur Führung der Berufsbezeichnung Hebamme gehört werden und bei Eingliederung der Niederlassungsgebiete mitwirken. Vgl. Zimdars/ Sauer 1940, S. 50+ 88-90.

[17] Zimdars/ Sauer 1940, S. 88.

[18] Vgl. Conti, Hebammen-Gesetz, in: ZdRDH (1939), S. 67.

[19] Vgl. § 19 RHebGes, in: Zimdars/ Sauer 1940, S. 119-121. § 19 des RHebGes lautete: „Die Hebammen sollen, soweit es ihre Tätigkeit in der Hebammenhilfe zuläßt, nach näherer Bestimmung der Durchführungsvorschriften in der Mütterberatung, in der Säuglings- und Kleinkinderfürsorge oder sonstiger sozialer Arbeit mitwirken. Hierfür kann ihnen eine besondere Vergütung gewährt werden."

[20] Vgl. Kapitel 5.3.1 „Vorstellungen über die Hebamme im neuen Staat".

[21] Vgl. § 4 Abs. 5 der Satzung, in: Zimdars/ Sauer 1940, S. 245.

[22] Vgl. dazu Kapitel 6 „Reichshebammengesetz".

ammen und ihrer Berufsorganisation fragen.[23] Von Nanna Conti soll beispielsweise eine Olga-Gebauer-Stiftung zugunsten notleidender Hebammen eingerichtet worden sein. Außerdem gab es seit 1938 eine vom ehemaligen Direktor des Staude-Verlages eingerichtete Rudolf-Zickfeld-Stiftung, die jährlich 1000,- RM für arme Hebammen ausschüttete. Voraussetzung war, daß diese am Existenzminimum lebten, Leserinnen der Hebammenzeitung waren und Kinder hatten, die sich in einer Ausbildung befanden.

Ersichtlich wird, daß das RHebGes einen Großteil der 1933/34 von Nanna Conti für die Arbeit der Berufsvertretung formulierten Ziele enthielt. Die von ihr gesteckten Aufgaben wurden rechtlich verankert und staatlich anerkannt. Dies stellte eine Aufwertung der Berufsorganisation und verbunden damit des gesamten Hebammenwesens dar.

Der Satzung nach hatte die Standesorganisation der Hebammen nicht den Charakter einer Interessenvertretung.

---

[23] Vgl. Hartmann in: DHZ (1952), S. 26 f; E. Staude, Rudolf-Zickfeld-Stiftung 1942, in: DDH (1942), S. 273.

5. Das Verbandsorgan

5.1 Zeitschriftenprofil

Die *Zeitschrift der Reichsfachschaft Deutscher Hebammen* erschien vom 1.7.1933 bis 15.3.1939. Zum 1.4.1939 wurde das Verbandsorgan in *Die Deutsche Hebamme. Organ der Reichshebammenschaft* umbenannt. Die Zeitschrift erschien ohne Unterbrechung bis einschließlich März 1945.

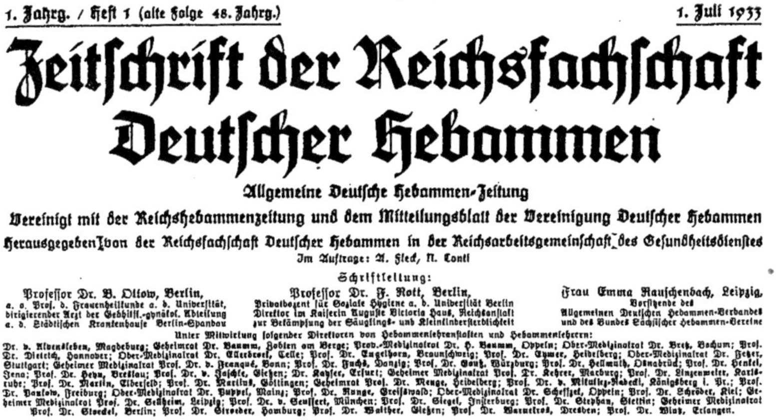

1. Jahrg. / Heft 1 (alte Folge 48. Jahrg.) 1. Juli 1933

Zeitschrift der Reichsfachschaft Deutscher Hebammen

Allgemeine Deutsche Hebammen-Zeitung

Vereinigt mit der Reichshebammenzeitung und dem Mitteilungsblatt der Vereinigung Deutscher Hebammen

Herausgegeben von der Reichsfachschaft Deutscher Hebammen in der Reichsarbeitsgemeinschaft des Gesundheitsdienstes

Im Auftrage: A. Fleck, L. Conti

Schriftleitung:

Professor Dr. B. Ottow, Berlin, a. o. Prof. d. Frauenheilkunde a. d. Universität, dirigierender Arzt der Geburtshilfl.-gynäkol. Abteilung a. d. Städtischen Krankenhause Berlin-Spandau

Professor Dr. F. Rott, Berlin, Privatdozent für Soziale Hygiene a. d. Universität Berlin Direktor im Kaiserin Auguste Victoria Haus, Reichsanstalt zur Bekämpfung der Säuglings- und Kleinkindersterblichkeit

Frau Emma Rauschenbach, Leipzig, Vorsitzende des Allgemeinen Deutschen Hebammen-Verbandes und des Bundes Sächsischer Hebammen-Vereine

Unter Mitwirkung folgender Direktoren von Hebammenlehranstalten und Hebammenlehrern:

Dr. v. Alvensleben, Magdeburg; Geheimrat Dr. Baumm, Zobten am Berge; Prov.-Medizinalrat Dr. H. Baumm, Oppeln; Ober-Medizinalrat Dr. Bretz, Bochum; Prof. Dr. Dietrich, Hannover; Ober-Medizinalrat Dr. Ellerbroek, Celle; Prof. Dr. Engelhorn, Braunschweig; Prof. Dr. Eymer, Heidelberg; Ober-Medizinalrat Dr. Fetzer, Stuttgart; Geheimer Medizinalrat Prof. Dr. v. Franqué, Bonn; Prof. Dr. Fuchs, Danzig; Prof. Dr. Gauß, Würzburg; Prof. Dr. Hellmuth, Osnabrück; Prof. Dr. Henkel, Jena; Prof. Dr. Heyn, Breslau; Prof. Dr. v. Jaschke, Gießen; Dr. Kayser, Erfurt; Geheimer Medizinalrat Prof. Dr. Kehrer, Marburg; Prof. Dr. Linzenmeier, Karlsruhe; Prof. Dr. Martin, Elberfeld; Prof. Dr. Martius, Göttingen; Geheimrat Prof. Dr. Menge, Heidelberg; Prof. Dr. v. Mikulicz-Radecki, Königsberg i. Pr.; Prof. Dr. Pankow, Freiburg; Ober-Medizinalrat Dr. Puppel, Mainz; Prof. Dr. Runge, Greifswald; Ober-Medizinalrat Dr. Scheffzek, Oppeln; Prof. Dr. Schröder, Kiel; Geheimer Medizinalrat Prof. Dr. Sellheim, Leipzig; Prof. Dr. v. Seuffert, München; Prof. Dr. Siegel, Insterburg; Prof. Dr. Stephan, Stettin; Geheimer Medizinalrat Prof. Dr. Stoeckel, Berlin; Prof. Dr. Stroeder, Hamburg; Prof. Dr. Walther, Gießen; Prof. Dr. Warnekros, Dresden; Prof. Dr. Wintz, Erlangen.

Die ZdRDH war kein neu konzipiertes Blatt.[1] Sie basierte auf der seit 1886 bestehenden *Allgemeinen Deutschen Hebammen-Zeitschrift*.[2] Dies hob Benno Ottow im Leitartikel zur Erstausgabe besonders hervor. Die Zeitschrift behielt die Jahrgangszählung der ADHZ als „alte Folge“ bei.[3]

Den LeserInnen wurde ein Eindruck von Kontinuität vermittelt, indem die in der ZdRDH aufgegangenen Hebammenfachblätter im Untertitel mitgeführt wurden. Die Gleichschaltung der Berufsverbände für Hebammen von 1933 und

---

[1] „Die (ADHZ, KT) [...] hat ihr Erscheinen eingestellt. Jedoch bedeutet das nicht Abschluß, sondern erneuten, kraftvollen Fortgang. Nicht allein in neuen Formen fassen wir die alten Aufgaben und Traditionen, wir gestalten sie um und vertiefen sie durch die Forderungen des neuen deutschen Staates.“ Vgl. Ottow 1933, in: ZdRDH (1933) S. 193.

[2] Vgl. Hahmann 1988, S. 8 f; Zickfeld, 125 Jahre Elwin Staude Verlag, in: DHZ (1995), S. 462ff; Schabel 1995, S. 287.

[3] Die Seitenzählung für 1933 war von Januar bis Dezember durchgehend. Die Bindung des Zeitschriftenjahrganges 1933 erfolgte in einem Band unter dem Namen der ZdRDH. Vgl. Ottow 1933, in: ZdRDH (1933) S. 194.

die Besetzung Österreichs 1938 spiegelten sich im Untertitel des Verbandsorganes. 1933 lautete der Untertitel „Allgemeine Deutsche Hebammen-Zeitung vereinigt mit der Reichshebammen-Zeitung und dem Mitteilungsblatt der Vereinigung Deutscher Hebammen".[4] 1939 war infolge der Gleichschaltung der österreichischen Hebammenverbände deren „Hebammenzeitung" dazugekommen.[5] Bei der Umbenennung in „Die Deutsche Hebamme" wurde der bisherige Titel dem Untertitel zugeschlagen.[6] Im April 1943 wurde die Hebammenzeitung des bayerischen Landesverbandes, die nach 1933 neben der ZdRDH als letzte und einzige in Deutschland selbständig erschien, von der DDH vereinnahmt.[7] Die offizielle Begründung für diese „Vereinigung" lautete, es sei eine kriegsbedingte Sparmaßnahme.[8] De facto war diese „Vereinigung" eine Auflösung der Zeitungen der Landesorganisation zugunsten der Zeitung der Reichsorganisation[9], denn *Die Deutsche Hebamme* änderte sich durch diese Zusammenlegung nicht. Wie bereits angedeutet, ist es überraschend, daß die Landesfachschaft Bayerns bis 1943 eine eigene Zeitschrift vertrieb. Dies stand allen Bestrebungen und Maßnahmen, eine einheitliche Reichsorganisation herzustellen, entgegen. Möglicherweise waren Rivalitäten oder inhaltliche Differenzen zwischen Reichs- und Bayerischer Landesfachschaft für diese Tatsache verantwortlich. Möglich ist auch, daß die bayrischen Frauen der Organisation Kontakte zu hohen NS-Funktionären nutzen, um eine Sondergenehmigung zu erhalten. Die Beantwortung dieser Frage muß weiteren Forschungen überlassen

[4] Vgl. Kapitel 4.1.2 „Gleichschaltung der Interessenverbände der Hebammen".

[5] Der Untertitel lautete ab Januar 1939 „Allgemeine Deutsche Hebammen-Zeitung vereinigt mit der Reichshebammenzeitung und dem Mitteilungsblatt der Vereinigung Deutscher Hebammen und der (Österreichischen) Hebammenzeitung".

[6] Neuer Untertitel: „Organ der Reichshebammenschaft. Bisher: Zeitschrift der Reichsfachschaft Deutscher Hebammen. (Allg. Deutsche Hebammenzeitung, vereinigt mit der Reichshebammenzeitung, dem Mitteilungsblatt der Vereinig. Deutscher Hebammen u. der (Österreichischen) Hebammenzeitung.)".

[7] Die „Bayerische (süddeutsche) Hebammenzeitung" erschien seit 1898. Der Untertitel wurde verändert in: „Vereinigt mit der Bayerischen Hebammen-Zeitung / Organ der Reichsfachschaft".

[8] „An unsere Leser", in: DDH (1943), S. 81. Es wurde angeführt, daß so Papier, Material und Arbeitskräfte eingespart werden könnten. Das Materialspargebot ließ sich auch an der verzögerten Auslieferung des neuen Hebammenlehrbuches von 1943 ablesen. Eine Nachricht des Verlages gab für die Verzögerung „kriegsbedingte und technische Gründe" an sowie einen Mangel an Mitarbeitern. Vgl. Anonym, Betr.: Hebammenlehrbuch, in: DDH (1943), S. 181.

[9] Hebammentagebücher und ähnliche für die Hebammentätigkeit notwendigen Vordrucke und Formulare sollten bayerische Hebammen weiterhin über deren Münchener Verlag beziehen, was dem proklamierten Spargebot widersprach. Sparsamer wäre es gewesen, auch die Herstellung der Formulare zu zentralisieren.

bleiben.

Die ZdRDH wurde wechselnd als „Einzige amtliche Zeitschrift der Reichsfachschaft Deutscher Hebammen“ (ab 1.1.1934) oder „Einzige offizielle [...] Zeitschrift“ (ab 1.4.1934) bezeichnet und blieb bis zum Titelwechsel 1939 „Amtliche Zeitschrift“, wodurch sie ihren Anspruch auf besondere Wichtigkeit und Ausschließlichkeit kenntlich machte. Vor allem wurde damit kenntlich gemacht, daß es sich um eine staatliche autorisierte und anerkannte Zeitung handelte. Mit der Umbenennung des Standesorganes in *Die Deutsche Hebamme. Organ der Reichshebammenschaft* wurde der Zusatz überflüssig, da in dem Hebammengesetz ausdrücklich die Einzigartigkeit der Reichshebammenschaft als Berufsorganisation für das Hebammenwesen des deutschen Reiches festgestellt wurde.[10]

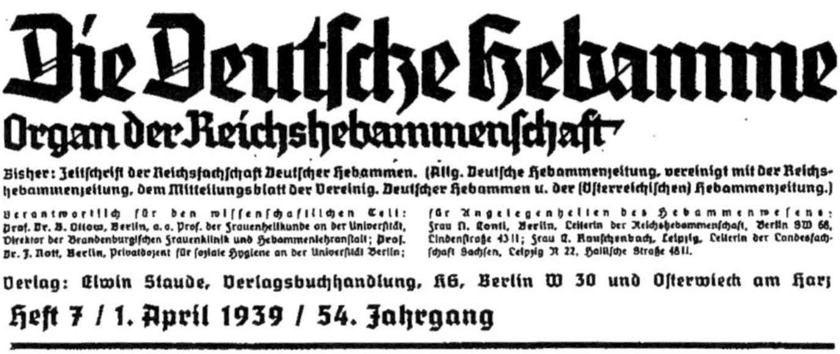
Die Deutsche Hebamme
Organ der Reichshebammenschaft

Bisher: Zeitschrift der Reichsfachschaft Deutscher Hebammen. (Allg. Deutsche Hebammenzeitung, vereinigt mit der Reichshebammenzeitung, dem Mitteilungsblatt der Vereinig. Deutscher Hebammen u. der (Österreichischen) Hebammenzeitung.)

Verantwortlich für den wissenschaftlichen Teil: Prof. Dr. B. Ottow, Berlin, a. o. Prof. der Frauenheilkunde an der Universität, Direktor der Brandenburgischen Frauenklinik und Hebammenlehranstalt; Prof. Dr. F. Rott, Berlin, Privatdozent für soziale Hygiene an der Universität Berlin; für Angelegenheiten des Hebammenwesens: Frau N. Conti, Berlin, Leiterin der Reichshebammenschaft, Berlin SW 68, Lindenstraße 43 II; Frau E. Rauschenbach, Leipzig, Leiterin der Landesfachschaft Sachsen, Leipzig N 22, Hallische Straße 48 II.

Verlag: Elwin Staude, Verlagsbuchhandlung, KG, Berlin W 30 und Osterwieck am Harz

Heft 7 / 1. April 1939 / 54. Jahrgang

Es gab bei den HerausgeberInnen des Hebammenfachblattes zum 1.6. und 1.7.1933 im Zuge der Gleichschaltung einschneidende Veränderungen.[11] Zum 1.6.1933 schieden Martha Fraenkel[12] und Siegfried Hammerschlag[13], der Jude war, ohne Begründung aus.[14] Es verblieben Fritz Rott, der bereits seit 1929 an der

[10] Vgl. die Dritte Verordnung zur Durchführung des Hebammengesetzes (Vom 27.9.1939. RGBl. I, S.1939), abgedruckt und mit einem Kommentar versehen in: Zimdars/ Sauer 1940, S. 234 f. Dort heißt es: „Mit Inkrafttreten dieser Verordnung werden die Reichsfachschaft Deutscher Hebammen, ihre Untergliederungen, sowie alle sonstigen Vereinigungen von Hebammen [...] aufgelöst. [...] Rechtsnachfolgerin der aufgelösten Vereinigungen ist die Reichshebammenschaft.“

[11] Vgl. Herausgeber und Verlag der „ADHZ“, in: ADHZ (1933), S. 141.

[12] Über die Ärztin Martha Fraenkel enthält die ZdRDH keine näheren Informationen.

[13] Vgl. die biographischen Angaben in Anhang I sowie Universitätsbibliothek der FU Berlin (Hg.), 1985, S. 28-32 und S. 78.

[14] Hammerschlags Ausschluß kann als Vorgriff auf das Schriftleitergesetz vom 4.10.1933

Redaktion des wissenschaftlichen Teiles der ADHZ beteiligt war,[15] und Emma Rauschenbach als HerausgeberInnen. Benno Ottow wurde Mitherausgeber und neuer Hauptschriftleiter[16] für den wissenschaftlichen Teil. Ab 15.6.1933 wurden diese in die Schriftleitung versetzt. Herausgeberin wurde die RDH in Verbindung mit der „Reichsarbeitsgemeinschaft des Gesundheitsdienstes“.[17] Mit der Umbenennung der ADHZ in ZdRDH am 1.7.1933 wurde die „Reichsfachschaft Deutscher Hebammen in der Reichsarbeitsgemeinschaft der Berufe im sozialen und ärztlichen Dienste“[18] Herausgeberin. Für diese handelten im Auftrag August Fleck, Leiter der RAG, und Nanna Conti.[19] Im Rahmen der Umstrukturierungsmaßnahmen im Gesundheitswesen und der Zuordnung der RDH zur DAF schied die RDH im Januar 1935 als Mitherausgeberin aus.[20] Zum 15.4.1935 wurde sie mit der Reichsfachgruppe ‘Gesundheit’ in der Reichsbetriebsgemeinschaft 13, Freie Berufe, der DAF erneut Herausgeberin.[21] Von Januar 1936 bis nachweislich 1.7.1939 war die RDH einzige Herausgeberin. Die Zeitschrift enthält keine Informationen über die Herausgeber bis zum März 1945. Anzunehmen ist, daß die Berufsorganisation diese Aufgabe weiterhin erfüllte.[22]

In der Schriftleitung des Standesorganes gab es zum Jahreswechsel 1939/‘40 eine letzte Veränderung. Emma Rauschenbach schied kommentarlos und unkommentiert aus der Schriftleitung aus.[23] Abgesehen von den Einschnitten in der Zeit der Konsolidierung des NS-Regimes war die Besetzung der Schriftleitung sehr stabil. An der personellen Kontinuität ist ablesbar, daß während der NS-Zeit keine wesentlichen inhaltlichen oder ideologischen Differenzen zwischen

---

gesehen werden, in dem Juden grundsätzlich aus der Schriftleitung von Zeitschriften ausgeschlossen wurden. Außerdem gehört sein Ausschluß zu den Säuberungsaktionen im Gesundheitswesen. Vgl. RGBl. Teil I, Nr. 111, S. 713-717; Leibfried/ Tennstedt 1981.

[15] Vgl. biographische Angaben im Anhang.

[16] Schriftleiter ist eine heute veraltete Bezeichnung für den Redakteur in Massenmedien.

[17] Vgl. Deckblatt der ADHZ (1933), S. 176.

[18] Diese „alleinige berufsständische Spitzenorganisation aller [...] im Kranken- und Gesundheitsdienst tätigen Personen“ wurde am 28.6.1933 „der Deutschen Arbeitsfront unmittelbar unterstellt“. Vgl. N.S.-Gesundheitsdienst (1933), S. 5.

[19] Vgl. Titelblatt, in: ZdRDH (1933), S. 1.

[20] Vgl. Kapitel 4.2.2 „Verortung der Berufsorganisation im NS-Staat“.

[21] Vgl. Titelblatt, in: ZdRDH (1935), S. 223. Der Leiter, Dr. med. Gerhard Wagner wurde Hauptschriftleiter aller früheren RAG-Zeitungen, vgl. ZdRDH (1935), S. 223. Zur „Liquidation“ der RAG vgl. Walter, Mitteilung, in: N.S.-Gesundheitsdienst (1935), H. 2, S. 8.

[22] Es wurde ab 15.7.1939 kein Herausgeber mehr angezeigt. Elmer Schabel gibt an, daß Fritz Rott bis zum Ende des Erscheinens der DDH im Jahr 1944 als Mitherausgeber fungierte. Dem muß widersprochen werden, da Rott ausdrücklich als Schriftleiter eingesetzt worden war. Vgl. Schabel 1995 S. 167; S. 288.

[24] Vgl. Kapitel 4.3.2 „Emma Rauschenbach“.

Staatsführung und den ZeitungsmacherInnen entstanden.

Innerhalb der Schriftleitung gab es eine Gliederung in zwei Zuständigkeitsbereiche. Für den wissenschaftlichen Teil der Zeitschrift waren von Juni 1933 bis März 1945 der Gynäkologe Benno Ottow - für die Bereiche Geburtshilfe und Gynäkologie - sowie der Pädiater Fritz Rott - für die Themen Hygiene sowie Mutter- und Säuglingsfürsorge - zuständig. Die sogenannten „Hebammen Angelegenheiten", die auch als „Standesfragen des Hebammenwesens" bezeichnet wurden, bearbeiteten Hebammen. Neben Emma Rauschenbach war Nanna Conti für dieses Aufgabengebiet tätig. Weitere Redakteurinnen waren Elisabeth Schulz und Katharina Bosch sowie Gertrud Hilbert[24]. Bis 1936 blieb diese Besetzung weitgehend erhalten.[25] Für den Zeitraum zwischen 1936 bis einschließlich 1939 lassen sich anhand der untersuchten Quelle keine Angaben machen.[26] Ab 1940 war Nanna Conti „Hauptschriftleiterin (im Nebenberuf)" und damit Chefredakteurin der Hebammenangelegenheiten bis März 1945.[27] Feststellbar ist eine wachsende Konzentration auf die Person Nanna Contis.

Die ZdRDH erhielt ab 1.7.1933 den „NS-Gesundheitsdienst" als Beilage, in der weltanschauliche und politische Fragen erörtert wurden.[28] Herausgeberin war die Reichsarbeitsgemeinschaft des Gesundheitsdienstes der Berufe im sozialen und ärztlichen Dienst in der R.d.G. mit dem Schriftleiter August Fleck. Diese Beilage erhielten auch andere Reichsfachschaftszeitungen der Berufe im Gesundheitswesen.[29] Ihr Erscheinen wurde im Juni 1935, nach dem Abschluß der Umstrukturierung der Berufsorganisationen im Gesundheitswesen, eingestellt.

ZdRDH und DDH erschienen einschließlich ihrer Beilage, wie bereits die

---

[24] Bosch und Schulz waren zuständig für „Standesfragen des Hebammenwesens", Hilbert für „gerichtliche Entscheidungen, Vereins- und Versammlungswesen". Vgl. ZdRDH (1933), S. 212.

[25] Vgl. ZdRDH (1934), S. 20; Conti, Nachruf, in: ZdRDH (1936), S. 65.

[26] Die mir vorliegenden Zeitschriftenjahrgänge 1936 bis 1939 wurden ohne Deckblätter bzw. Umschlagseiten der einzelnen Hefte, wo diese Angaben abgedruckt wurden, eingebunden.

[27] Vgl. DDH (1940), S. 16.

[28] 1933 hatte diese Beilage vier, 1934 zwölf und 1935 drei Ausgaben. Der Heftdurchschnitt betrug 1933 acht, 1934 und 1935 je vier Seiten. Vgl. Ottow 1933, in: ZdRDH (1933), S. 193. Zum Inhalt der Beilage siehe Kapitel 4.1.2 „Gleichschaltung der Interessenverbände der Hebammen".

[29] Folgende Reichsfachschaftszeitungen erhielten die Beilage: RF der Schwestern und Pflegerinnen, RF der technischen Assistentinnen, RF der Krankenpfleger, RF der Bader, Badepersonal, Masseure und Masseurinnen sowie Desinfektoren. Vgl. N.S.-Gesundheitsdienst, (1935), S. 4.

Vorläuferin ADHZ, in der Elwin Staude Verlagsbuchhandlung K.-G.[30] Dieser Verlag entwickelte sich in den 30er Jahren „zum Hausverlag der Nationalsozialisten für das Hebammenwesen"[31], in dem die wesentlichen hebammenrelevanten Druckerzeugnisse hergestellt wurden.[32] In der Staude-Verlagsbuchhandlung wurden ebenfalls die Verbandsorgane anderer Reichsfachschaften der Berufe des Gesundheitswesens und deren Beilagen gedruckt.[33]

Die Erscheinungsweise der ZdRDH/ DDH war, wie die der ADHZ, 14tägig. Sie wurde im April 1943 aus kriegsbedingten Gründen auf ein Doppelheft pro Monat umgestellt.[34]

Die Jahrgangszählung wurde mit der Umbenennung der ADHZ 1933 geändert. Die ZdRDH begann als „Neue Folge" der Jahrgangs- und Heftnummerierung unter Beibehaltung der Seitenzählung.[35] 1938 wurde die Jahrgangszählung der ADHZ ohne Erläuterungen wieder aufgenommen und anläßlich

---

[30] Der Verlagssitz, Osterwieck am Harz, wurde im Juni 1933 um eine zusätzliche Geschäftsstelle in Berlin erweitert. Vgl. Die RDH, Einigung, in: ZdRDH (1933), S. 194 f. Die erste Hebammenzeitung in der BRD erscheint unter dem Titel „Deutsche Hebammen Zeitung" von ihrer ersten Ausgabe 1949 an ebenfalls im Elwin Staude Verlag, nun mit Sitz in Hannover.

[31] Szasz 1995, S. 9. Schabel bezeichnet den Verlag als Hebammenverlag. Vgl. Schabel 1995, S. 168.

[32] Hierbei handelt es sich um die von Hebammen für die tägliche Arbeit benötigten Formulare, Rechnungsbücher, Hebammenjahreskalender mit allen beruflich wichtigen Angaben, Merkblätter, Steuerratgeber, kommentierte Hebammengesetze, Gebührenordnungen, das Hebammenlehrbuch von 1943 und Bücher, die der beruflichen Fortbildung dienten. Es wurden „wertvolle Schriften für Berufsarbeit und Fortbildung" von der Elwin Staude Verlagsbuchhandlung K.-G. angeboten. Die Titel reichten von einer „Einführung in das neue Hebammenlehrbuch 1928" über den „Hebammenkurs in Frage und Antwort" zu einer „neuen Schriftenreihe für die Mütterschulungskurse" Namens „Die Hebamme im Neuen Deutschland" (1934), in deren erstem Band „Vorträge für Mütterversammlungen und für Hebammenvereine" und in dessen zweitem Band „Vorträge für Mütterschulungskurse" gesammelt und veröffentlicht wurden. Vgl. beispielsweise die Anzeige in der ZdRDH (1935), S. 48.

[33] Es sind „Die Zeitschrift der Reichsfachschaft Deutscher Schwestern und Pflegerinnen" und ihre Nachfolgerin „Die Deutsche Schwester", die Zeitschrift der Desinfektoren und Laboranten", die „Zeitschrift der Reichsfachschaft Deutscher Krankenpfleger, Masseure und Badebetriebe" und die „Zeitschrift der Reichsfachschaft technischer Assistentinnen". Vgl. Sperlings Zeitschriftenadreßbuch, verschiedene Jahrgänge.

[34] Vgl. Reichshebammenschaft, An unsere Leser, in: DDH (1943), S. 81.

[35] Im Januar 1935 wurde eine feierliche Würdigung zum 50jährigen Bestehen der Zeitung genutzt, um die Reichsfachschaft in die Tradition der GründerInnen der Hebammenberufsorganisation und -zeitung zu stellen. Vgl. Schriftleitung und Verlag der ZdRDH, ohne Titel, in: ZdRDH (1935), S. 7; Winter, Die Gründung der „Allgemeinen Deutschen Hebammen-Zeitung", in: ZdRDH (1935), S. 8; Rauschenbach, Olga Gebauer, in: ZdRDH (1935), S. 9 f; Ottow, Geheimer Medizinalrat Prof. Dr. Georg Winter, in: ZdRDH (1935), S. 10; ders., Rückblick auf 50 Jahre Hebammen-Zeitung, in: ZdRDH (1935), S. 11ff.

des Titelwechsels von 1939 nicht verändert. Dies kann als Ausdruck von Kontinuität zur Vorgängerin gewertet werden.

Um Aussagen über den Wirkungsgrad einer Fachzeitung treffen zu können, ist die Frage nach der Größe des LeserInnenkreises interessant. Ausgehend von der Entwicklung der Auflagenhöhe im Verhältnis zur Mitgliedszahl des Berufsverbandes lassen sich Angaben zur Verbreitung der untersuchten Zeitschrift machen. 1933 wurde die Zeitschrift mit einer Auflage von 15.000 Stück von der ADHZ übernommen. 1934 lag sie bei 18.000, 1936 bei 18.560 und 1939 bei 19.000 Stück.[36] Die Entwicklung der 40er Jahre war aufgrund der Quellenlage nicht zu ermitteln.[37] Vorstellbar ist eine weitere Auflagensteigerung infolge der Angliederung der „Bayerischen Hebammenzeitung" (1943).[38] Dem gegenüber standen 1933 21.000 Mitglieder, 1937 25.000, 1939 21.222 Mitglieder im sog. „Altreich" bzw. 24.577 Mitglieder einschließlich der Hebammen in der Ostmark, im Sudetenland und im Memelland. 1944 betrug die Zahl der Mitglieder 27.500.[39] Festzustellen bleibt, daß die Auflagenhöhe trotz eines seit 1939 bestehenden Bezugszwanges stets unter der Zahl der RDH-Mitglieder lag.

Die Auflagensteigerungen lassen sich mit verschiedenen Ereignissen in Verbindung bringen. Für 1934 kann ein Zusammenhang mit der Gleichschaltung hergestellt werden. Vermutlich griff ein Teil der früheren Lerserinnen der RHZ[40] und des „Mitteilungsblattes der Vereinigung deutscher Hebammen" auf das nunmehr einzige in Deutschland existierende überregionale Fachblatt zurück. 1936 spiegelte sich u.U. die Aufnahme der Hebammen des „rückgegliederten" Saargebietes in der Einheitsorganisation. 1939 erfolgte eine weitere Steigerung, weil in der neuen Satzung das Lesen des Standesorganes für Mitglieder der Hebammenschaft zwingend vorgeschrieben wurde.[41] Außerdem wurden die Heb-

---

[36] Das einzige regionale Fachblatt war die „Bayerische (süddeutsche) Hebammenzeitung".

[37] Die Informationen über die Auflagenhöhe von 1940 bis 1945 fehlen, da die entsprechenden Jahrgänge von Sperlings Zeitschriften- und Zeitungsadreßbuch im Pressearchiv in der Staats- und Universitätsbibliothek Bremen nicht vorhanden sind.

[38] Die „Bayerische Hebammenzeitung" hatte 1939 eine Auflage von 3.100 Stück. Vgl. Sperlings Zeitschriften- und Zeitungsadreßbuch, 1939.

[39] Vgl. Conti, Tätigkeit der frei arbeitenden Hebammen, in: DDH (1940), S. 129 f. Außerdem Kapitel 4.2 „Struktur der Reichsfachschaft Deutscher Hebammen".

[40] Die Auflagenhöhe ist in den dafür üblicherweise verwendeten Nachschlagewerken nicht verzeichnet, was daran liegt, daß auf Beschluß des Vorstandes kein zahlenmäßiger Bericht gegeben wurde. Vgl. Anonym, Bericht des Verlages, in: RHZ (1929), S. 380 f.

[41] In der Satzung der Reichshebammenschaft lautete § 8 Abs. 3: "Jede Hebamme ist verpflichtet eine Fachzeitschrift zu lesen. Das Organ der Reichshebammenschaft ist „Die Deutsche Hebamme"." Vgl. Zimdars/ Sauer 1940, S. 246. Die Satzung trat am 1.10.1939 in Kraft. Damit wurde beabsichtigt, alle Hebammen mit dem Fachblatt zu erreichen.

ammen Österreichs mit der RH gleichgeschaltet und deren Fachblatt in die ZdRDH/ DDH „integriert“. Überdies wurden die Gesundheitsämter 1939 vom Reichsminister des Innern per Runderlaß verpflichtet, die Hebammenzeitung zu beziehen.[42] Anzunehmen ist weiterhin, daß die Zahl der Hebammen nach der Aufhebung der Zulassungsbeschränkung zur Ausbildung im Januar 1939 stieg.[43] Damit vergrößerte sich zumindest der potentielle LeserInnenstamm. Eine weitere Erhöhung für die 40er Jahre ist im Zusammenhang mit der Besetzung Polens und weiterer Gebiete östlich des Deutschen Reichs und dem folgenden Einsatz deutscher Hebammen in diesen Gebieten denkbar.[44] Andererseits bestand infolge

---

[42] Die Hebammenzeitschrift soll aufgrund der „besonderen Bedeutung des Hebammenwesens“ von den Gesundheitsämtern, soweit es deren Mittel zulassen, bezogen werden. Vgl. RdErl. d. RMdI vom 13.11.1939, IV d 6216/39-3700, abgedruckt in: DDH (1939), S. 440 und in: Der Öffentliche Gesundheitsdienst (1939), H. 19, S. 655.

[43] Seit Ende 1934 bestand die Zulassungsbeschränkung zur Ausbildung auf eine zulässige Höchstgrenze der neu zuzulassenden Hebammenschülerinnen für das Jahr 1935 auf maximal 30% eines Mittelwertes der jeweiligen Jahresdurchschnitte der Jahre 1931-1933. Diese Beschränkung wurde jeweils per Runderlaß für 1936, 1937 und 1938 verlängert. Nach der Aufhebung dieser Beschränkung im Dezember 1938 sollten Hebammen nur bedarfdeckend ausgebildet werden. Zur Diskussion um die Ausbildungsbeschränkung gibt der Brief aus dem Reichsgesundheitsamt von einem Herrn Meier unter Mitarbeit von Fritz Rott an den RuPrMdI vom 12.10.1935, Betreff: Regelung des Hebammennachwuchses einen Einblick, in: Sammlung Rott, Kasten 220. Vgl. „Runderlaß des Reichs- und Preußischen Ministers des Innern u. d. RUPrMfWEuV v. 27.12.1934 - IV b 4430/34 u. U I 3137. - MBliV 1935/1 Seite 22“, in: ZdRDH (1935), S. 76; Runderlaß vom 13.1.36 - Nr. IV B 7015/3715 u. W I a 36, vom 07.12.1936 - Nr. IV B 13658/36/3715 u. W I a 2367/36; Runderlaß vom 25.10.1937 - Nr. IV B 5182/37 - 3715; Runderlaß des RMdI und des RMfWEuV vom 5.12.1938 - Nr. IV d 5692/38 - 3715“, in: ZdRDH (1939), S. 19.

[44] Um die Versorgung der in diesen Gebieten lebenden und/ oder siedelnden deutschen Bevölkerung mit Hebammen sicherzustellen, wurden z.B. zusätzliche Ausbildungskurse in Posen durchgeführt sowie eine deutsche Hebammenschule in Brünn/Brno im Protektorat Böhmen und Mähren eingerichtet. Das in der deutschen Hebammenschule Brünn im Protektorat Böhmen und Mähren abgelegte Hebammenexamen wurde auch für das deutsche Reichsgebiet anerkannt. In dieser Schule wurden sog. „volksdeutsche“ Frauen ausgebildet. Es wurden außerdem verschiedene Gauhebammenschaften gebildet. Anzunehmen ist, daß zumindest die deutschen und eingedeutschten Hebammen darin Mitglied werden mußten, was das Lesen der Fachzeitschrift bindend einschloß. Vgl. Kehle/ Gauhebammenschaft, Das Hebammengesetz im Sudetenland eingeführt, in: DDH (1939), S. 458. Vgl. Anonym, Deutsche Hebammen für Ostgebiete, in: DDH (1939), S. 465; Anonym, Hebammenexamen Brünn, in: DDH (1943), S. 56. Anonym, Einsatz der deutschen Hebammen im Reichsgau Danzig, in: DDH (1939), S. 441; Anonym, Einführung des Hebammengesetzes Sudetenland, in: DDH (1939), S. 439; Anonym, Haupttagung der Hebammenschaft im Reichsgau Danzig, in: DDH (1940), S. 228; Anonym, Hebammenwesen in der Slowakei, in: DDH (1940), S. 136; Anonym, Tagung in Posen, in: DDH (1942), S. 205.

des Krieges ein Materialspargebot und später ein Materialmangel, was einer Auflagenerhöhung entgegen stand.

Der Seitenumfang der ZdRDH veränderte sich in der Zeit von 1933-1945 erheblich.[45] Von 432 Seiten im Jahr 1933 (durchschnittlich 15-18 Seiten pro Heft), stieg der Seitenumfang 1934 auf 589 Seiten (durchschnittlich 25 Seiten pro Heft). Ihren Höhepunkt erreichte diese Entwicklung 1935 mit 776 Seiten (durchschnittlich 33,5 Seiten pro Heft). Damit ist die ZdRDH im Vergleich zum ADHZ-Durchschnitt in zwei Jahren um 310 Seiten angewachsen. Anhand einer Rubrikenanalyse wird zu untersuchen sein, welchen Schwerpunkt die inhaltliche Erweiterung aufweist. Danach blieb der Seitenumfang stabil um 575 Seiten (durchschnittlich 23 Seiten pro Heft), was eine dauerhafte Erhöhung um 100 Seiten zur Vorgängerin darstellte. 1939 erfolgte ein Rückgang auf 468 Seiten Gesamtumfang, der in zeitlichem Zusammenhang mit dem Überfall der deutschen Wehrmacht auf Polen gesehen werden kann.[46] Während der Kriegszeit wurde der Jahresumfang bis 1942 auf etwa 300 Seiten (durchschnittlich 12,25 Seiten pro Heft) fast halbiert[47] und 1943 erneut auf 222 Seiten (durchschnittlich 12,2 Seiten pro Heft) verringert. Zeitgleich wurde die Erscheinungsweise auf ein Doppelheft monatlich umgestellt. 1944 gab es eine Verringerung auf 160 Seiten pro Jahr (durchschnittlich 11,2 Seiten pro Heft), an der der Mangel an Rohstoffen deutlich wird. Die drei Doppelhefte des Jahres 1945 hatten je 8 Seiten.

Auffallend ist, daß die Preisentwicklung der Zeitschrift bei steigendem Gesamtumfang bis 1937 stabil blieb. Sie wich nicht von dem Preis der ADHZ ab und betrug 9,60 RM für Mitglieder.[48] Infolge einer Anordnung der Reichspressekammer, die ein Verbot der Gewinnbeteiligung von Berufsverbänden an Verlagsanstalten beinhaltete, wurden die Preise für Mitglieder 1937 auf 8,- RM für Mitglieder gesenkt.[49] Zeitgleich wurden die Mitgliedsbeiträge für den Berufsverband

[45] Siehe dazu die tabellarische Übersicht im Anhang.

[46] Vor dem 1.9. gab es durchschnittlich 23,25 Seiten pro Heft. Ab 15.9.1939 verringerte sich dieser auf 10,6 Seiten pro Heft.

[47] Der Umfang betrug 1940 278 Seiten, 1941 312 und 1942 314. Die Verringerung wurde mit Papiersparmaßnahmen begründet, die aufgrund des Kriegsbeginns 1939 erfolgten. Aus dem gleichen Grund wurde das Jahrgangsinhaltsverzeichnis ab 1940 nur noch auf Anfrage vergeben. Vgl. Mitteilung des Verlages, in: DDH (1940), S. 10 + S. 28.

[48] Reichsfachschaftsmitglieder zahlten 1933 vierteljährlich 2,40 RM, Nichtmitglieder 2,80 RM.

[49] Der Preis betrug für Mitglieder ab 1.7.1937 2,- RM vierteljährlich. Die Mitgliedsbeiträge wurden um 20 Pfennig erhöht. Eigenen Angaben zufolge konnte die RDH nicht auf Einnahme aus der nun verbotenen, risikolosen Gewinnbeteiligung verzichten. Es konnte nicht festgestellt werden, ob die RDH eine Praxis des ADHV fortsetzte. Seit Ende der 20er Jahre wurde eine

angehoben. Die Begründung dafür war, daß die nun für die Organisationsarbeit fehlende Gewinnbeteiligung ausgeglichen werden müßte. Ersichtlich wird, daß die Zeitung mit Gewinn hergestellt wurde. Zuschüsse für die Herstellung, z.B. vom Verband waren nicht nötig. Die Existenz der Zeitung scheint in den 30er Jahren gesichert gewesen zu sein. Auffallend ist, daß der wesentlich geringere Gesamtumfang von Kriegsbeginn an keine Preisreduzierung nach sich zog. Eine Preissenkung wurde erst 1943 anläßlich einer weiteren deutlichen Verringerung des Zeitschriftenumfanges vorgenommen.[50]

Die Zunahme des Werbeanteils ab 1933 ist bereits bei der Durchsicht der Zeitschrift markant. Im Zusammenhang mit der erheblichen Zunahme des Gesamtumfanges stellt sich die Frage, ob ein größerer Werbeanteil hierfür verantwortlich zu machen ist. Festgestellt werden kann, daß ein wesentlicher Teil der Werbung ab 1936 auf separaten römisch numerierten Blättern gedruckt wurde. Die Entwicklung des Werbeteils hatte demzufolge keinen Einfluß auf die Entwicklung des Seitenumfanges.[51] Ab Oktober 1939 wurde die Werbung, vermutlich aufgrund des Materialspargebotes, nachweislich reduziert.[52]

Das steigende Preis-Leistungs-Verhältnis der Anfangsjahre kehrte sich für die AbonnentInnen im Oktober 1939 ins Gegenteil um. Auch die Preissenkung vom April 1943, als Reaktion auf die immer geringer werdenden Leistungen der Zeitschrift, glich den Preis nur tendenziell der Leistung an.

Insgesamt zielte die Entwicklung der Zeitschrift darauf, ihren LeserInnen ein hohes Maß an Kontinuität zu vermitteln. Für die Zeitschrift der Reichsfachschaft wurde die auflagenstärkste und älteste bestehende Fachzeitschrift ADHZ unter Beibehaltung des Verlages ausgewählt. Der Umbau der ADHZ zur ZdRDH lag in der Absicht, das hohe Ansehen und die langjährige Akzeptanz bei der breiten LeserInnenschaft mit geschickter Strategie auf die neue Zeitschrift zu

---

Gewinnbeteiligung an die Schriftleiter der ADHZ ausgeschüttet. Das war Anlaß für Auseinandersetzungen, da diese finanziellen Mittel der Verbandsarbeit des ADHV nicht zugeführt wurden. Vgl. Verlagsmitteilung, Achtung! Neufestsetzung des Bezugspreises, in: ZdRDH (1937), S. 249; Conti, Neufestsetzung des Mitgliedsbeitrags, in: ZdRDH (1937), S. 254. E. K., Unsere Zeitung und anderes, in: RHZ (1929) S. 182; dies., Neupreußen, in: RHZ (1929), S. 406 f; Kusch/ Kauder, Nach einem Jahr, in: RHZ (1929), S. 404 f.

[50] Ab 1.4.1943 wurde der Jahrespreis auf 4,- RM für Mitglieder (5,20 RM für andere) halbiert. Vgl. Reichshebammenschaft, An unsere Leser, in: DDH (1943), S. 81.

[51] Anhand der vorhandenen Quellen läßt sich der Werbeanteil von 1933 bis 1936 und von 1940 bis 1945 feststellen. Die Jahrgänge 1936 bis 1939 waren ohne Werbeseiten gebunden worden. Darum schließe ich von der Auswertung der Jahre 1933-1935 auf die Jahre 1936-1939.

[52] Bis zum April 1943 wurde der Umfang auf 7,75 Anzeigen pro Heft reduziert. Vgl. Anhang.

übertragen.[53] Als wesentlich ist in diesem Zusammenhang die Beibehaltung eines Teiles der HerausgeberInnen in der Schriftleitung einzuschätzen. Fritz Rott und Emma Rauschenbach waren Integrationsfiguren und repräsentierten Kontinuität sowohl in den Verband hinein als auch bezüglich internationaler Kontakte. Emma Rauschenbachs praktische Erfahrung und Kenntnis konnten für die Berufspolitik im Nationalsozialismus genutzt werden, weil sie dem „neuen" System wohlwollend und aufgeschlossen begegnete. Die SchriftleiterInnen Nanna Conti, Benno Ottow und Fritz Rott sorgten dafür, daß der Inhalt der Zeitschrift der Parteilinie entsprach. Einer weitergehenden Pressezensur bedurfte es für die ZdRDH aufgrund dieser personellen Besetzung sicherlich nicht. Ablesbar an der Auflagenhöhe ist, daß die Zeitschrift nicht für einen elitären Kreis als Kampfblatt produziert wurde, sondern möglichst viele Mitglieder erreichen sollte. Bezüglich der Zunahme des Seitenumfanges wird im folgenden zu prüfen sein, ob das Themenspektrum erweitert wurde oder die vorhandenen und inzwischen etablierten Rubriken insgesamt und proportional zueinander in den 30er Jahren erweitert und in den 40er Jahren reduziert wurden.

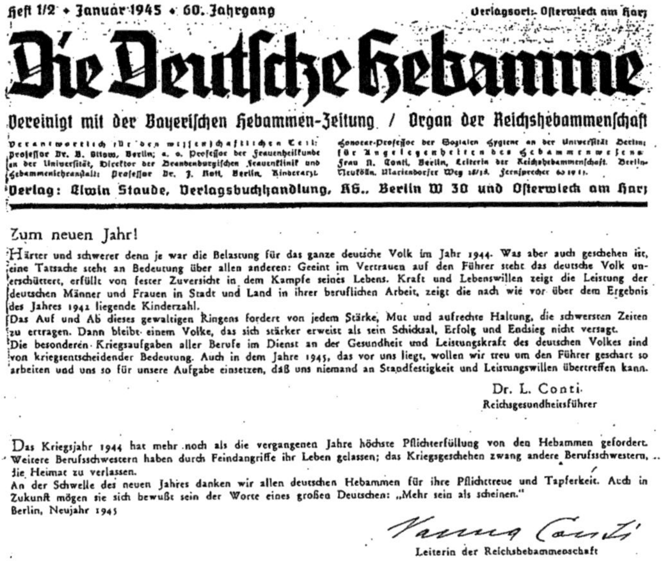

Heft 1/2 • Januar 1945 • 60. Jahrgang — Verlagsort: Osterwieck am Harz

Die Deutsche Hebamme

Vereinigt mit der Bayerischen Hebammen-Zeitung / Organ der Reichshebammenschaft

Verantwortlich für den wissenschaftlichen Teil: Professor Dr. B. Ottow, Berlin; a. o. Professor der Frauenheilkunde an der Universität, Direktor der Brandenburgischen Frauenklinik und Hebammenlehranstalt; Professor Dr. F. Rott, Berlin, Kinderarzt, Honorar-Professor der Sozialen Hygiene an der Universität Berlin; für Angelegenheiten des Hebammenwesens: Frau N. Conti, Berlin, Leiterin der Reichshebammenschaft. Berlin-Neukölln, Mariendorfer Weg 28/48. Fernsprecher 62 19 11.

Verlag: Elwin Staude, Verlagsbuchhandlung, KG., Berlin W 30 und Osterwieck am Harz

Zum neuen Jahr!

Härter und schwerer denn je war die Belastung für das ganze deutsche Volk im Jahr 1944. Was aber auch geschehen ist, eine Tatsache steht an Bedeutung über allen anderen: Geeint im Vertrauen auf den Führer steht das deutsche Volk unerschüttert, erfüllt von fester Zuversicht in dem Kampfe seines Lebens. Kraft und Lebenswillen zeigt die Leistung der deutschen Männer und Frauen in Stadt und Land in ihrer beruflichen Arbeit, zeigt die nach wie vor über dem Ergebnis des Jahres 1942 liegende Kinderzahl.

Das Auf und Ab dieses gewaltigen Ringens fordert von jedem Stärke, Mut und aufrechte Haltung, die schwersten Zeiten zu ertragen. Dann bleibt einem Volke, das sich stärker erweist als sein Schicksal, Erfolg und Endsieg nicht versagt.

Die besonderen Kriegsaufgaben aller Berufe im Dienst an der Gesundheit und Leistungskraft des deutschen Volkes sind von kriegsentscheidender Bedeutung. Auch in dem Jahre 1945, das vor uns liegt, wollen wir treu um den Führer geschart so arbeiten und uns so für unsere Aufgabe einsetzen, daß uns niemand an Standfestigkeit und Leistungswillen übertreffen kann.

Dr. L. Conti
Reichsgesundheitsführer

Das Kriegsjahr 1944 hat mehr noch als die vergangenen Jahre höchste Pflichterfüllung von den Hebammen gefordert. Weitere Berufsschwestern haben durch Feindangriffe ihr Leben gelassen; das Kriegsgeschehen zwang andere Berufsschwestern, die Heimat zu verlassen.

An der Schwelle des neuen Jahres danken wir allen deutschen Hebammen für ihre Pflichttreue und Tapferkeit. Auch in Zukunft mögen sie sich bewußt sein der Worte eines großen Deutschen: „Mehr sein als scheinen."

Berlin, Neujahr 1945

Leiterin der Reichshebammenschaft

---

[53] Klinksiek stellt ein ähnliches Verfahren des NS-Staates im Umgang mit Frauenvereinen, die nicht parteipolitisch gebunden waren, fest. Vgl. Klinksiek 1982, S. 119 f.

5.2 Rubriken

Die Auswertung der empirischen Analyse nach Titel, Anzahl und Volumen der Rubriken sowie die Betrachtung ihrer Anordnung im Heft ergeben, daß die ZdRDH im wesentlichen auf Basis der ADHZ installiert wurde.[1] Dabei wurden einige Rubriken lediglich umbenannt und mehrere zusammengefaßt.[2] Die in der ZdRDH reduzierte Menge der Rubriken von 28-30 auf durchschnittlich 23-25 (1933-1939) und 20 (1940-1945) läßt die ZdRDH im Vergleich zur ADHZ klarer gegliedert und übersichtlicher erscheinen.[3] Nach der Gleichschaltung fielen einige Rubriken fort, die „naturgemäß" nicht zum neuen System paßten.[4] Einige Rubriken wurden unter dem Dach der neuen Rubrik „Erbgesundheits- und Rassenpflege" zusammengefaßt und um rassistische Inhalte erweitert. Es handelte sich um die Rubriken „Kinderfürsorge", „Bevölkerungswesen", „Soziale Hygiene" und „Aus medizinischen Zeitschriften". Ganz neu erschien auch die Rubrik „Berufsgenossenschaft für Gesundheitsdienst und Wohlfahrtspflege". Im Erscheinungszeitraum kamen mit „Amtlichen Bekanntmachungen, Verordnungen, Erlasse" (September 1939), „Gruppe Anstaltshebammen" (1940) und „Bekanntmachungen bzw. Anordnungen des Reichsgesundheitsführers" (1940) nur drei Rubriken hinzu, wovon zwei anläßlich aktueller Veränderungen eingerichtet wurden. Umbenennungen von Rubriken wurden nach den Änderungen in der Organisation des Berufsverbandes 1933 und 1939 notwendig. Z.B. wurden die „Nachrichten des Reichsverbandes" im Juli 1933 zur „Bekanntgabe der Reichsfachschaft". 1939 wurden diese durch die „Bekanntgabe der Reichshebammenschaft" ersetzt.

Das Volumen der einzelnen Rubriken änderte sich ab 1933 erheblich. Wäh-

---

[1] Für den Vergleich mit der ADHZ ziehe ich deren Jahrgangsinhaltsverzeichnisse der Jahre 1927 und 1929-1932 heran. Für die ZdRDH und DDH nutze ich die vorhandenen Jahrgangsinhaltsverzeichnisse von 1933, 1935, 1937-1939. Von den anderen Jahrgängen mußte ich die Rubriken anhand der einzelnen Hefte aufnehmen und auszählen. Vgl. die Tabelle im Anhang.

[2] Hierin sind alle Rubriken der ADHZ, der ZdRDH und der DDH von 1927 sowie 1929 bis 1945 aufgelistet und mit der Anzahl der in den jeweiligen Jahren darunter erschienenen Artikeln verzeichnet. Die schriftliche Auswertung berücksichtigt nur die wesentlichen Rubriken. Andere sind ausschließlich im tabellarischen Anhang enthalten. Vgl. die Tabelle im Anhang.

[3] Ab 1940 entfallen „Kernsprüche", „Wußten Sie schon", „Verschiedenes", Allgemeines" sowie „Tagungen und Kongresse".

[4] Es fielen sechs Rubriken fort: Frauenfragen, Aus der Frauenbewegung, (Freie) Aussprache, Aus den Parlamenten, Zeitfragen sowie Zeitfragen des Hebammenwesens.

rend die größte Rubrik der ADHZ, „Mitteilungen und Berichte", deutlich schrumpfte und 1941 letztmalig mit 4 Artikeln erschien, wuchs „Wissenschaft und Fortbildung" bis 1935 um ein 10-faches.[5] Dies wurde die umfangreichste Rubrik des gesamten Erscheinungszeitraumes. Die neue Rubrik „Erbgesundheits- und Rassenpflege" wurde die zweitgrößte Rubrik mit durchschnittlich 210 Artikeln/ Jahr. „Wissenschaft und Fortbildung" und „Erbgesundheits- und Rassenpflege" stellten damit den größten inhaltlichen Teil der Zeitschrift dar. Sie verhielten sich während des gesamten Erscheinungszeitraumes proportional bezüglich ihres Umfang zum Gesamtseitenumfang. Nach 1939 wurden beide zuerst auf die Hälfte der Vorkriegszeit reduziert und hatten in den letzten beiden Erscheinungsjahren noch etwa 1/3 ihres ursprünglichen Volumens. Sie machten damit jeweils die Hälfte eines Heftes aus.

Die Anordnung der Rubriken bestätigt den von Nanna Conti und Benno Ottow formulierten Anspruch, die wissenschaftliche Fortbildung der Hebammen zum neuen Schwerpunkt des Fachblattes zu machen. Von Juli 1933 bis Juni 1940 war die Rubrikenfolge:

1. „Wissenschaft und Fortbildung"
2. „Erbgesundheits- und Rassenpflege"
3. berufspraktische und geschäftliche Inhalte, das sind: "Berufs- und Standesfragen", „Umschau", „Steuerfragen" und der „Berufsgenossenschaft für Gesundheitswesen und Wohlfahrtspflege".
4. Berufsorganisationsfragen, geordnet nach organisationsinterner Hierarchie.

Als unmittelbare Wirkung des RHebGes ist die Veröffentlichung von Anordnungen der Leiterin ab Februar 1939 einzustufen.[6] Ab September 1940 wurde die Abfolge etwas verändert.[7] Nun standen „Amtliche Bekanntmachungen" an erster Position. Die Anordnungen wurden zeitweise davor plaziert. Die graphische Nähe zu den „Amtlichen Bekanntmachungen, Verordnungen und Erlassen" kann als Versuch betrachtet werden, die Berufsorganisation aufzuwerten. Die Reihenfolge der übrigen Rubriken blieb unverändert.

Deutlich wurde eine geänderte inhaltliche Gewichtung für das Hebammenfachblatt. Während die ADHZ überwiegend dem Verbandswesen gewidmet war, erfolgte ein deutlicher Schwenk hin zu rassistischen und (pseudo)wissenschaftlichen Inhalten. Die neuen HerausgeberInnen von ZdRDH/ DDH legten ihren Schwerpunkt auf folgende drei Bereiche: Berufliche

[5] Die Rubrik wuchs von 32 auf 337 Artikel pro Jahr.
[6] Die erste „Anordnung 1/1939" erschien in: ZdRDH (1939), S. 57.
[7] Vgl. DDH (1940), S. 179.

Fortbildung, Rassismus und Standesorganisation. Dazu kamen unregelmäßige Stellungnahmen zu staatlichen Ereignissen.[8] Die 1933 gewählte äußere Form wurde ohne erhebliche Änderungen während des gesamten Erscheinungszeitraumes beibehalten.

[8] Diese sind in der Tabelle unter „Sonstiges" zusammengefaßt worden.

5.3 Themenschwerpunkte

5.3.1 Vorstellungen über die „Hebamme im neuen Staat"

Kernphase der Betrachtungen über Aufgaben und Stellung der „Hebamme im neuen Staat" war der Zeitraum von Juli 1933 bis Januar 1935, der vereinzelt Artikel bis 1942 folgten.[1] Die Autorinnen und Autoren waren ausschließlich Hebammen und Gynäkologen, die ihre Vorstellungen überwiegend in den pro- und antinatalistischen Kontext der nationalsozialistischen Bevölkerungspolitik stellten. Festzuhalten ist, daß von ihnen eine unterschiedliche Gewichtung vorgenommen wurde. Während die Reichsfachschaftsleiterin Nanna Conti beide Aspekte gleichermaßen berücksichtigte, legten die anderen veröffentlichenden Hebammen ihren Schwerpunkt tendenziell auf die erbgesunde Mutterschaft. Die Gynäkologen orientierte ihre Ideen über das Aufgabengebiet der Hebammen an der „Erbgesundheitspflege" und stellten sie in den Zusammenhang mit dem „Gesetz zur Verhütung erbkranken Nachwuchses".

Der gesamte Themenkomplex „Hebammen im neuen Staat" war ausschließlich auf die freiberufliche Hebammentätigkeit ausgerichtet. Im folgenden lege ich die wesentlichen Vorstellungen, in welche Bereiche dieses Tätigkeitsfeld ausgedehnt werden sollte dar. Dabei berücksichtige ich, welche Aufgaben ihr in der „Erbgesundheitspflege" zugedacht und welche Stellung für die Berufsgruppe im neuen Staat angestrebt wurde.

Der Aufruf „Deutsche Hebammen!" von Benno Ottow, Fritz Rott und Emma Rauschenbach zum 1.5.1933 enthielt Hinweise, daß Hebammen ein besseres Ansehen bekommen sollten. Ihnen wurde für die Gesundheit der Bevölkerung die gleiche Bedeutung beigemessen wie Medizinern. Allgemein gefaßt hieß es:

> "Zusammen mit dem Arzt ist sie (die Hebamme, KT) Hüterin an der Wurzel der Zukunft ihres Volkes. Dieser Bedeutung des Hebammenstandes, im einzelnen des Berufes wie in seinen sozialpolitischen Zwecken, wird der deutsche Staat gerecht werden, den wir alle ersehnen, den wir mit glühendem Herzen und kämpferischen Sinn mit erstreiten und mit bereiten!"[2]

Dies wurde im Juli 1933 in den Rahmen der NS-Bevölkerungspolitik gestellt. Es

---

[1] Vgl. Neumann, Die deutsche Hebamme im Dritten Reich, in: ZdRDH (1936), S. 582; Friesleben, Die deutsche Hebamme im nationalsozialistischen Deutschland, in: DDH (1942), S. 239.

[2] Ottow et al, in: ZdRDH (1933), S. 161.

wurde umrissen, daß die Arbeit deutscher Hebammen sehr wichtig für die deutsche Zukunft sei:

> „Die Deutsche Hebammenschaft muß sich dessen bewußt sein, daß sie im neuen Staate eine große und ungeheuer bedeutsame Mission zu erfüllen hat! Sie darf sich dessen bewußt sein, daß der neue Staat gerade dem Hebammenstand das größte Verständnis entgegen bringt. Der beste Beweis dafür dürften alle die Maßnahmen sein, die darauf abzielen, praktische und systematische Bevölkerungspolitik zu betreiben."[3]

Wie diese „Mission" konkret aussehen sollte, wurde in einer Reihe weiterer Artikel näher bestimmt. Bezüglich der Schwangerschaft einer Frau und der ersten Monate ihrer Mutterschaft bestand die einheitliche Vorstellung, daß sich die Hebamme, über ihre eigentlichen Aufgaben der Geburtshilfe und der Wochenbettbetreuung hinaus im Sinne des Nationalsozialismus aktiv für die Bevölkerungspolitik einsetzen sollte. Benno Ottow vertrat die Ansicht:

> „Nicht allein geburtshilflicher Beistand ist Pflicht der deutschen Hebamme, sondern darüber hinaus tätige Mitwirkung an der neuen Lebensgestaltung und an der Sicherung der Zukunft unseres deutschen Volkes!"[4]

Hebammen sollten gemäß der Kriterien des „Gesetzes zur Verhütung erbkranken Nachwuchses" Eheberatung vor einer Eheschließung und vor einer Schwangerschaft durchführen, Schwangere ab der Frühschwangerschaft beraten und betreuen, sogenannte Mütterschulungskurse durchführen, d.h. „beim großen Hilfswerk für die werdende Mutter"[5] mitarbeiten. Außerdem sollte sie eine nachgehende Fürsorge für das Neugeborene bis zum abgeschlossenen ersten oder zweiten Lebensjahr übernehmen[6], statt wie bis 1933 üblich und gesetzlich verankert, wesentlich in Geburtshilfe und Wochenbettbetreuung tätig zu sein.[7] Provinzial-Medizinalrat Baumm sah das Aufgabengebiet dahingehend erweitert:

> „Neuerdings ist der deutschen Hebamme noch eine ganz n e u e A u f g a b e im

[3] RDH, Einigung, in: ZdRDH (1933), S. 193.

[4] Ottow, Sind Erbgesundheitspflege und Rassenpflege erforderlich? In: ZdRDH (1933), S. 231.

[5] Vgl. Zakrzewsky, in: ZdRDH (1934), S. 45-47, S. 46; Mikulicz-Radecki, Hebammen bei der Erhaltung des keimenden Lebens, in: ZdRDH (1934), S. 162 f; Conti, Hebamme und Volksgesundheit, in: Conti/ Schulz/ Krosse 1934, S. 3-6; dies., Hebammenwesen, in: Die Ärztin (1937), S. 2.

[6] Vgl. Zakrzewsky, in: ZdRDH (1934), S. 46; Mikulicz-Radecki, Hebamme und Erhaltung keimenden Lebens, in: ZdRDH (1934), S. 162; Conti, Dem deutschen Volk Kinder gewinnen, in: ZdRDH (1935), S. 34.

[7] Geburtshilfe und Wochenbettbetreuung waren die Kernarbeitsgebiete der freiberuflichen Hebammen. In der zweiten Hälfte der 20er Jahre wurden Hebammen in verschiedenen Regionen des Deutschen Reichs zunehmend in die Säuglingsfürsorge einbezogen, was jedoch weder in einem Hebammengesetz der Länder noch in einer Hebammendienstordnung verankert war. Vgl. Schabel 1995, S. 289 f.

> Dienste des Volkes entstanden. [...] Bei der Aufklärung des Volkes über Erbgesundheits- und Rassenpflege soll uns in Zukunft auch die deutsche Hebamme helfen."[8]

Einige Autoren gingen in ihren Vorstellungen so weit, die Hebamme als allgemeine Beraterin in der „hygienischen Volksaufklärung" einzusetzen, d.h. in der Prävention und Früherkennung verschiedener Krankheiten. Gedacht wurde an Erkrankungen des weiblichen Unterleibes sowie die Bekämpfung von Krebs- und Geschlechtskrankheiten. Weiterhin sollten Hebammen Frauen in der sogenannten Aufzucht, Pflege und Erziehung der Kinder und speziell von Mädchen beraten. Diese sollten zu Gattinnen, Hausfrauen und Müttern ausgeformt werden. Medizinalrat Baumm lehnte ausdrücklich andere Lebensformen für Frauen ab: „Mannweiber, Blaustrümpfe, oberflächliche Mode- und Tanzgirls kann das neue Deutschland nicht gebrauchen. Wir wollen wieder die deutsche Frau im besten Sinne des Wortes."[9] Hebammen sollten im Rahmen ihrer Berufsausübung „Erzieherin" der Frauen im Sinne einer „hochwertigen Mutterschaft" werden.[10] Der Provinzial-Obermedizinalrat Scheffzek wies den Hebammen eine Führungsrolle zu: „Auf ihrem Gebiet könne sie die Führerin der Frauenwelt werden".[11] Sie sollte, als „gesundheitliche und sittliche Beraterin" den Familien zum Wohle des „Volksganzen"[12], die Ideen von „Erbgesundheit und Rassenhygiene" plausibel machen und selbst als gutes Beispiel vorangehen. Dabei sollte die Ehe- und Vorschwangerschaftsberatung durch die Hebammen am NS-Rassismus orientiert werden. Ihre Beratungen sollten an dem Ziel orientiert sein, daß

> „jeder deutsche Mann und jedes deutsche Mädchen (sic) [...] so weit gebracht werden (muß, KT), daß sie wissen, ja daß sie es fühlen, daß Fremdrassige, Kranke, verbrecherische und krankhaft Veranlagte und Blutsverwandte als Ehepartner überhaupt gar nicht in Frage kommen."[13]

Die Reichfachschaftsleiterin hoffte, daß die Hebammen über ihr eigentliches Arbeitsfeld hinaus vom Staat gebraucht würden. Nanna Conti war „zuversichtlich, daß in den kommenden Jahren der Staat die Kräfte der Heb-

[8] Baumm, Aufgaben der Hebamme im Dienste des Volkes, Rundfunkvortrag gehalten im schlesischen Sender Gleiwitz und abgedruckt in: ZdRDH (1934), S. 25 f, S. 26. Hervorhebung im Original.

[9] Baumm, Rundfunkvortrag, in: ZdRDH (1934), S. 26.

[10] Philipp, Die Stellung der Hebamme zum Gesetz zur Verhütung erbkranken Nachwuchses, in: ZdRDH (1934), S. 291-294, S. 294; Baumm, Rundfunkvortrag, in: ZdRDH (1934), S. 26.

[11] Scheffzek, Ziel und Streben der Hebammen im neuen Staat, in: ZdRDH (1933), S. 326 f; Mayer, Hebamme im Dienst des dritten Reichs, in: ZdRDH (1934), S. 283 f.

[12] Hoffmann, Hebamme im neuen Staat, in: ZdRDH (1935), S. 238.

[13] Baumm, Rundfunkvortrag, in: ZdRDH (1934), S. 26.

ammenschaft [...] noch weiter verwerten“[14] wird. Eine wichtige Rolle spielte in ihrer Begründung, daß bei der überwiegenden Zahl der Geburten eine Hebamme hinzugezogen wurde und diese folglich an der „Wiege des Volkes“ stünde.[15] Von der „besonderen Vertrauensstellung“ zwischen der Hebamme und ihrer Klientel erhoffte Conti sich Informationen, die z.B. zur Erstellung einer Erbgesundheitskartei herangezogen werden konnten.[16]

> „Die Aufgaben der Hebammenschaft Deutschlands werden nicht nur die bisherigen sein, treuester Dienst an der Mutter und an dem Kind, sondern darüber hinaus bitten und hoffen wir, daß man unsere Kräfte, die zum Teil brachliegen, ... einsetzen möge ... für Volk und Vaterland ... besonders ... in der gesundheitlichen Bestandsaufnahme des deutschen Volkes, für Auskünfte der künftigen Sippenkartei, für die Rasseämter, für die Durchführung des Sterilisierungsgesetzes.“[17]

Mit dem Gesetz zur Verhütung erbkranken Nachwuchses vom 14.7.1933[18] wurden auch Hebammen verpflichtet, Fehlbildungen und Erbkrankheiten eines Menschen dem Kreis- oder Amtsarzt zu melden.[19] Dazu erging ein Erlaß des RMdI, der ausdrücklich die Verpflichtung der Hebammen zur Mitarbeit unter Strafandrohung bei Zuwiderhandlungen bestätigte.[20] Es wurde also daran gedacht,

---

[14] Conti, Hebamme und Volksgesundheit, in: Conti/ Schulz/ Krosse 1934, S. 5.

[15] Vgl. Puppel, Hohe Hebammenkunst und Aufgabe der Hebamme im Dritten Reich, in: ZdRDH (1934), S. 499ff + S. 521ff.

[16] Ebd.; Conti, Wie kann die Hebamme dem deutschen Volke Kinder erhalten? In: ZdRDH (1934), S. 318; Baumm, Rundfunkvortrag, in: ZdRDH (1934), S. 26.

[17] Conti, Hebamme und Volksgesundheit, in: Conti/ Schulz/ Krosse 1934, S. 2.

[18] RGBl I , Nr. 86, S. 529-531. Das Gesetz trat zum 1.1.1934 in Kraft, vgl. Weingart/ Kroll/ Bayert, 1992, S. 461 f; Schmuhl 1987, S. 154 f.

[19] Vgl. Philipp, Stellung der Hebamme, in: ZdRDH (1934), S. 292; vgl. Klee 1985, S. 239. Hierin ist ein Abdruck eines Runderlasses des Reichsministerium der Innern vom 18.8.1939 enthalten, betreffend die Meldepflicht für „mißgestaltete usw. Neugeborene“, indem ausdrücklich die Meldepflichtigkeit der Hebamme festgestellt und ihr als „Entschädigung für ihr Mühewalten“ 2 RM pro Meldung in Aussicht gestellt wurden. Vgl. außerdem Mitscherlich/ Milke 1995, S. 271-273, besonders das Kapitel „Das Euthanasie-Programm für >unheilbar Kranke< - Die >direkte Ausmerzung< unerwünschten Volkstums und unerwünschter Kranker durch >Sonderbehandlungen< [...] , 2. Die Tötung mißgebildeter und idiotischer Kinder.“ Darin wird festgehalten, daß „Gemäß Erlaß des Reichsinnenministeriums IV b 3088/39 1079 Mi vom August 1939 von Gesundheitsämtern, (Heb-, KT) Ammen, Ärzten und Kliniken Kinder durch Fragebogen (direkt, KT) nach Berlin zu melden“ seien. Die Tötung dieser Kinder wurde bis zum Kriegsende fortgeführt und nicht, wie die sog. „Gnadentodaktion“ für Erwachsene, durch den Befehl Hitlers eingestellt. Hervorhebung im Original.

[20] Zur Meldepflicht im Rahmen des Gesetzes vgl. Philipp, Stellung der Hebammen zum GzVeN, in: ZdRDH (1934), S. 292, und den kommentarlosen Abdruck einer Antwort des RMdI auf die ausdrückliche Anfrage der Reichsfachschaft Deutscher Hebammen vom 1.8.1934

sich auch bezüglich dieses Gesetzes die Vertrauensstellung, die Hebammen sich in der Bevölkerung erwerben konnten, zunutze zu machen.[21] Nanna Conti war sogar der Meinung, daß Hebammen für die gesundheitliche Bestandsaufnahme des deutschen Volkes, „für Auskünfte der künftigen Sippenkartei, für die Rasseämter, für die Durchführung des Sterilisierungsgesetzes“[22] Informationen liefern sollten. Gleichzeitig sollte die Hebamme Propagandistin im Dienste des Nationalsozialismus werden und neben ihrer geburtshilflichen Arbeit die rassistischen Inhalte der „Erbgesundheitspflege“, vor allem die Sinnhaftigkeit des „Gesetzes zur Verhütung erbkranken Nachwuchses“ sowie der daraus folgenden Zwangssterilisation, verbreiten.[23] Der Gynäkologe Professor A. Mayer betrachtete dies folgendermaßen: „Als Führerpersönlichkeit kann die Hebamme Verständnis für das Gesetz zur Verhütung erbkranken Nachwuchses schaffen bzw. für die Unfruchtbarmachungen.“[24] Benno Ottows Vorstellungen gingen in dieselbe Richtung. Seiner Meinung nach, sollten Hebammen die „Erbgesundheitslehre [...] tausendfach und immer wieder und unermüdlich ins Volk tragen.“[25] Mayer und Nanna Conti stuften die Bedeutung der Hebammen in der aufklärenden Tätigkeit hoch ein. Ihrer Einschätzung nach war eine Hebamme „Hüterin und Wächterin der Gesundheit vieler“[26] und sogar „Hüterin der Nation“.[27] Um diesem Anspruch gerecht werden zu können, wurde eine Erweiterung der Hebammenausbildung um die Fächer „Erbgesundheitslehre und Volkspflege“ angestrebt.[28] Bereits examinierte Hebammen sollten durch Vorträge,

---

mit dem Titel „Hebamme und Sterilisierungsgesetz“, in dem festgestellt wurde, daß „Hebammen im Sinne des Gesetzes zur Verhütung erbkranken Nachwuchses anzeigepflichtig seien, obwohl sie es nicht mit Kranken in ihrer Arbeit zu tun haben“, in: ZdRDH (1934), S. 347. Außerdem wurde als Bekanntgabe der Landesfachschaft Sachsens zum 15.8.1934 durch den Abdruck einer Erläuterung zur Reichsausführungsverordnung des RMdI vom Dezember 1933 an die „Meldepflicht der Hebammen bei der Durchführung des Gesetzes zur Verhütung erbkranken Nachwuchses“ erinnert. Vgl. ZdRDH (1934), S. 367; Puppel, Hohe Hebammenkunst im Dritten Reich, in: ZdRDH (1934), S. 532. Puppel führte ein Schreiben des RMdI an die Landesregierungen vom 9.7.1934 an, das identisch mit der Antwort an die Reichshebammenschaft war.

[21] Vgl. Conti, Wie kann die Hebamme dem deutschen Volk Kinder erhalten? In: ZdRDH (1934), S. 315-318.

[22] Conti, Die Hebamme im neuen Deutschland, in: Conti/ Schulz/ Krosse (1934), S. 2.

[23] Vgl. Scheffzek, Ziel der Hebammen im NS, in: ZdRDH (1934), S. 327.

[24] Mayer, Hebamme im Dritten Reich, in: ZdRDH (1934), S. 285.

[25] Ottow, Erbgesundheits- und Rassenpflege? In: ZdRDH (1933), S. 231.

[26] Conti, Die Hebamme im neuen Deutschland, in: Conti/ Schulz/ Krosse 1934, S. 2.

[27] Mayer, Hebammen im Dritten Reich, in: ZdRDH (1934), S. 283.

[28] Vgl. Ottow, Erbgesundheits- und Rassenpflege? In: ZdRDH (1933), S. 232. Diese Absicht wurde umgesetzt, vgl. Lehrplan für den Unterricht der Hebammen enthalten in: Sammlung

Fortbildungen und Versammlungen, durch das Lesen der Fachzeitschrift, besonders der Rubrik "Erbgesundheits- und Rassenpflege", nachgeschult werden.[29]

Alle zehn Autorinnen und Autoren gingen von einer erheblichen Mehrarbeit der Hebammen aus. Nur drei von ihnen, zu denen Nanna Conti gehörte, stellten explizit eine Verbesserung der gesellschaftlichen Stellung und eine entsprechende Vergütung durch das ausgedehnte Berufsfeld in Aussicht.[30] Andere betrachteten die erweiterte Tätigkeit als Opfer der Einzelpersonen für das ideelle „Volksganze" und die „Volksgesundheit". Wieder andere sahen eine ausreichende Notwendigkeit für die kostenlose Mehrarbeit der Hebammen in der drohenden „Entartung" und dem drohenden „Aussterben" des deutschen Volkes, dem „an der Seite des Führers" in „der Mitte des Kampfbundes für deutsche Kultur gegen alles Undeutsche und Unwahre ankämpfend"[31] begegnet werden müsse. Sehr deutlich wurde diese Position in einem Rundfunkbeitrag des Medizinalrates Baumm:

> „Der Hebammenberuf ist der schönste, der weiblichste und zu gleicher Zeit der schwerste und verantwortungsvollste Frauenberuf. Für ihn sind gerade die Besten genug. Diesen Beruf kann nur erfüllen, wer sich dazu wirklich berufen fühlt; wem der wahre Idealismus innere Befriedigung und Genugtuung schafft, der Idealismus unseres Führers Adolf Hitler. Und dieser herrliche alle Hindernisse überwindende, zielstrebende Idealismus bedeutet: Aufopferung des einzelnen für die Mitmenschen, für die Gesamtheit, für das Volk!"[32]

1943 wurde die „Mitwirkung in der Erb- und Rassenpflege" in der Dienstordnung für Hebammen in § 2, Abs. 1 näher geregelt:

> „Die Hebamme soll sich bei ihrer Berufstätigkeit stets bewußt sein, daß sie zur Mitwirkung an einer der wichtigsten Aufgaben der Volksgesundheitspflege, der

Rott, Kasten 218.

[29] Vgl. Ottow, Erbgesundheits- und Rassenpflege? In: ZdRDH (1933), S. 232; ders. Ziel und Weg einer deutschen Hebammenlehranstalt im Dritten Reich, in: ZdRDH (1933), S. 385 f, S. 386. Darin stellte Ottow fest, daß die Hebammenschülerinnen „unter Einfluß dieses Hauses zu deutschen Frauen werden (sollen, KT), die ihr Volkstum verstehen und in Beruf und Leben nach ihm handeln." Vgl. auch Puppel, Hohe Hebammenkunst im Dritten Reich, in: ZdRDH (1934), S. 532; Conti, Die Hebamme im neuen Deutschland, in: Conti/ Schulz/ Krosse 1934, S. 2.

[30] Vgl. Conti, Die Hebamme im neuen Deutschland, a.a.O. S. 3; Puppel, Hohe Hebammenkunst im Dritten Reich, in: ZdRDH (1934), S. 523; Scheffzek Ziel und Streben der Hebammen im neuen Staat, in: ZdRDH (1934), S. 327; N.C., Ansehen des Hebammenstandes im NS, in: ZdRDH (1934), S. 392.

[31] Scheffzek, Ziel und Streben der Hebammen im neuen Staat, in: ZdRDH (1934), S. 326.

[32] Baumm, Rundfunkvortrag, in: ZdRDH (1934), S. 26.

Erhaltung und Mehrung eines erbgesunden Nachwuchses berufen ist. Sie muß daher mit den Grundlagen der Erb- und Rassenpflege vertraut sein. Die Bedeutung der erbgesunden und kinderreichen Familie für unser Volk und das persönliche Glück, daß die Aufzucht dieser Kinder einzelnen bedeutet, soll sie den ihre Hilfe in Anspruch nehmenden Frauen und Ehemännern stets vor Augen halten."[33]

5.3.2 „Erbgesundheits- und Rassenpflege"

Die Rubrik „Erbgesundheits- und Rassenpflege" wurde am 1.8.1933 in die ZdRDH aufgenommen.[34] Da sie sich an der nationalsozialistischen Bevölkerungspolitik orientierte und soll sie gesondert ausgewertet werden. Ich werde mich auf die Überprüfung der Annahme, daß Hebammen durch die Rubrik für ihre tägliche Arbeit geschult und beeinflußt werden sollten, beschränken, da eine ausführliche Analyse den Rahmen dieser Arbeit überschreiten würde. Ich gehe davon aus, daß den Vorstellungen über die Tätigkeit der „Hebammen im neuen Staat" zufolge, auch in der Rubrik „Erbgesundheits- und Rassenpflege" neben geburtenfördernden Inhalten, Aspekte des Ausschlusses von der Fortpflanzung enthalten sein müssen.
Zunächst messe ich die Inhalte der Rubrik an den zwei zentrale Phasen der menschenverachtenden NS-Bevölkerungspolitik (1. „ausmerzende Erbpflege"/ 2. „Vernichtung lebensunwerten Lebens") und deren zwei Seiten, nämlich die geburtenfördende und die geburtenverhindernde (Pro- und Antinatalismus). Anschließend gleiche ich die Inhalte mit dem dazugehörigen allgemeinen Propagandakonzept ab und werde zeigen, daß auf die ZdRDH/ DDH nur ein Teil Anwendung fand.

Rassen- und Bevölkerungspolitik waren im Nationalsozialismus eng miteinander verknüpft.[35] Mit dieser Politik wurden Menschen von Nationalsozialisten und Wissenschaftlern in „fortpflanzungswürdige" und in „fortpflanzungsunwürdige" Menschen aufgeteilt. Später erfolgte eine weitere

---

[33] Dienstordnung für Hebammen vom 16.2.1943, § 2 Abs. 1, abgedruckt in: Sonderbeilage der DDH (1943), H. 7/8.
[34] Vgl. das Kapitel 5.1 „Zeitschriftenprofil".
[35] Zur Ideengeschichte, der Entwicklung der „Rassenhygiene" und „Erbgesundheits- und Rassenpflege" in Kaiserzeit und Weimarer Republik sowie die danach ausgerichtete menschenverachtende, mörderische Rassen- und Bevölkerungspolitik im Nationalsozialismus haben folgende Autoren umfassende Grundlagen geschaffen: Bock 1986; Schmuhl 1987; Weingart/ Kroll/ Bayertz 1992. Eine Ergänzung dazu ist folgende alltagsgeschichtliche Arbeit: Nitschke 1999.

Trennung in „lebenswerte" und in „lebensunwerte" Menschen. Die Begriffe Rassenpolitik und Bevölkerungspolitik wurden in dieser Zeit fast zu Synonymen.[36] „Rassenhygiene" und „Euthanasie" sowie Pronatalismus, stellten jedoch „kein genuin nationalsozialistisches Phänomen dar".[37] „Vielmehr hatte sich die nationalsozialistische Ideologie das rassenhygienische Argumentationsschemata [...] erst in den 1920er Jahre assimiliert."[38]

Für den Untersuchungszeitraum lassen sich zwei Phasen dieser menschenverachtenden Politik voneinander abgrenzen. Von 1933 bis einschließlich 1938 wurde das Prinzip der „ausmerzenden Erbpflege"[39] verfolgt. Daran schloß sich die „Vernichtung lebensunwerten Lebens"[40] durch „Euthanasie" und Holocaust von 1939 bis 1945 an. Die zunehmende Radikalisierung der Rassen- und Bevölkerungspolitik führte von der Ausgrenzung zur Vernichtung als „minderwertig" betrachteter Menschen.[41] Die „Euthanasie" hatte dabei eine Vorreiterrolle am Wendepunkt von der Verfolgung zur Vernichtung.[42] Mit ihr wurde die Vernichtung in den Konzentrationslagern eingeleitet. Die organisatorische Grundlage für den späteren Massenmord stellte der für die „Erb- und Rassenpflege" institutionalisierte Verwaltungs- und Gesetzesapparat dar.[43]

In der konkreten Ausprägung der nationalsozialistischen Bevölkerungspolitik bestanden zwei wesentliche einander ergänzende Hauptrichtungen, mit denen das Ziel der „erbbiologischen und rassischen Aufartung" der deutschen Bevölkerung unter quantitativen und qualitativen Gesichtspunkten verfolgt wurde. Auf der einen Seite stand das Konzept der Geburtenverhinderung sogenannter „erbkranker" und unerwünschter Menschen, das in der „Vernichtung lebensunwerter" Menschen mündete. Diese Konzept sollte der „Verbesserung der Bevölkerungsqualität" dienen. Dem gegenüber stand die Geburtenförderung „erbgesunder" Menschen, mit dem Ziel der Steigerung der Quantität von „erbgesund" geltenden und „rassisch hochwertig" eingestufter Menschen.[44] Diese

[36] Vgl. Bock 1986, S. 75.
[37] Schmuhl 1987, S. 370.
[38] Schmuhl 1987, S. 370.
[39] Ebd., S. 21 + S. 364.
[40] Ebd.
[41] Vgl. ebd., S. 370.
[42] Vgl. ebd.
[43] Vgl. Weingart et al 1992, S. 528.
[44] Zur Durchführung pronatalistischer Maßnahmen wurden, abgesehen von der Strafverfolgung illegaler Abtreibungen, keine Zwangsmaßnahmen angewandt. Die pronatalistische Bevölkerungspolitik konzentrierte sich auf die Schaffung materieller Anreize zur Steigerung der Geburtenrate. Gisela Bock weist darauf hin, daß die steigende Geburtenrate der 30er Jahre

Paarung wird in der historischen Forschung von Gisela Bock mit den Begriffen Antinatalismus und Pronatalismus belegt.[45]

Für die antinatalistische Rassenpolitik war das „Gesetz zur Verhütung erbkranken Nachwuchses" (GzVeN)[46], das die „rassenhygienisch" indizierte Sterilisierung legalisierte, zentral.[47] Ziel des GzVeN war es, die Weitergabe „unerwünschter Erbfaktoren" an die nächste Generation zu unterbinden, die „hemmungslose Vermehrung" der „Schwachsinnigen und anderer erblich minderwertiger" Menschen zu stoppen, auch, um damit die Kosten der Gesundheitsfürsorge zu mindern.[48] Dieses Ziel sollte mittels Zwangssterilisierung bestimmter, nach genau festgelegten Kriterien ausgewählten, „erbkranken" Menschen erreicht werden.[49]

Die von Nationalsozialisten gesehene Notwendigkeit, Menschen gegen ihren Willen zu sterilisieren, wurde „pseudohumanistisch" begründet:

> „Da die Sterilisation das einzige sichere Mittel ist, um die weitere Vererbung von Geisteskrankheiten und schweren Erbleiden zu verhüten, muß sie demnach als eine Tat der Nächstenliebe und Vorsorge für die kommende Generation angesehen werden."[50]

---

auf die Besserung der wirtschaftlichen Situation zurückzuführen sei und nicht auf die Wirkung der angewandten Maßnahmen. Bock hält es außerdem für übertrieben, von einem „Gebärzwang" für deutsche Frauen während des Nationalsozialismus zu sprechen. Vgl. Bock 1986, S. 166 f und dies. 1993, S. 277-284 + S. 306-310.

[45] Bock 1986, S. 77-289.

[46] Vgl. RGBl. I 1933, Nr. 86, S. 529-531. Das Gesetz wurde am 14.7.33 verabschiedet und trat am 1.1.34 in Kraft.

[47] Vgl. Schmuhl 1987, S. 154. Eine ausführliche Darstellung über Entwicklung und Inhalt des GzVeN geben Schmuhl 1987, S. 154-172; Weingart et al 1992, S. 464-480. In der Hebammenzeitung erschienen beispielsweise folgende Artikel: E.Sch., Das Gesetz zur Verhütung erbkranken Nachwuchses, in: ZdRDH (1934), S. 107; Anonym, Das Sterilisierungsgesetz in der Praxis, in: ZdRDH (1935), S. 427; Anonym, Durchführung des GzVeN, in: ZdRDH (1935), S. 298. Abgedruckt wurden außerdem Änderungsgesetze, Ausführungsverordnungen sowie Mitteilungen über die Einführung des Gesetzes in den besetzten Gebieten, z.B. 5. Verordnung zur Ausführung des GzVeN, in: ZdRDH (1936), S. 160; Einführung des GzVeN im Sudetenland, in: DDH(1940), S. 9.

[48] Vgl. Gütt et al 1934, S. 60.

[49] „Erbkrank im Sinne dieses Gesetzes ist, wer an einer der folgenden Krankheiten leidet: 1. angeborener Schwachsinn, 2. Schizophrenie, 3. zirkulärem (manisch-depressiven) Irresein, 4. erblicher Fallsucht (Epilepsie), 5. erblichem Veitztanz (Huntingtonsche Chorea), 6. erblicher Blindheit, 7. erbliche Taubheit, 8. schwere körperliche Mißbildungen. Ferner kann unfruchtbar gemacht werden, wer an schwerem Alkoholismus leidet." Ebd. S. 56. 1940 erweiterte sich der Kreis der zu Sterilisierenden auf sog. Asoziale. Als asozial wurden Menschen bezeichnet, die sich gesellschaftlich nonkonform verhielten. Vgl. Schmuhl 1987, S.169 f.

[50] Vgl. Gütt et al 1934, S. 60. Die Entscheidung über vorzunehmende Sterilisationen wurde

Zu den antinatalistischen Maßnahmen gehört die im Rahmen eines Änderungsgesetzes zum GzVeN (26.6.1935) erfolgte Legalisierung von Schwangerschaftsabbrüchen aus eugenischer Indikation.[51]

Weitere Gesetze waren: Das „Gesetz zum Schutze des deutschen Blutes und der deutschen Ehre“[52] vom 15.9.1935 („Blutschutzgesetz“), das die Eheschließung zwischen Juden und Staatsangehörigen „deutschen oder artverwandten Blutes“ verbot. Kurze Zeit später, am 18.10.1935, wurde das „Gesetz zum Schutz der Erbgesundheit des deutschen Volkes“[53] („Ehegesundheitsgesetz“) erlassen. Es stand in engem Zusammenhang mit dem GzVeN, da Menschen mit bestimmten Krankheiten von der Ehe und damit von der Fortpflanzung ausgeschlossen werden sollten.

In der Hebammenzeitung wurden die genannten antinatalistischen Gesetze berücksichtigt. Das „Gesetz zur Verhütung erbkranken Nachwuchses“ und (Zwangs-)Sterilisationen von Frauen und Männern waren zentrale Themen. Abgedruckte Mitteilungen über die Handhabung von Sterilisierungen im Ausland vermittelten den Eindruck, daß das nationalsozialistische Deutschland keinen Alleingang vollzog, sondern sich in einer allgemeinen europäischen Entwicklungsphase befand.[54] Der zentrale Unterschied, daß die Sterilisation in Deutschland eine Zwangsmaßnahme war, während der Eingriff in anderen Ländern auf Freiwilligkeit beruhte, wurde nicht erwähnt.[55] Verschiedene Bilanzen und Ergebnisse klinischer Untersuchungen über Sterilisationen vermittelten den

---

von Erbgesundheitsgerichten getroffen, die den Amtsgerichten angegliedert waren. Es bestand die Möglichkeit, gegen einen Beschluß als Rechtsmittel eine Beschwerde beim Erbgesundheitsobergericht einzugeben. Vgl. Ottow, Die Erbgesundheitsgerichtsbarkeit und die Unfruchtbarmachung Erbkranker, in: ZdRDH (1935), S. 29 f; Weingart et al 1992, S. 465 f.

[51] Vgl. Schmuhl 1987, S. 163; Bock 1986, S. 99 f; H.B., Zur Legalisierung der Schwangerschaftsunterbrechung aus eugenischer Indikation, in: ZdRDH (1934), S. 187.

[52] Vgl. RGBl. I. 1935, Nr. 100, S. 1146 f; Schmuhl 1987, S. 159.

[53] Vgl. RGBl. I. 1935, Nr. 114, S. 1246; Schmuhl 1987, S. 159.

[54] Vgl. Anonym, Sterilisierungsgesetz in Norwegen, in: ZdRDH (1934), S. 297; Anonym, Verhütung erbkranken Nachwuchses in der Schweiz, in: ZdRDH (1934), S. 542; Tietz, Sterilisierungsgesetze im Auslande, in: ZdRDH (1936), S. 428; Anonym, Sterilisierung in Schweden, in: ZdRDH (1934), S. 344; Anonym, Gesetz zur Verhütung erbkranken Nachwuchses in Finnland, in: ZdRDH (1938), S. 344; Anonym, Sterilisierungsgesetzgebung des Auslandes, in: ZdRDH (1938), S. 556; Anonym, Sterilisierungsgesetz im Urteil der Welt (sic), in: ZdRDH (1936), S. 451.

[55] Wie der Umgang mit gesetzlich verankerte Freiwilligkeit in der Praxis war, ist mir nicht bekannt.

Eindruck eines sachlichen Umganges und wissenschaftlicher Begleitung.[56] Hinweise auf fachärztliche Durchführung der Eingriffe in spezialisierten Kliniken sollten vermutlich den Eindruck sachgerechter und kompetenter Tätigkeit erwecken.[57] In einzelnen Artikeln wurde das „Schicksal unfruchtbar gemachter Frauen“ berücksichtigt, wodurch ein humaner Umgang angedeutet und ein über die Sterilisation hinausgehendes Interesse an den betroffenen Menschen vorgespielt wurde.[58] Meldungen über Ehevermittlungsstellen für „unfruchtbar gemachte“ und solche, die betonten, daß „Sterilisierte nicht vogelfrei“ wären, bestätigen diesen Eindruck.[59] Die Frage nach dem Verhältnis der Kirche zur Sterilisierung wurde ebenfalls angeschnitten.[60] Wiederholt erschienen Artikel mit der Frage nach der Kostenübernahme von Sterilisationen.[61] Vorhandene „Mißverständnisse“ bezüglich des GzVeN wurden in der Zeitschrift ausgeräumt, so z.B., daß Kastration und Sterilisation nicht dasselbe seien.[62] Die Legalisierung von Schwangerschaftsabbrüchen aus „eugenischer“ Indikation wurde 1935 aufgegriffen.[63] Auch das „Ehegesundheitsgesetz“ fand wiederholt Erwähnung. Bereits im November 1935 wurde über „Ehetauglichkeit“ und deren Prüfung referiert.[64] Das „Blutschutzgesetz“ wurde im Hebammenfachblatt kommentarlose

[56] Vgl. Puppel, Klinische Ergebnisse des GzVeN, in: ZdRDH (1935), S. 683; Weinert, Ein Jahr Sterilisationsgesetz, in: ZdRDH (1935), S. 176.

[57] Vgl. Anonym, Kaiserschnitt und Sterilisation, in: ZdRDH (1934), S. 483; Anonym, Sterilisierung nur durch Facharzt, in: ZdRDH (1935), S. 694; Anonym, Unfruchtbarmachung durch Bestrahlung, in: ZdRDH (1936), S. 185; Anonym, Unfruchtbarmachung nur in bestimmten Kliniken, in: ZdRDH (1936), S. 406.

[58] Vgl. Anonym, Erfahrungen über Sterilisierte, in: ZdRDH (1934), S. 188; N.C., Das Schicksal unfruchtbar gemachter Frauen, in: DDH (1940), S. 217.

[59] Vgl. Anonym, Erbkranke sind nicht vogelfrei, in: ZdRDH (1936), S. 331; Anonym, Ehevermittlung für Sterilisierte, in: DDH (1943), S. 168; N. C., Ehevermittlung für Gehörlose, in: ZdRDH (1938), S. 175 f.

[60] Vgl. Anonym, Freiwillige Sterilisierung und Kirche, in: ZdRDH (1935), S. 298; Anonym, Religiöses Gewissen und Unfruchtbarmachung, in: ZdRDH (1936), S. 485.

[61] Vgl. Anonym, Die Kostenpflicht der Krankenkassen bei der Durchführung des Sterilisationsgesetzes, in: ZdRDH (1935), S. 669; E.R., Tragung der Kosten bei Sterilisierung, in: ZdRDH (1936), S. 242; E., Zur Kostenfrage der Unfruchtbarmachung von Familienmitgliedern, in: ZdRDH (1939), S. 311.

[62] Vgl. Anonym, Sterilisation und Kastration dürfen nicht verwechselt werden, in: ZdRDH (1934), S. 68; Anonym, Gegen Mißbrauch der Sterilisation, in: ZdRDH (1936), S. 59.

[63] Vgl. N.C., Erbgesundheitsgericht und Schwangerschaftsunterbrechung, in: ZdRDH (1935), S. 153.

[64] Mit diesem Gesetz wurden Ehen mit Partnern verboten, die eine „Erbkrankheit“ nach den Kriterien des GzVeN, ansteckende Krankheiten wie TBC, Geschlechtskrankheiten oder psychische Erkrankungen hatten oder unfruchtbar waren. Vgl. Gütt, Ehetauglichkeitszeugnisse, in: ZdRDH (1935), S. 691. Die erster Verordnung zur

abgedruckt.[65]

Das GzVeN verpflichtete Hebammen zur Meldung sog. „mißgestalteter“ Neugeborener.[66] Sie wurden durch das Verbandsorgan auf ihre Meldepflicht hingewiesen.[67] Auf eine ihnen zugesagte Prämie, die sie bei jeder Meldung vom Gesundheitsamt erhalten sollten, wies die Hebammenzeitung nicht hin.[68]

Pronatalistische Maßnahmen des NS-Staates basierten im wesentlichen auf wirtschaftlichen Anreizen und Unterstützung, weniger auf Verboten. Die Maßnahmen umfaßten die Vergabe von Ehestandsdarlehen, die Gründung des „Hilfswerkes für Mutter und Kind“ (1934) und des „Reichsmütterwerkes im deutschen Frauenwerk“ (1934), die Schaffung des „Ehrkreuzes“ für Mütter (1938). Außerdem wurde die Arbeitszeitverordnung für Frauen verändert (30.4.1938) und das Mutterschutzgesetz erweitert (1942). Im Zusammenhang mit den pronatalistischen Maßnahmen stand die Verfolgung und zunehmende Verschärfung der Strafen für die Vornahme illegaler Abtreibung bei „erbgesunden arischen“ Frauen (1933, 1935, 1941, 1943).[69] In diesem Zusammenhang stand eine Polizeiverordnung (1941), mit der das Anbieten und der Verkauf von Verhütungsmitteln bei Strafe verboten wurde.[70]

Durchführung des Ehegesundheitsgesetzes vom 29.11.1935, in: ZdRDH (1936), S. 30; Vgl. Anonym, Ehegesundheitsgesetz und Tuberkulosebekämpfung, in: ZdRDH (1938), S. 12; Anonym, Ehetauglickeitszeugnisse nach bevölkerungspolitischen Gesichtspunkten, in: ZdRDH (1944), S. 12; Anonym, Gegen unnatürliche eheliche Verbindungen, in: ZdRDH (1940), S. 224; Anonym, Keine Bewährungsfrist für Ehetauglichkeit, in: ZdRDH (1937), S. 250.

[65] Vgl. Abdruck der Verordnung zum Reichsbürger- und Blutschutzgesetz, in: ZdRDH (1935), S. 722 f; Anonym, Geschlechtsverkehr im Sinne des Blutschutzgesetz, in: ZdRDH (1937), S. 90.

[66] Vgl. Anonym, Hebammen und Sterilisierungsgesetz, in: ZdRDH (1934), S. 347; Anonym, Meldepflicht der Hebammen bei Durchführung des GzVeN, in: ZdRDH (1934), S. 367.

[67] Philipp, Stellung der Hebamme zum GzVeN, in: ZdRDH (1934), S. 292. In einem weiteren Artikel wurde ausdrücklich festgehalten, daß „Hebammen im Sinne des Gesetzes zur Verhütung erbkranken Nachwuchses anzeigepflichtig seien, obwohl sie es nicht mit Kranken in ihrer Arbeit zu tun haben“. Anonym, Hebamme und Sterilisierungsgesetz, in: ZdRDH (1934), S. 347. Außerdem wurde am 15.8.1934 durch den Abdruck einer Erläuterung zur Reichsausführungsverordnung des RMdI vom Dezember 1933 an die „Meldepflicht der Hebammen bei der Durchführung des Gesetzes zur Verhütung erbkranken Nachwuchses“ erinnert. Vgl. ZdRDH (1934), S. 367.

[68] Ein Runderlaß des Reichsministerium des Innern vom 18.8.1939, der die Meldepflicht für „mißgestaltete usw. Neugeborene“ betraf, stellte ausdrücklich die Meldepflichtigkeit der Hebamme fest. Als „Entschädigung für ihr Mühewalten“ wurden ihr 2,- RM pro Meldung in Aussicht gestellt. Vgl. Klee 1985, S. 239.

[69] Vgl. Bock 1986, S. 160; Czarnowski 1993, S. 58; Kretschmer 1997, S. 91-98.

[70] Vgl. Polizeiverordnung über Verfahren, Mittel und Gegenstände zur Unterbrechung und

Die Hebammenzeitung berichtete über alle geburtenfördernde Maßnahmen unterschiedlich ausführlich. Während das Ehestandsdarlehen im gesamten Erscheinungszeitraumes in der Hebammenzeitung präsent war[71], gab es zu folgenden Themen nur kurze Darstellungen: Über die Gründung des „Hilfswerkes für Mutter und Kind"[72], dessen Aufgaben, Ziele und Inhalte, wurde ebenso berichtet wie über den „Reichsmütterdienst im deutschen Frauenwerk"[73]. Das „Ehrenkreuz für Mütter" erhielt nach seiner Einführung Aufmerksamkeit.[74] Zur neuen Arbeitszeitverordnung für Frauen vom 30.4.1938 gab es in der Rubrik „Sozialversicherung" Informationen.[75] Die Erweiterung des Mutterschutzgesetzes von 1942 wurde mitgeteilt.[76] Es gab kurze Berichte über die Verfolgung und die zunehmende Verschärfung der Strafen für die Ausführung illegaler Abtreibungen.[77] In diesem Zusammenhang wurde mehrmals auf die strafrechtliche Verfolgung von Hebammen hingewiesen, die Abtreibungen ausführten. Ab 1939 kam der Entzug der Erlaubnis zur Führung der Berufsbezeichnung hinzu, was ein Berufsverbot einschloß.[78] Ab 1943 drohte ihnen Zuchthaus oder in schweren Fällen Todesstrafe.[79] Ein Verstoß gegen das Verbot, Verhütungsmittel zu vertreiben, konnte Hebammen 150,- RM kosten.[80]

Verhütung von Schwangerschaften, in: DDH (1941), S. 277.

[71] Vgl. Anonym, Das Ehestandsdarlehen, in: ZdRDH (1933), S. 204 f; Anonym, Neue Bestimmungen für Ehestandsdarlehen, in: ZdRDH (1934), S. 142; Anonym, Nur 2,8 v.H. Ehestandsdarlehen Anträge abgelehnt, in: ZdRDH (1935), S. 329; Zehn Jahre Ehestandsdarlehen, in: DDH (1943), S. 167.

[72] Vgl. Anonym, Das Hilfswerk „Mutter und Kind" der NSV, in: ZdRDH (1934), S. 108.

[73] Vgl. Anonym, Richtlinien des Reichsmütterdienstes im Deutschen Frauenwerk zur Durchführung der Mütterschulung, in: ZdRDH (1934), S. 237 f.

[74] Vgl. Anonym, Das Ehrenkreuz für Mütter, in: ZdRDH (1939), S. 41. Es wurde eine grafische Darstellung des Kreuzes und der Gesetzestext abgedruckt.

[75] Vgl. Anonym, Verstärkter Arbeitsschutz für Kinder, Jugendliche und Frauen, in: ZdRDH, (1938), S. 308 f.

[76] Vgl. E., Erweiterter Schutz der erwerbstätigen Mutter durch ein neues Mutterschutzgesetz, in: DDH (1942), S. 162.

[77] Vgl. Anonym, Eine Hebamme, welche die Vornahme einer Abtreibung ermöglicht, ist als unzuverlässig anzusehen, in: ZdRDH (1933), S. 294; O. M., Entziehung des Prüfungszeugnisses einer Hebamme wegen Vornahme einer Abtreibung, in: ADHZ (1933), S. 133; Anonym, Auch auf Abtreibungsversuch steht Gefängnisstrafe, in: ZdRDH (1938), S. 418; Küpper, Beteiligung einer Hebamme an einer strafbaren Abtreibung als schwere strafrechtliche Verfehlung, in: DDH (1943), S. 73.

[78] Küpper, Abtreibung als Grund der Zurücknahme der Anerkennung einer Hebamme, in: DDH (1942), S. 191.

[79] Vgl. Verordnung zum Schutz von Ehe, Familie u. Mutterschaft, RGBl. 1943, Nr. 27, S. 140.

[80] Polizeiverordnung über Verfahren, Mittel und Gegenstände zur Unterbrechung und

Zwischen 1933 bis 1939 standen die Themen Sterilisation, „Erbgesundheit" und „Erbkrankheiten" im Vordergrund der Rubrik. Zeitgleich mit dem Kriegseintritt 1939 änderte sich der Inhalt. Neuer Schwerpunkt war der Pronatalismus und die mit der Bevölkerungs- und Rassenpolitik verbundene „Lehre". Zentrale Themen waren nun Ehestandsdarlehn[81], Mutterschutz, Familie, Statistiken zu Bevölkerungsbewegungen[82] sowie „Erbbiologie" und „Rassenlehre".[83] Sterilisation und Erbkrankheiten spielten abgesehen von vereinzelten Artikeln und Mitteilungen über rechtliche Veränderungen, wie zum Beispiel das 1942 „im Osten" eingeführte GzVeN[84], keine Rolle mehr. Die Rubrik behielt den rassistischen Wesenskern auch nach dieser inhaltlichen Reduktion.[85]

Maßnahmen gegen die jüdische Bevölkerung wurde nicht erwähnt. Selten erschienen Artikel, die rassistische Vorurteile aufgriffen, wie z.B. „Belästigung durch jüdische Kaufleute"[86], „Jüdische Abtreiber in Ungarn"[87], „Der Kampf Judas gegen die weiße Rasse"[88]. Ähnliche Artikel erschienen über Sinti und Roma.[89]

Obwohl die Rubrik für die Fortbildung von Hebammen eingerichtet wurde, war nur eine geringe Zahl der Artikel direkt an sie gerichtet. Vielmehr waren die wissenschaftlich aufgemachten Artikel an eine allgemeine LeserInnenschaft adressiert und nur selten mit konkreten Handlungsanweisungen oder Beratungsanleitungen für Hebammen versehen.[90]

Verhütung von Schwangerschaften, in: DDH (1941), S. 277.

[81] Vgl. Anonym, Ehestandsdarlehen für Soldaten, in: DDH (1944), S. 52; Anonym, Ehestandsdarlehen für Witwen und Verlobte Gefallener, in: DDH (1943), S. 49; Anonym, Ehestandsdarlehen und Kinderzahl, in: DDH (1942), S. 8.

[82] Vgl. Tornau, Bleiben wir ein bodenverbundenes Volk? In: DDH (1941), S. 144; Anonym, Die Bevölkerungslage der Reichshauptstadt, in: DDH (1940), S. 34; Anonym, Die Bevölkerungsbewegung im Großdeutschen Reich 1943, in: DDH (1944), S. 130.

[83] Vgl. Anonym, Auch der Krieg erlaubt keine Auflockerung der Rassegesetze, in: DDH (1940), S. 9; N. C., Ist das Bauerntum noch Blutsträger des deutschen Volkes? In: DDH (1940), S. 214-217; Groß, Walter, Grundsätze für rassenpolitisches Denken, in: DDH (1943), S. 47; Roßner, Ferdinand, Rassenpolitik und Krieg, in: DDH (1943), S. 133.

[84] Vgl. Anonym, Die GzVeN im Osten eingeführt, in: DDH (1942), S. 25.

[85] Vgl. Schmalfuß, Der Kampf Judas gegen die weiße Rasse, in: DDH (1941), S. 218.

[86] Vgl. Anonym, Belästigung durch jüdische Kaufleute, in: ZdRDH (1935), S. 208.

[87] Vgl. Anonym, Jüdische Abtreiber in Ungarn, in: ZdRDH (1938), S. 281.

[88] Vgl. Anonym, Der Kampf Judas gegen die weiße Rasse, in: ZdRDH (1941), S. 218.

[89] Vgl. Anonym, Eine Zigeunergeschichte, in: ZdRDH (1933), S. 403; Reichsministerium des Innern, Runderlaß zur Bekämpfung der Zigeunerplage, in: ZdRDH (1939), S. 21; Anonym, Seßhaftmachung der Zigeuner, in: ZdRDH (1942), S. 212; Anonym, Noch 5 Millionen Zigeuner, in: DDH (1942), S. 280.

[90] An Hebammen adressierte Artikel waren: Ottow, Erbgesundheitspflege, in: ZdRDH (1933),

Das allgemeinen Propagandakonzept für die „Rassenhygiene" in der Zeit des Nationalsozialismus verfolgte, laut Hans-Walter Schmuhl, nicht die Richtung des „verbalen Radikalismus", wie es in der Literatur der Weimarer Republik zu den Themen Sterilisierung und „Euthanasie" üblich gewesen war.[91] Strategie und Taktik orientierten sich am Interesse „propagandistischer Effizienz". Zuständig für diese Propaganda war ab 1934 das Rassenpolitische Amt der NSDAP und der Reichsausschuß für Volksgesundheit des Reichsministerium des Innern. Es sollte, laut Walter Groß, Leiter des Rassenpolitischen Amtes der NSDAP, auch auf ethische Argumente von christlicher Seite eingegangen werden, um bezüglich der „rassenhygienischen Sterilisierung" eine gesellschaftliche Akzeptanz herbeizuführen. Groß stellte sich das folgendermaßen vor:

> „ich muß christlicher, katholischer, triefender sprechen als der Pfarrer dieser Leute. Es muß heißen: 'Der will ja gar nichts anderes als wir.' [...] Aber es heißt Takt haben! Dinge erörtern, ohne sie zu nennen! Wir müssen getarnt vorgehen, verkappt, jesuitischer als Jesuiten! Nicht zu Frontalangriffen darf es kommen, sonst werden Fronten geschaffen. Diese aber müssen gelockert werden."[92]

Erst eine Verankerung des „Erblichkeitsdogmas" in den einzelnen Menschen, gemeint waren die Grundannahmen der „Erbpflege und Rassenhygiene", daß bestimmte „Krankheiten" genetisch bedingt und folglich erblich seien, könnte die Ablehnung, die der Sterilisation aus ethischen Gründen entgegen gebracht würde, „aus den Angeln heben."[93] Groß weiter:

> „Da müssen die Menschen zuerst von aller Erblichkeit überzeugt sein. Erst dann kann ich in spezielle Gebiete vorstoßen, z.B. Sterilisierung usw. Gegen solche Gebiete wehrt

---

S. 231 f; Mikulicz-Radecki, Die Aufgabe der Hebamme bei der Erhaltung des keimenden Lebens, in: ZdRDH (1934), S. 162; Philipp, Die Stellung der Hebamme zum GzVeN, in: ZdRDH (1934), S. 291; N. C., in: Der Einsatz der Hebamme bei der großen Heimkehr im Osten, in: DDH (1940), S. 65; Anonym, Über die Auswirkung des Reichserbhofgesetzes auf die Rechtslage der Hebammen, in: ZdRDH (1934), S. 250; Reichsfachschaft, Hebamme und Sterilisierungsgesetz, in: ZdRDH (1934), S. 347; RMdI, Meldepflicht der Hebammen bei Durchführung des Gesetzes zur Verhütung erbkranken Nachwuchses, in: ZdRDH (1934), S. 367; Tolksdorf, Bevölkerungspolitik und Landhebamme, in: ZdRDH (1937), S. 153; Stähle, Das Gesundheitswesen der Partei und der Einsatz der Hebammen in der Gesundheitsführung, in: ZdRDH (1938), S. 534; Roth, Die Bedeutung der Hebamme für die Betreuung unfruchtbarer Eheleute, in: DDH (1942), S. 84 f; Schultze, Mitwirkung der Hebamme bei der Bekämpfung der Unfruchtbarkeit, in: ZdRDH (1943), S. 178 f. Außerdem gab es vier Artikel zu der Problematik Hebamme und Abtreibung.

[91] Vgl. Schmuhl 1987, S. 173.

[92] Walter Groß zitiert bei Schmuhl 1987, S. 173. Hervorhebung im Original.

[93] Schmuhl 1987, S. 173.

sich der Mensch instinktiv. [...] Aber da muß in ihm der eine feste Glaubenssatz werden: 'Was ich bin, bin ich aus erblichen Gründen.' [...] Hat aber der Mensch dann gefressen, daß der Mensch das Produkt der Vererbung ist, dann begreift er auch die Erblichkeit als Krankheit."[94]

Sei das geschehen, „fänden sich die Menschen 'nach einigem Gesichterschneiden' mit der Sterilisierung ab."[95] Besonders auffällig ist, daß in der „rassenhygienischen" Propaganda des nationalsozialistischen Regimes bis in die Zeit der „Euthanasieaktionen" von der „Vernichtung lebensunwerten Lebens" selten die Rede war. Es war durch Ministerialerlaß untersagt, die „Euthanasieproblematik" in der Propaganda zu thematisieren.[96] Auch Weingart, Kroll und Bayertz sowie Platen-Hallermund kommen wie Schmuhl zu dem Schluß, daß der offizielle staatliche Umgang mit der „Erb- und Rassenpflege" und der „Euthanasie" unterschiedlich war. Während erstere offiziell propagiert wurde, um eine gesellschaftliche Akzeptanz für Zwangssterilisierungen zu erreichen, unterlag die „Euthanasie" der Geheimhaltung.[97]

Das von Benno Ottow formulierte Ziel der Rubrik „Erbgesundheits- und Rassenpflege" lag ausdrücklich in der Fort- und Weiterbildung der Hebammen zu diesem Thema. Es heißt dort:

„Um in den so bedeutungsvollen Fragen der Erblehre, der Erbgesundheit und der Volkspflege anzuregen und zu lehren, zu fördern und zu vertiefen hat unsere Zeitschrift diesen neuen Abschnitt eingeführt."

Weiter führte Ottow aus, daß „die Aufartung des deutschen Volkes [...] nicht allein von oben her angeordnet, gefordert und in die Wege geleitet werden" könnte, sondern „vor allem auch im Schoß des Volkes selbst freudigen Widerhall, Verständnis und Mitarbeit finden"[98] müßte. Darum sei es „Pflicht jedes bewußten Deutschen, vor allem aber Pflicht des deutschen Arztes und jeder deutschen Hebamme", hier mitzuarbeiten. Damit die Hebamme, die von ihr erwartete Aufklärungsarbeit wahrnehmen konnte, nämlich „diese Erkenntnis nicht nur tausendfach und immer wieder und unermüdlich ins Volk zu tragen, sondern hier auch zu festigen und zu verankern"[99], mußte sie im Besitz von ausreichender Kenntnis über „Erbgesundheitslehre und Volkspflege" sein. Dieses Wissen sollte

[94] Walter Groß zitiert bei Schmuhl 1987, S. 173. Hervorhebung im Original.
[95] Groß zitiert bei Schmuhl 1987, S. 174.
[96] Vgl. Schmuhl 1987, S. 177.
[97] Weingart et al 1992, S. 527; Platen-Hallermund, 1993, S. 30.
[98] Ottow, Erbgesundheitspflege und Mitarbeit der Hebamme, in: ZdRDH (1933), S. 232.
[99] Ebd.

sie sich selbständig mit Hilfe des neuen Abschnittes „Erbgesundheits- und Rassenpflege“ aneignen. Abschließend heißt es deutlich:

> „Nicht allein geburtshilflicher Beistand ist Pflicht der deutschen Hebamme, sondern darüber hinaus tätige Mitwirkung an der neuen Lebensgestaltung und an der Sicherung der Zukunft unseres deutschen Volks!“[100]

Das von Schmuhl aufgezeigte Propagandakonzept spiegelt sich in der Rubrik „Erbgesundheits- und Rassenpflege“ des Hebammenfachblattes wider. Der inhaltliche Schwerpunkt der Rubrik entsprach der jeweils vorherrschenden Bevölkerungspolitik. Der Inhalt veränderte sich entsprechend der Phasen der Rassenpolitik. In der Phase der „ausmerzenden Erbpflege“ wurde bis einschließlich 1939 regelmäßig und ausführlich über das GzVeN und Sterilisationen, unter Berücksichtigung (pseudo-)wissenschaftlicher, medizinischer, rechtlicher und gesellschaftlicher Aspekte, berichtet. „Euthanasie“ und „Vernichtung lebensunwerten Lebens“, die die zweite Phase bestimmten, fanden, entsprechend der Geheimhaltungsbefehle, keine Berücksichtigung in der Hebammenzeitschrift.[101] Einzig die aus dem GzVeN hervorgehende Pflicht für Hebammen, „fehlgebildete“ Säuglinge dem Gesundheitsamt zu melden, war ein Hinweis auf die „Euthanasie“. Auf radikale Propaganda wurde verzichtet. Statt dessen wurden die rassistischen Inhalte des zentralen Themas „Erbgesundheits- und Rassenpflege“ in einem pseudowissenschaftlichen Stil gehalten. Der Inhalt folgte den Schwerpunkten Anti- und Pronatalismus, mit einem Übergewicht auf dem Antinatalismus. Der Bildungsanspruch, der mit der Rubrik verbunden wurde, ging allerdings über die subtile Beeinflußung, wie es Groß' Propagandakonzept für die breite Bevölkerung vorsah, hinaus. Eine Schulung durch die Fachzeitschrift sollte die Voraussetzung dafür schaffen, Hebammen als Multiplikatorinnen der Ideen von „Erbgesundheitslehre“ und „Volkspflege“ einzusetzen.[102] In diesem Zusammenhang ist daran zu denken, daß der vorgesehene Zwang zur Durchführung des GzVeN in der Öffentlichkeit kritisch gesehen wurde und eine „gesellschaftliche Verweigerung“ nicht selten war.[103] Es kann angenommen werden, daß die Hebamme als eine „Instanz“ betrachtet wurde, die ausführlich über die Notwendigkeit von Sterilisierungen aufklären sollten, um deren öffentliche Akzeptanz zu fördern.

[100] Ottow, Erbgesundheitspflege und Mitarbeit der Hebammen, in: ZdRDH (1933), S. 232.
[101] Vgl. Schmuhl 1987, S. 159.
[102] Vgl. Kapitel 5.3.1 „Vorstellungen über die Hebamme im neuen Staat“.
[103] Vgl. Weingart et al 1992, S. 465-468; Schmuhl 1987, S. 159; Bock 1986, S. 278-298.

5.3.3 Kampagne gegen das sogenannte Doppelverdienertum

Ab Mai 1933 gab es in der ZdRDH Reaktionen auf die im Februar 1933 beginnende offizielle Kampagne der Reichsregierung gegen das sogenannte „Doppelverdienertum", d.h. die Berufstätigkeit beider Ehepartner. Diese arbeitsmarktpolitische Strategie war Teil eines Maßnahmenpaketes mit dem Ziel, die Frauen vom Arbeitsmarkt zu verdrängen.[104] Neben dieser Kampagne, die sich auf staatlich Angestellte bezog, wurden Arbeitgeber durch „Druck von der Sraße" - insbesondere durch Mitglieder der Nationalsozialistischen Betriebszellen-Organisation (NSBO) und der SA - dazu gedrängt, verheiratete Frauen zu entlassen und an ihrer Stelle Arbeitslose, vorrangig „alte Kämpfer" der NS-Bewegung und Familienväter, einzustellen.[105] Dieses Vorgehen orientierte sich an dem bürgerlichen Modell einer Aufgabenteilung in der Ehe, wonach der Ehemann berufstätig und die Ehefrau für reproduktive Tätigkeiten sowie für Haus und Kinder zuständig ist. Die Kampagne war Teil einer Strömung innerhalb der nationalsozialistischen Bewegung, die versuchte, materielle Interessen männlicher Arbeitnehmer gegen deren Arbeitgeber durchzusetzen. Die konkrete Umsetzung sah so aus, daß Frauen aus dem politischen Leben entfernt, von qualifizierten Berufspositionen ausgeschlossen wurden und ihnen einen Platz an „Heim und Herd" zugewiesen wurde. Mit dem Ende der Massenarbeitslosigkeit 1936 bzw. 1937/38 verlor diese Kampagne an Bedeutung.[106]

Bei freiberuflichen Hebammen, die verheiratet waren, traf die Regelung die Ehemänner. Die verheirateten Männer konnten und wurden aus Angestelltenverhältnissen in Staats- oder Gemeindediensten entlassen werden. Die Einheitsorganisation, d.h. in diesem Fall Emma Rauschenbach, nahm sich ihrer Mitglieder an, weil viele von ihnen verheiratet waren. Dies galt für den Beruf als besonders wünschenswert.[107] Außerdem konnten Hebammen ihre Familien mit ihrem niedrigen Einkommen nicht allein unterhalten.[108] Eingaben der

---

[104] Ein weiterer Teil dieses Paketes war die im „Gesetz zur Minderung der Arbeitslosigkeit" geregelte Vergabe von Ehestandsdarlehen. Das Darlehen war an das Ausscheiden der Ehefrau aus dem Erwerbsleben gebunden. Vgl. Reiter, in: Kuhn/ Rothe (Hg.) 1998, S. 9.

[105] Vgl. Kranig in: Bracher et al (Hg.) 1993, S. 137.

[106] Während Kranig die Massenarbeitslosigkeit und einen Mangel an Arbeitskräften für 1936 feststellt, gibt Tyrell an, daß 1937/38 eine Situation von Vollbeschäftigung und Arbeitskräftemangel eintrat. Vgl. Kranig in: Bracher et al (Hg.) 1993, S. 145; Tyrell in: Bracher et al (Hg.), 1983, S. 60.

[107] Rauschenbach, Hebammenberuf und der Begriff Doppelverdiener, in: ZdRDH (1933), S. 199 f; dies., Hebammen als Doppelverdiener, in: ZdRDH (1933), S. 255; dies., Doppelverdiener?! In: ZdRDH (1934), S. 74.

[108] Den Angaben der ZdRDH zufolge verdienten 1933 70 Prozent der Hebammen monatlich

Standesorganisation und von Einzelmitgliedern an den Reichsminister des Innern führten 1933 zu Erfolgen für die Hebammen. Das Reichsministerium des Innern wirkte dahingehend auf das Reichsjustizministerium ein, die Hebammen von der Regelung auszunehmen. In einem Musterprozeß wurde zugunsten der Hebamme M. entschieden. Das Reichsjustizministerium folgte in seinem Entschluß der Argumentation des RMdI, das anführte:

> „Der Hebammenberuf ist ein lediglich Frauen vorbehaltener Beruf, der eine längere Ausbildung erfordert und für den verheiratete Frauen besonders erwünscht sind. Eine Kündigung kann von der Anstellungsbehörde nur aus einem wichtigen Grunde vorgenommen werden. Das Ministerium des Innern muß den Standpunkt vertreten, daß die Tatsache allein, daß auch der Ehemann ein Verdiener ist und deshalb bei den Eheleuten das Verhältnis des Doppelverdienens vorliegt, nicht als ein wichtiger Grund für die Kündigung angesehen werden kann."[109]

Damit wurde klargestellt, daß verheiratete Hebammen ihre Tätigkeit nicht niederlegen mußten, da ein „wesentliches öffentliches Interesse" damit verbunden sei.[110] Die Diskussion fand hiermit einen vorläufigen Abschluß. Sie wurde im darauf folgenden Jahr erneut aufgegriffen. In einem Erlaß des Treuhänders für Arbeit, der im Einvernehmen mit dem sächsischen Innenministerium entstand, wurde im April 1934 ebenfalls zugunsten der Ehegatten von Hebammen entschieden. Im Gegensatz zur Entscheidung von 1933 wurde in der sächsischen Regelung das Einkommen der Hebamme zum wesentlichen Maßstab. Ein Ehepaar galt nicht als 'Doppelverdiener', solange das Einkommen eine unbenannte Summe nicht überschritt.[111] Eine generelle Ausnahme für verheiratete

---

weniger als 100 RM, d.h. jährlich weniger als 1200 RM. Das durchschnittliche Jahreseinkommen der Hebammen befand sich in der Zeit des Nationalsozialismus' erheblich unter dem Durchschnittseinkommen. Das rein rechnerische Jahreseinkommen für in Preußen tätige Hebammen, das ausgehend von der Gesamtgeburtenzahl Preußens verteilt auf die Gesamtzahl der Hebammen Preußens und mit einer durchschnittlich von den Krankenkassen erstatteten Geburtenpauschale multipliziert wurde, betrug für 1933 887,40 RM, 1935 1193,40 RM und 1940 1544,38 RM. Die zum Vergleich herangezogenen durchschnittlichen Arbeitsentgelte von Angestellten und Arbeitern lagen 1933 bei 1583 RM, 1935 bei 1692 RM und 1940 bei 2156 RM. Vgl. Bosch, Die Beschäftigungsverhältnisse der deutschen Hebammen, in: ZdRDH (1934), S. 392 f; Bundesministerium für Arbeit 1997, S. 165 f; E. R., Muß die Hebamme als Doppelverdiener ihren Beruf niederlegen, wenn ihr Ehemann Beamter, Angestellter oder Arbeiter im Reichs-, Staats- oder Gemeindedienst ist? In: ADHZ (1933), S. 181.

[109] E. R., Zur Frage des Doppelverdienertums, in: ZdRDH (1933), S. 290.

[110] Vgl. Erlaß des Reichsministers des Innern, Betr.: Doppelverdiener, vom 20.2.1933 (I C 6420/7. 2.), in: ADHZ (1933), S. 181.

[111] Vgl. Anonym, Hebammen keine Doppelverdiener, Treuhänder der Arbeit entscheidet, in:

Hebammen von der Kampagne gegen das Doppelverdienertum war in dem Erlaß nicht vorgesehen. 1936 wurde dieses Thema wieder aufgegriffen. Offensichtlich gab es weiterhin Schwierigkeiten. „Die Klagen unserer Berufsschwestern, daß ihre Ehemänner [...] nicht wieder in den Arbeitsprozeß eingereiht, [...] zuweilen sogar jetzt noch ihre Stelle [...] gekündigt bekommen“[112] hörten nicht auf.

Im September 1936 wurde der Inhalt des sächsischen Erlasses von 1934 erstmals zur Information der Mitglieder abgedruckt und anhand eines weiteren Beispiels die Vorgehensweise in einer entsprechenden Situation verdeutlicht.[113] Im Erlaß wurde auf Richtlinien des Reichsarbeitsministeriums zur Einordnung von 'Doppelverdienern' hingewiesen.

> „Der Kampf gegen die Doppelverdiener (darf, KT) nicht gegen entscheidende soziale Grundsätze verstoßen, wie z.B. gegen den Grundsatz, die Bildung und Erhaltung der Familie zu fördern.“[114]

Besonders berücksichtigt werden müßten daher die Hebammen in der Debatte um ein ungerechtfertigtes Doppelverdienertum. Zusätzlich zu den genannten Gründen wurde in dem Erlaß hervorgehoben, daß Hebammen aufgrund ihrer Tag- und Nachtbereitschaft nur eingeschränkt ihrem Haushalt, geschweige denn einer weiteren Tätigkeit nachgehen könnten. Den dargestellten Grundsätzen

> „Beachtung durch alle Stellen (zu schenken, KT) die mit dieser Frage befaßt werden, dient der Erhaltung der Berufsfreudigkeit und Leistungsfähigkeit der Hebammen, (und, KT) liegt also auch im Interesse der Volksgesundheit und einer gesunden Bevölkerungspolitik.“[115]

Dieser in der Begründung enthaltene Rückgriff auf die „Volksgesundheit“ und eine „gesunde Bevölkerungspolitik“ war im historischen Kontext ein gehaltvolles Argument zugunsten der Hebammen und ihrer Ehemänner. Abschließend wurde der Standpunkt vertreten, daß es nicht grundsätzlich gerechtfertigt wäre,

---

Berliner Tageblatt vom 4.4.1934, enthalten in: Sammlung Rott, Kasten 218. Der Erlaß des Treuhänders der Arbeit für Sachsen wurde im Sächsischen Verwaltungsblatt Nr. 26 vom 3. April 1934, S. 158 veröffentlicht.

[112] Anonym, Doppelverdiener, in: ZdRDH (1936), S. 413; LF Sachsen, Doppelverdiener, in: ZdRDH (1936), S. 459.

[113] Die in dem Artikel ausgeführte Beratung der Mitglieder über ihr praktisches Vorgehen war dahingehend ausgerichtet, daß die Ehemänner unter Verweis auf den Erlaß Einspruch gegen eine Kündigung einlegen sollten. Würde diesem Vorgehen kein Erfolg beschieden, müßte der Einzelfall dem Treuhänder der Arbeit bzw. dem Ministerium der Arbeit als höchste zuständige Stelle zur Entscheidung angetragen werden. Vgl. LF Sachsen, Doppelverdiener, in: ZdRDH (1936), S. 459.

[114] LF Sachsen, Doppelverdiener, in: ZdRDH (1936), S. 460.

[115] Ebd.

Ehemänner von Hebammen aus der Arbeitswelt allein aufgrund der Berufstätigkeit ihrer Ehefrauen auszuschließen, denn „das wäre einer Bestrafung deshalb gleich, nur weil sie eine Hebamme geheiratet haben."[116] Am Vorgehen der Reichsfachschaft läßt sich ablesen, daß die klassische Rollenverteilung zwischen den Geschlechtern von den in der Einheitsorganisation tätigen Hebammen prinzipiell geteilt wurde. Einzig die als ungerecht empfundene Folge für Ehemänner von Hebammen, die aufgrund der Sonderstellung des Hebammenberufes entstand, wurde bemängelt, gar als Bestrafung der Männer eingeschätzt. Der durchaus mögliche umgekehrte Fall, nämlich der Ausschluß von angestellten Hebammen aus ihrer Tätigkeit aufgrund der Berufstätigkeit ihres Ehemannes, wurde in der Fachzeitschrift nicht thematisiert. Offen bleibt daher, welche Haltung die Berufsorganisation in solchen Situationen einnahm. Ablesbar an der nachrangigen Plazierung der einzelnen Artikel und einer kleinen relativ unauffälligen Überschriftengestaltung ist, daß das „Doppelverdienertum" kein Vorzeigethema war. Es scheint ein notwendiges Übel gewesen zu sein, zumal es sich nicht in das positive Bild einfügen ließ, das vom Umgang des „neuen Staates" mit Hebammen gezeichnet wurde.

5.3.4 Kontroverse Debatte um den Geburtsort (Hausgeburt versus Anstaltsgeburt)

Ein zentrales Thema der Hebammenzeitung war die Kontroverse um Haus- und Anstaltsgeburt in den Jahren 1934 bis 1940.[117] Diese Debatte hatte 1935 ihren Höhepunkt und fand 1940 einen offiziellen Abschluß mit den „Leitsätzen für die Ordnung der Geburtshilfe" von Reichsgesundheitsführer Leonardo Conti.[118] Mit den „Leitsätzen" wurde die Gewichtung der Geburtsorte bestimmt. Trotzdem ließ sich das Thema bis 1945 in den Rubriken „Wissenschaft- und Fortbildung" und „Berufs- und Standesfragen" der DDH verfolgen.[119]

Anlaß der Auseinandersetzung war die zunehmende Zahl der Geburten in Kliniken, die während der 30er Jahre in etlichen Großstädten erstmals die der Hausgeburten überschritt.[120] Die provokante, von Geburtshelfern vertretene

---

[116] Ebd.

[117] Diese Diskussion fand ihren Niederschlag außerdem im „Deutschen Ärzteblatt", der „Zeitschrift für Gynäkologie" und der „Monatsschrift für Geburtshilfe und Gynäkologie" der Jahre 1934 und 1935.

[118] Conti, L., Leitsätze, in: DDH (1949), S. 157 f; ders., Leitsätze, in: Der Öffentliche Gesundheitsdienst (1940/41), S. 707 f.

[119] Z.B. Conti, Ein Beitrag, in: DDH (1942), S. 30.

[120] Eine Statistik über die Entwicklung der Geburtenzahl bezogen auf das Verhältnis Haus- zu

These, Hebammen seien als ein Stück Mittelalter zu betrachten, die durch die Anstaltsentbindung überwunden werden müßten, löste die Debatte aus.[121] Dadurch sahen Teile der Hebammenschaft ihren Beruf bedroht, denn es gab keine Regelung, die dazu verpflichtete, eine Hebamme zur Geburt hinzuzuziehen.[122] Sie befürchteten, daß angelernte Krankenschwestern in Krankenhäusern Hebammen ersetzen könnten. Da in einem Krankenhaus, im Gegensatz zur Hausgeburtshilfe gleichzeitig mehrere Frauen unter der Geburt betreut werden konnten, befürchteten sie außerdem, daß der Bedarf an Hebammen erheblich sinken würde und nicht alle ausgebildeten Hebammen berufstätig bleiben könnten.

In einem ersten Schritt werde ich einen Überblick über die Auseinandersetzung um den besseren Geburtsort in der ZdRDH auf ihrem Höhepunkt im Jahr 1935 geben. Nachdem geklärt wurde, wer sich an der Diskussion beteiligte, werde ich die unterschiedlichen Positionen zur geburtshilflichen Tätigkeit der Hebammen und Ärzte vertiefen. Des weiteren frage ich nach ideologischen Inhalten in der Argumentation der Beteiligten. Meine Grundannahmen sind, daß die Diskussion von allen, aber insbesondere von Nanna Conti, mit nationalsozialistischen Argumenten geführt wurde und daß eine Polarisierung entlang der Berufsgruppen stattfand. In einem zweiten Schritt soll die staatliche Haltung zur Frage nach Haus- und Anstaltsentbindung dargelegt werden. Der letzte Schritt führt mich in die Auseinandersetzung mit den

---

Anstaltsgeburten unter Berücksichtigung des Stadt-Land-Gefälles fehlt bisher. Verschiedenen Angaben zufolge fanden 1933 16,1 Prozent aller Entbindungen in einer Klinik statt. Für 1935 werden 25,1 Prozent angegeben, für 1936 23,03 und für 1937 29,3 Prozent. Festzuhalten ist, daß bei kontinuierlichem Anstieg der Klinikentbindungen der Großteil der Geburten im Untersuchungszeitraum Hausgeburten blieben. Am Beispiel der Stadt Nürnberg soll ein Eindruck über die Zunahme von Anstaltsentbindungen in Städten gegeben werden: Die städtische Frauenklinik verzeichnete einen Zuwachs von 1429 (1933) auf 2049 (1937) Geburten, die Diakonissenanstalt Martha-Maria von 274 (1933) auf 711 (1937) und das St. Theresienkrankenhaus kam von 219 (1933) auf 735 (1937) Geburten. Vgl. Umfrage des Reichsgesundheitsamtes an Entbindungsanstalten von 1938, in: Sammlung Rott, Kasten 219; Stahl 1986, S. 311; Dichtl 1983, S. 59; Conti, Die Geburtenzahlen, in: ZdRDH (1938), S. 366.

[121] Conti, „Stück Mittelalter"? In: ZdRDH (1935), S. 37; Oettinger, in: ZdRDH (1935), S. 179. Erstmals veröffentlicht wurde diese These von Prof. Labhardts in der „Monatsschrift für Geburtshilfe und Gynäkologie" im September 1934, die im August 1935 von Oettinger im „Deutschen Ärzteblatt" erneut aufgegriffen wurde.

[122] Beate Stahl vermutet die Befürwortung der Hausgeburt unter Hebammen in den drohenden finanziellen Schwierigkeiten für die Hebammen und ihre Familien. Vgl. Stahl 1986, S. 312. Daß die Befürchtungen um den Beruf nicht unbegründet waren, macht ein Vergleich mit der Entwicklung des Hebammenberufs in den USA deutlich. Dort wurde zu Beginn des 20. Jahrhunderts die ärztliche Geburtshilfe etabliert. Hebammen wurde die geburtshilfliche Tätigkeit per Gesetz verboten. Vgl. Ehrenreich/ English, 1975, S. 42.

Interpretationen der Sekundärliteratur.

In der Diskussion um den Geburtsort engagierten sich Hebammen, praktische Ärzte und in Kliniken beschäftigte Gynäkologen. Dabei kristallisierte sich ein Zusammenschluß von Hebammen und niedergelassenen Ärzten als HausgeburtsbefürworterInnen heraus, in dem Nanna Conti eine zentrale Rolle spielte.[123] Dieser Gruppe standen, als Repräsentanten der Befürworter von Klinik- bzw. Anstaltsentbindung, die Chefärzte zweier Frauenkliniken mit angeschlossenen Hebammenlehranstalten gegenüber.[124] Es kam damit zur Koalitionsbildung entlang inhaltlicher Interessen und nicht, wie erwartet, entlang der Berufsgruppen mit Hebammen auf der einen und Medizinern auf der anderen Seite. In der Debatte wurden Voraussetzungen und Einschränkungen der Hausgeburtshilfe auf medizinisch-wissenschaftlicher und berufsständischer Ebene formuliert. Während einzelne Kritiker der Hausgeburt diese sogar strikt ablehnten[125], erschien die Argumentation von Hebammen und praktischen Ärzten als lösungsorientierte Bestandsaufnahme bestehender Schwierigkeiten zugunsten der Hausgeburt. Diskutiert wurden außerdem die Fragen nach den pflegerischen und hygienischen Bedingungen, das mögliche Infektionsrisiko beider Orte sowie das Stillen eines Kindes durch die Mutter. Septische Epidemien in Krankenhäusern und unzureichende hygienische Bedingungen in Entbindungs- und Wochenbettzimmern boten Anlaß, die Sicherheit der Geburt in

---

[123] Es waren die nach der „Sellheimschen Dreiteilung der Geburtshilfe" in sogenannten Hebammen-, Arzt- und Anstaltsfällen tätigen Berufsgruppen, Hebammen, praktische Ärzte und klinische Gynäkologen, vertreten. Dabei waren Hebammen für die normal verlaufende Hausgeburtshilfe zuständig. Im Falle geburtshilflicher Unregelmäßigkeiten wurde von ihnen ein praktischer Arzt bzw. niedergelassener Gynäkologe hinzugezogen. Die klinische Geburtshilfe deckte den Bereich der im Vorfeld erkennbaren und der während einer Hausgeburt besonders kompliziert werdenden Geburten ab. Diese Koalition ergab sich aus der Kompetenzverteilung zwischen den drei für die Geburtshilfe zuständigen Berufsgruppen. Da Hebammen und niedergelassene Ärzte mit unterschiedlichen Zuständigkeiten, in der Hausgeburtshilfe tätig waren, schlossen sie vermutlich dieses Zweckbündnis. Vgl. Lüpke 1998, S. 4 f; Conti, Nanna, Leistungen, in: ZdRDH (1935), S. 143.

[124] Prof. Dr. Oettinger, Direktor der Frauenklinik der Städtischen Krankenanstalten in Wiesbaden, und Dr. Ernst Puppel aus der Universitätsfrauenklinik Mainz waren wichtige Repräsentanten der Klinikbefürworter.

[125] Oettingers weitestes Entgegenkommen war seine Unterstützung des Geburtsortes Wohnung als Perspektive (!) der normal verlaufenden Geburt für die Zukunft, vorausgesetzt die durchschnittlichen Wohnverhältnisse würden erheblich verbessert werden. Vgl. Oettinger, in: ZdRDH (1935) S. 179-181. Anzumerken ist, daß es keine ausreichenden Anstaltskapazitäten gab, um alle Geburten dorthin zu verlegen.

Krankenhäusern in Frage zu stellen.[126] Nanna Conti sah die Vorteile der Hausgeburt in der geringen Mütter- und Säuglingssterblichkeit, der Vertrautheit des familiären Umfeldes und dem persönlichen Verhältnis zwischen Hebammen und Frauen.[127]

Zusätzlich wurde den Fähigkeiten von Hebammen und Geburtshelfern nachgegangen. Die Reichsfachschaftsleiterin griff die These, daß Hebammen „ein Stück Mittelalter" repräsentierten, im Januar 1935 auf und hielt ihr die Vorstellung entgegen, daß Hebammen kompetente und professionell arbeitende Frauen seien.[128] Auf dem Gebiet der komplikationslos verlaufenden häuslichen Geburtshilfe seien sie als Autorität zu betrachten, die bei Schwierigkeiten den Arzt zu Rate zögen. Demgegenüber diskutierten Ärzte die Hebammentätigkeit in einer erzieherisch wirkenden Art unter dem Aspekt der Kompetenz. Sie argumentierten von der Pathologie der Geburt her, die jede Hebamme im Vorfeld zu erkennen hätte, um den notwendig werdenden Arzt hinzuzuholen. Dabei müsse der Berufsstolz der Hebammen, eine Geburt ohne ärztliche Hilfe beenden zu können, und irrationale Interessen der Gebärenden, auf einen Arzt verzichten zu wollen, überwunden werden.[129] Es bestand also eine grundsätzliche Akzeptanz der Aufgabenteilung in der Geburtshilfe zwischen beiden Berufsgruppen. Während die Reichfachschaftsleiterin den Beruf der Hebamme als einen unentbehrlichen und die Hebamme als ernst zu nehmende Expertin ihres Arbeitsgebiet betrachtete, sahen Ärzte die Hebamme als *vor*arbeitende und unter den Umständen einer unregelmäßig verlaufenden Geburt ihnen untergeordnete und *zu*arbeitende Kraft. Für klinische Ärzte waren Hebammen keine gleichberechtigte Ansprechpartnerin, die ein anderes, gleichrangiges Aufgabengebiet abdeckte. Die Anstaltsbefürworter brachten kaum medizinisch fundierte Argumente in die Diskussion ein. Ihre Position war wenig differenziert. Am schwersten wog in ihren Augen die für die Klinikgeburt ausfallende „Abstimmung mit den Füßen" schwangerer Frauen, d.h. der individuelle Wille von Frauen. Beklagt wurde von praktischen Ärzten die mangelhafte Kommunikation und Kooperation zwischen Hebammen auf der einen und niedergelassenen und klinischen Ärzten auf der anderen Seite. Um diese entscheidend zu verbessern, strebten die Befürworter der Klinikentbindung eine Verpflichtung zur Zusammenarbeit und Fortbildung von Hebammen und Ärzten

[126] Vgl. Stahl 1986, S. 312.
[127] Vgl. Lüpke Debatte, S. 8.
[128] Conti, „Stück Mittelalter"? In: ZdRDH (1935), S. 37; Oettinger, in: ZdRDH (1935), S. 179.
[129] Vgl. Puppel, Häusliche und klinische Geburtshilfe, in: ZdRDH (1935), S. 531.

an.[130]

Übereinstimmend bemängelten alle beteiligten DiskussionspartnerInnen die drohende qualitative Minderung der Hausgeburtshilfe. Fehlende Routine und Erfahrung in der Praxis bei rückläufigen Hausgeburtszahlen würden die praktischen Fähigkeiten von Hebammen und Ärzten verschlechtern. Unklar bleibt, warum die Ausbildung beider Berufsgruppen, die in den Händen der Anstaltsgynäkologen lag, nicht in die Kritik geriet. Weitestgehender Konsens bestand in der Einschätzung von Unzulänglichkeiten und mangelnder Aussagekraft deutscher Statistiken zur Mütter- und Säuglingsterblichkeit. Nach dem Schlagabtausch wurde Einigkeit darüber erzielt, daß eine Anstaltsgeburt aufgrund bestimmter Indikationen, jedoch nicht grundsätzlich einer Hausgeburt vorzuziehen sei. Von allen Beteiligten wurde übereinstimmend festgehalten, daß Hebammen nicht überflüssig seien. Eine weitere Übereinstimmung lag in der Grundannahme, daß schwangere Frauen aus verschiedenen Gründen in der Klinik entbinden *wollten.*[131] Dies wurde für die einen Legitimation ihrer die Hausentbindung ablehnenden Haltung und für die anderen Anlaß, auf eine „Ordnung" bzw. Regelung dieser Frage auf offizieller Ebene zu drängen. Aus heutiger Sicht mögen die Befürworter von Krankenhausgeburten, da ihre Position den Wünschen von Frauen nach klinischer Geburt folgte, offen und frauenorientiert erscheinen. Dagegen wirken die HausgeburtsbefürworterInnen mit ihrer Absicht, über die Köpfe ihrer Klientel hinweg eine Entscheidung herbeizuführen, entmündigend. Betrachtet man jedoch die Urteile, die von allen anderen an der Diskussion beteiligten Hebammen und Ärzten über die Persönlichkeit schwangerer Frauen gegeben wurden, dann wird deutlich, daß ein Selbstbestimmungrecht von Frauen in der Diskussion keine Rolle spielte.[132] Schwangere wurden vielmehr aufgrund ihres Zustandes als leicht beeinflußbar eingeschätzt. Sie bräuchten Entscheidungshilfen, denn sie wüßten nicht, was sie wollten. Wo, wie und warum Frauen unter welchen Bedingungen ihre Kinder zur Welt bringen *wollten*, interessierte weder die Hebammen noch die Ärzte. Heuvelmann konstatiert, daß der individuelle Wille schwangerer und gebärender Frauen für Gynäkologen allenfalls eine politisch-strategische Relevanz besaß.[133] Ein Konsens über den richtigen Geburtsort wurde von den beteiligten

---

[130] Vgl. Prigge, in: ZdRDH (1935), S. 271.
[131] Vgl. Oettinger, in: ZdRDH (1935), S. 179; Conti, Entgegnung, in: ZdRDH (1935), S. 181f.
[132] Vgl. Lüpke Debatte, S. 3; Oettinger, in: ZdRDH (1935) S. 179; Conti, Entgegnung, in: ZdRDH (1935), S. 181; Gerlach, in: ZdRDH (1935), S. 270 f. Damit wurden schwangere Frauen bei ihrer Entscheidung über die Wahl des Geburtsortes rigoros entmündigt.
[133] Heuvelmann 1999, S. 183.

DiskussionspartnerInnen weder 1935 noch in den folgenden Jahren erzielt.

Die wenigen in der Diskussion verwandten, am Nationalsozialismus orientierten Argumente wurden von Hebammen benutzt und bezogen sich auf eine Kritik am „System Weimar“, das wesentlich zum Geburtenrückgang beigetragen und den Trend zur Klinikgeburt propagandistisch gefördert habe.[134] Die Klinikentbindung wurde als „Erbe des Liberalismus“ bezeichnet, in dem die Weltanschauung der Marxisten enthalten (war, KT), wonach die Familie eigentlich etwas Überlebtes wäre“.[135] Abgesehen davon vertrat Nanna Conti eine differenzierte medizinisch und wissenschaftlich orientierte Haltung, die mit Hinweisen auf angestrebte Erleichterungen für die Familien durch nationalsozialistische Einrichtungen, z.B. der NSV und der NS-Frauenschaften, versehen war.[136]

Es bleibt offen, welche Gründe hinter der Debatte um den richtigen Geburtsort standen. Vermutlich waren es zum einen ökonomische Interessen der Kliniker, da eine hohe Geburtenzahl in einem Krankenhaus Einnahmen und Prestige deutlich erhöhte. Andererseits ging es möglicherweise auch um die Kontrolle über weibliche Gebärfähigkeit. Frauen zur Geburt im Krankenhaus „zu haben“, erweiterte die Möglichkeiten des Einblickes in Vorgänge und Fähigkeiten, der Kontrolle über und des Zugriffes auf den weiblichen Körper.[137] Es kann sich um den Versuch der Gynäkologen handeln, ihre Vorrangstellung auf das gesamte Gebiet der Geburtshilfe auszudehnen, und nicht nur für pathologische, d.h. „unregelmäßigen krankhaften“, Verläufe zuständig zu sein. Dahinter mag das Interesse an der Ausdehnung ihrer Macht und ihres Kompetenzbereichs gestanden haben.[138]

Auffallend ist, daß der nationalsozialistische Staat zur Frage des Geburtsortes

---

[134] Conti, Entgegnung, in: ZdRDH (1935), S. 181f; Anonym, Anstaltshebammen zur Hausgeburt, in: ZdRDH (1935), S. 363 f; Anonym, Landhebamme zur Hausgeburt, in: ZdRDH (1935), S. 395; Anonym, Für die Hausentbindung, in: ZdRDH (1935), S. 682.

[135] Conti, Entgegnung, in: ZdRDH (1935), S. 181; Anonym, Landhebamme zur Hausgeburt, in: ZdRDH (1935), S. 395.

[136] Conti, Ist der Hebammenberuf überlebt? In: ZdRDH (1934), S. 295-298; dies., Entgegnung, in: ZdRDH (1935), S. 181f.

[137] Vgl. zu diesem Themenkomplex beispielsweise: Finck/ Eckhof 1987; Janssen-Jurreit 1986; Geyer-Kardesch/ Kuhn (Hg.) 1986.

[138] In der Diskussion wurden erhebliche Differenzen zwischen den postulierten Ansprüchen und der praktizierten Geburtshilfe in Krankenhäusern herausgearbeitet. Es wird in weiteren Forschungen zu überprüfen sein, ob die formulierten Ansprüche der Gynäkologen sich mit der real praktizierten Geburtshilfe in Krankenhäusern deckten.

Stellung bezogen hat. Aus der ZdRDH lassen sich verschiedene Maßnahmen von NS-Gesundheitspolitikern zugunsten der Hausgeburt ablesen.[139] Durch eine Verordnung des RMdI über die häusliche Geburtshilfe vom Herbst 1934[140] sollte die Hausgeburt gefördert und der Trend zur Anstaltsgeburt gestoppt werden. Das Interesse an dieser Förderung lag primär in der Kostensenkung der Ausgaben für das Gesundheitswesen.[141] Wie die Entwicklung der Anstaltsgeburten zeigte, gelang die Umkehrung zum Primat der Hausgeburt nicht. Welche Gründe für eine regierungsseitige Anordnung[142] von 1939, in der ausdrücklich die Reduzierung der Anstaltsgeburtenzahlen gefordert wurde, ausschlaggebend waren, war aus der Zeitschrift nicht ablesbar. Gleiches gilt für die „Leitsätze für die Ordnung der Geburtshilfe“[143] von 1940, die eine Verschiebung des bis dahin vertretenen Standpunktes hin zur Klinikgeburt beinhalteten. Beide blieben unkommentiert. Während in der Anordnung von 1939 eindeutig für die Hausgeburt Position bezogen wurde, enthalten die ordnenden „Leitsätze“ einen Wandel in der staatlichen Haltung. Jetzt wurde ausdrücklich hervorgehoben, daß „gute geburtshilfliche Anstalten [...] die Träger des geburtshilflichen Fortschritts“ seien und ihnen „die heutige Höhe der deutschen Geburtshilfe in erster Linie zu verdanken“ sei, folglich „deren Belange [...] nicht beeinträchtigt werden“ dürften.[144] Schließlich wurde in mehreren Punkten klargestellt, daß die Schwangere selbst über die Wahl des Entbindungsortes entscheiden könne und

---

[139] Vgl. Puppel, Häusliche und klinische Geburtshilfe, in: ZdRDH (1935), S. 529ff, S. 529; Conti, Leonardo, Geburtshilfe, in: ZdRDH (1937), S. 335ff; Scherzer 1988, S. 84 f.

[140] Im September 1934 wurde ein RdErl. des RMdI zu Haus- und Anstaltsenbindungen herausgegeben, in dem ausdrücklich für die Hausgeburt Position bezogen und zur Förderung derselben aufgerufen wurde. RdErl. des RMdI vom 6.9.1934 (III a II/ 3181/34), veröffentlicht im Ministerialblatt für innere Verwaltung Nr. 37 vom 12.9.1934. Vgl. Anonym, Über Haus- und Anstaltsentbindungen, in: ZdRDH (1934), S. 417 f; Walther, Schwierige Situationen, in: ZdRDH (1935), S. 685-688.

[141] Conti, Leonardo, Geburtshilfe, in: ZdRDH (1937), S. 336. Beate Stahl gibt an, daß „die Verantwortlichen der Reichszentrale für Gesundheitsführung im RuPrMdI keine Zweifel daran ließen, die Hausgeburtshilfe auch aus Kostengründen zu befürworten.“ Stahl 1986, S. 312.

[142] Aktueller Anlaß für die Anordnung war die „Wiedervereinigung Österreichs mit dem Deutschen Reich sowie die „Eingliederung“ des Saarlandes und des Sudetengaues. Dies führte zu einem Betten-Mehrbedarf in Krankenhäusern, der unter Reduzierung der Zahl von Anstaltsgeburten sichergestellt werden sollte. Aus diesem Grund sollte die Anzahl der Geburten in Kliniken mittels strenger medizinisch orientierter Kriterien und nach genauer Prüfung bei der Auswahl der schwangeren Frauen verringert werden. Vgl. Anordnung des RMdI über Hausentbindung - Anstaltsentbindung vom 6.9.1939 (Ziffer IV d 4992/39/3715). Vgl. Conti, Leonardo, Eine wichtige Anordnung, in: DDH (1939), S. 400.

[143] Prigge, in: ZdRDH (1935), S. 271.

[144] Vgl. Punkt 9 bei Conti, L., Leitsätze, in: DDH (1940), S. 157.

daß „Ihre Entscheidung hierüber [...] keinem Zwang" unterliegen dürfe.[145] Von der besonders förderungswürdigen Hausgeburt bei einer gleichzeitigen Reduzierung der Zahl der Anstaltsgeburten war keine Rede mehr.

Dieser auffallende Positionswandel spiegelt sich in verschiedenen Interpretationen der Sekundärliteratur zur Debatte um den Geburtsort: Ricarda Scherzer schätzt die Haltung des NS-Staates zum Hebammenwesen als eine für diesen Beruf einmalige Parteinahme durch den Staat für die Kompetenzerweiterung der Hebammen und damit gegen die Monopolisierungsbestrebungen des Ärztestandes ein. Sie leitet aus dem Interesse des NS-Staates ab, daß dieser die Hebammen für die „Nachwuchsproduktion menschlichen Kriegsmaterials"[146] als besonders wichtig erachtete. Sie berücksichtigt nicht, daß die „Produktion" weder im Aufgabenbereich von Hebammen noch in dem von Ärzten lag. Anzunehmen ist, daß sie meint, die Förderung der Hausgeburt würde den Nachwuchs sichern. Auch darin liegt ein Denkfehler, denn in Kliniken wurde mit gleichen Ergebnissen, nämlich einem geborenen Kind, aufgewartet.[147]

Britta Schmitz stellt in ihrer Dissertation fest, daß der nationalsozialistische Staat aus ideologischen und familienpolitischen Gründen für die Hausgeburtshilfe plädierte, und zwar „zum Mißfallen der Ärzte".[148] Sie geht im wesentlichen auf das Votum der Nationalsozialisten für Hausgeburten ein und hebt hervor, daß eine „Wiederbesinnung auf die Hausgeburt" propagiert wurde. Dies geschah geänderten gesellschaftlichen Rahmenbedingungen, wie der akuten Wohnungsnot und Zunahme von Frauenarbeit, zum Trotz. Auch die höhere Bewertung von mütterlichem und kindlichem Leben im Zusammenhang mit der Geburt, die sich medizinisch an der Bekämpfung von Kindbettfieber und an der Zunahme der operativen Entbindungen zeigte, ließ die nationalsozialistischen Gesundheitspolitiker nicht von ihrer Haltung für eine Hausgeburt abrücken. Schmitz benennt nicht näher, welche ideologischen oder praktischen Gründe hinter der positiven Bewertung der Hausgeburt durch den NS-Staat standen. Sie stellt den NS-Staat und Ärzte als Pole dar und vernachlässigt dabei, daß die

---

[145] Vgl. die Punkte 16-18 bei Conti, L., Leitsätze, in: DDH (1940), S. 158. Diese Haltungsänderung verbuchte die Gesellschaft für Gynäkologie als Erfolg ihrer massiven Interventionen beim RMdI. Vgl. Zander/ Goetz 1986, S. 154-156.

[146] Scherzer 1988, S. 84.

[147] Vgl. ebd., S. 84 f.

[148] Vgl. Schmitz 1994, S. 71.

Ärzteschaft hochgradig nazifiziert war.[149] Darüber hinaus war Reichsgesundheitsführer Leonardo Conti, ein Arzt, für die verschiedenen Erlasse und Anordnungen zum Geburtsort verantwortlich. Das macht deutlich, daß sich diese Debatte nicht auf die einfache Formel eines Konfliktes zwischen Ärzten auf der einen Seite und nationalsozialistischer Ideologie, vertreten durch den NS-Staat, auf der anderen bringen läßt.

Von ärztlicher Seite wurde die Debatte in den 80er Jahren aufgearbeitet. Darin steht insbesondere die Auseinandersetzung von 1939/40 um den Geburtsort im Mittelpunkt, da sie zu diesem Zeitpunkt mit erneuter Heftigkeit geführt wurde.[150] Die „Leitsätze für die Ordnung der Geburtshilfe", mit denen der Konflikt beendet wurde, werden als Erfolg massiv intervenierender Gynäkologen verbucht. Diese Darstellung umreißt die staatliche Position für die Hausgeburt anhand der Erlasse des RMdI und Artikel von Leonardo Conti und Nanna Conti. Die Haltung der Gynäkologen wird mit einer im Nationalsozialismus unveröffentlichten „Denkschrift der Deutschen Gesellschaft für Gynäkologie zu den vom Reichsgesundheitsführer und von der Reichshebammenschaft aufgeworfenen Fragen"[151] umrissen. Aus ärztlicher Sicht stellt sich der Konflikt folgendermaßen dar: Durch die Hinzuziehungspflicht von Hebammen zu jeder Geburt und deren Einbeziehung in die Schwangerenberatung sahen sich die Gynäkologen vor einer Situation, in der sie ein Arbeitsgebiet, das für sie Bedeutung gewann, mit einer nicht akademisch ausgebildeten Berufsgruppe teilen sollten. Darin sahen sie eine Herabsetzung der Geburtshilfe in Kliniken und der geburtshilflichen Wissenschaft. Hieran wird noch einmal deutlich, daß es für die Gynäkologen in dieser Auseinandersetzung eher um Kompetenzen und Machtfragen in der Geburtshilfe ging als um die Wünsche schwangerer Frauen. Die individuellen Wünsche von Frauen besaßen allenfalls politische-strategische Relevanz wie Heuvelmann konstatiert.[152] Zander und Goetz zufolge wurde Leonardo Conti mit der Veröffentlichung dieser Denkschrift in Gynäkologenkreisen gedroht. Unklar bleibt, welcher Druck darin zu sehen ist. 1940 lenkte Leonardo Conti in der Auseinandersetzung ein. Von Zander und Goetz wird angenommen, daß er die diesen Streit beilegenden „Leitsätze zur Ordnung der Geburtshilfe" aufgrund der persönlichen Einflußnahme Josef

---

[149] Lifton gibt an, daß 45 Prozent der Ärzte NSDAP-Mitglied waren. Lifton 1988, S. 55. Vgl. dazu auch Kudlien 1985; Schmuhl 1987, S. 131.

[150] Die 1939/40 erneut aufflammende Auseinandersetzung fand keinen Niederschlag in der Hebammenzeitung.

[151] Vgl. Zander/ Goetz 1986, S. 149.

[152] Heuvelmann 1999, S. 183.

Goebbels veröffentlichte[153], was das angenommene Gewicht der Denkschrift verringert. Trotzdem schließen die Autoren mit der Einschätzung, daß

> „Protest gegen Maßnahmen des Regimes, zumindest auf begrenztem Gebiet, durchaus möglich war. Die handelnden Gynäkologen konnten den Bogen ziemlich weit bis in Bereiche spannen, die nicht mehr ganz ungefährlich waren und schließlich sogar einen gewissen Erfolg ihres Protestes verbuchen."[154]

Diese Einschätzung wird weiter gefaßt: „Bedeutende ärztliche Persönlichkeiten waren offensichtlich in der Lage, ihr öffentliches Ansehen mit Geschick und auch mit Zivilcourage einzusetzen, wenn eigene Angelegenheiten bedroht waren."[155] Dem angedeuteten Widerstand gegen den NS-Staat ist entgegenzuhalten, daß sich z.B. der beteiligte Gynäkologe Ernst Puppel in der Debatte um den Geburtsort einer politischen Argumentation enthielt, zur Erbgesundheitspflege und zur Tätigkeit der „Hebamme im neuen Staat" jedoch eindeutig rassistische Inhalte vertreten hat, die sich mit den Absichten und Zielen des NS-Staates deckten.[156] Außerdem geht aus einem Schreiben des an der Auseinandersetzung beteiligten Dr. Döderlein eindeutig hervor, daß die „Denkschrift" der Durchsetzung eigener Interessen dienen sollte. Dafür wurden offizielle Wege beschritten.[157] Daß Döderlein sich selbst in keiner Gefahr sah, geht aus einem Brief an den Chef der Göttinger Uni-Frauenklinik, Heinrich Martius, hervor. Er schrieb im Januar 1940 selbstbewußt:

> „Sie ersehen, daß ein heißer Kampf entbrannt ist, bei dem zunächst auf beiden Seiten mit harten Worten und Drohungen nicht gespart wurde. [...] Es kommt nun entweder zur Verständigung oder eine der beiden Parteien bleibt geforkelt auf dem Platze. [...]

---

[153] Der Gynäkologe Stoeckel soll auf Goebbels über den Umweg seiner langjährigen Patientin, Magda Goebbels, Einfluß in Sachen Geburtsort genommen haben. Vgl. Zander/ Goetz 1986, S. 154.

[154] Zander/ Goetz 1986, S. 156.

[155] Ebd.

[156] Vgl. Puppel, Hohe Hebammenkunst im Dritten Reich, in: ZdRDH (1934), S. 532; ders., Gedanken eines Geburtshelfers zur Erbgesundheitspflege, in: ZdRDH (1935), S. 462-466.

[157] Döderlein faßte in einem Brief an einen Kollegen ein Gespräch mit Reichsgesundheitsführer Leonardo Conti am 22.1.1940 zusammen: „Gestern war die Sitzung bei Herrn C. (Conti). Er ist wütend über die Denkschrift und hat getobt. [...] Herr von Stuckrad war leider so unvorsichtig gewesen, einige Exemplare der Denkschrift aus der Hand zu geben. Diese wurden natürlich prompt Herrn C. zugeleitet, bevor er die Denkschrift von uns offiziell überreicht bekam. Er hat daraus irrtümlich den Schluß gezogen, wir hätten die Denkschrift allgemein schon ausgeschickt, bevor er und auch der Minister sie in Händen hatte. Daß wir diese Unkorrektheit natürlich nicht begangen haben (sic), mit der allgemeinen Versendung vielmehr gewartet haben, bis die Denkschrift in Händen der Behörden ist, konnte Herrn C. schließlich klar gemacht werden." Zander/ Goetz 1986, S. 152.

Ob aber Herr C. nicht zweiter Sieger bleiben wird, ist noch lange nicht sicher."[158]

Es entsteht der Eindruck, daß eine geschickte Verhandlungsstrategie mit verschiedenen Manövern zur Durchsetzung gynäkologischer Interessen genutzt wurde. Um Widerstand gegen das Regime handelte es sich keinesfalls.[159] Die Gynäkologen agierten nicht aus der Einsicht heraus, daß der NS-Staat ein Unrechtssystem war, gegen das vorzugehen sei, vielmehr wollten sie sich „keinesfalls von einer Hebamme regieren lassen."[160] Zander und Goetz sehen einen wesentlichen Grund für die positive Haltung des NS-Staates zur Hausgeburt seit 1933 in einem „intimen Zusammenspiel" zwischen Nanna Conti und Leonardo Conti.[161] Gemeint war eine Zusammenarbeit der Leiterin von RDH/ RH und des späteren Reichsgesundheitsführers aufgrund ihres verwandschaftlichen Verhältnisses. Diese Einschätzung wird nicht belegt und scheint mir zu kurz gegriffen. Zum einen ist es nicht zwingend, daß ein Sohn die Meinung seiner Mutter teilt. Zum zweiten fehlt in der Überlegung von Zander und Goetz, daß ökonomische Interessen und auch politische, nämlich Hebammen als Informantin und Propagandistin zu nutzen, in den staatlichen Anstrengungen zur Förderung der Hausgeburt eine wesentliche Rolle gespielt haben werden. Und schließlich ist hinzuzufügen, daß Übereinstimmungen von 1935 zwischen allen Beteiligten, z.B. über die mangelhafte Aussagekraft von Statistiken, als unsachliche Argumentation Nanna Contis verkürzt dargestellt werden.

Die Auseinandersetzung zwischen Gynäkologen und Gesundheitspolitikern wird von Zander und Goetz gleichzeitig mit der Diskussion um die Hausgeburtshilfe der 1980er Jahre in Verbindung gebracht. Letztere ordnen sie als Wiederauflage der Auseinandersetzung der 30er Jahre ein und stellen implizit eine Verwandtschaft zwischen HausgeburtsbefürworterInnen der 1980er Jahre und der

---

[158] Ebd., S. 154. In einem anderen Brief Döderleins an Martius schreibt dieser: „Es ist wirklich höchste Zeit, daß gegen die wild gewordene Wehenmutter etwas geschieht." Zander und Goetz zufolge sei Nanna Conti gemeint. Ebd., S. 152.

[159] Es ist anzumerken, daß einige Mitglieder der „Deutschen Gesellschaft für Gynäkologie" anderen sie betreffende Veränderungen durch den NS-Staat positiv gegenüber standen. Z.B. äußerte sich der Gynäkologe Seitz 1934 zum GzVeN und den Zwangssterilisationen von Frauen und Männern folgendermaßen: „Heute sind wir, Gott sei es gedankt, aus der persönlichen Verantwortung enthoben.[...] Wir Frauenärzte sind nurmehr die Ausführer und Vollstrecker des Gesetzeswillen." Vgl. Heuvelmann 1999, S. 189

[160] Zander/ Goetz 1986, S. 153. Auszug eines Briefes von Döderlein an Fuchs vom 23.1.1940.

[161] Ebd., S. 144. Da das Zitat sich auf den Runderlaß vom 6.9.1934 zur Haus- und Anstaltsentbindung bezieht, muß richtig gestellt werden, daß Nanna Conti zu diesem Zeitpunkt bereits Reichfachschaftsleiterin war. Die falsche Annahme, daß Nanna Conti erst 1939 Vorsitzende der Einheitsorganisation für Hebammen wurde, zieht sich durch den gesamten Text.

waren. Außerdem zeichnete sich der Trend zur Klinikgeburt bereits in den 20er Jahren ab und hatte schon in der Weimarer Republik zu verschiedenen Diskussionen Anlaß geboten. Ich nehme an, daß sich die Debatte in den 30er Jahren aufgrund der Verstärkung dieses Trends zuspitzte und daß von Seiten der Berufsorganisation, die durch die Anbindung an das RMdI von staatlicher Seite gestärkt war, eine Klärung der beruflichen Situation der Hebammen gefordert wurde.

Beate Stahl stellt die Debatte der 30er Jahre der Diskussion um die Hausgeburt in den 80er Jahren gegenüber. In der NS-Zeit bestimmten, so Stahl, Verherrlichung der Familie und Mutterkult, drohende Arbeitslosigkeit der Hebammen, Hygienefragen, finanzielle Aspekte von Gesundheitspolitikern und Klinikärzten sowie Umstrukturierungen im Gesundheitswesen die Diskussion. Dem gegenüber standen in den 80er Jahren völlig andere politische und medizinische Bedingungen. Bestimmende Forderung war in den 80er Jahren die nach einer ganzheitlichen Medizin, die den Menschen als Individuum in den Mittelpunkt stellt und „entsprechend Rücksicht auf sein Wollen nimmt."[162] Es ging nun eindeutig um das Selbstbestimmungsrecht schwangerer und gebärender Frauen.

Stefani Lüpke erarbeitet, daß es sich nicht um eine rein propagandistische Debatte handelte, die mit eindeutigen NS-Standpunkten für die Zwecke des Systems inszeniert wurde.[163] Zu dem auffälligen weitestgehenden Ausschluß von nazistischen Bezügen sowie dem Fehlen „erb- und rassenhygienischer" Argumente, besonders von Seiten einer ansonsten hochgradig nazifizierten Ärzteschaft, formuliert sie folgende These: „NS-Treue und klinische Geburtshilfe ließen sich anscheinend nur schwer in Einklang bringen."[164]

Gregor Dill ist der Meinung, daß das staatliche Interesse an Hausgeburten in der Möglichkeit größerer sozialer Kontrolle der Familie lag.[165] Diese angenommene Kontrollmöglichkeit steht und fällt mit der Regimetreue der Hebammen. In weiteren Forschungen wird zu klären sein, wie sich Hebammen in ihrer täglichen Praxis tatsächlich verhalten haben. Dabei ist zu berücksichtigen, daß Hebammen am Wohnort der betreuten Frauen eindeutig weitere Handlungsspielräume besaßen als in einer Krankenhausanstellung, da sich die freiberufliche Tätigkeit einer engmaschigen Kontrolle verweigert. Ob sie diesen Spielraum nutzten? Dill stellt die Interpretationen Zanders und Goetz', daß die

[162] Stahl 1986, S. 312.
[163] Vgl. Lüpke 1998, S. 2.
[164] Lüpke 1998, S. 10.
[165] Vgl. Dill 1999, S. 81.

Kontroverse als alleiniges Werk von Nanna und Leonardo Conti anzusehen sei, in Frage. Er weist darauf hin, daß die Auseinandersetzungen begannen, lange bevor Leonardo Conti mit entsprechenden Machtbefugnissen ausgestattet war.[166]

Bezüglich dieser Kontroverse werden noch einige Fragen näher zu betrachten sein. Es wird zu klären sein, welche Rolle soziale Kontrolle und Körperpolitik spielten. Eine Höherbewertung der Familie oder „Mutterkult" reicht dabei nicht für eine Erklärung, da die Geburt als solche eine Mutter hervorbringt, gleichgültig an welchem Ort Frauen Kinder gebären. Eine Krankenhausgeburt ließe sich u.U. mit einer Vorstellung von Modernität des Lebens in Verbindung bringen. In diesem Zusammenhang ist interessant, daß z.B. die NS-Zeitschrift „Frauenwarte", das offizielle Organ der NS-Frauenschaften, in den Anfangsjahren des Regimes die Anstaltsgeburt propagierte. Die NS-Frauenschaft betrieb sogar eigene Entbindungsheime.[167] Auf der anderen Seite ist das männliche Bestreben

[166] Vgl. Dill 1999, S. 80.

[167] 1934 wurde ohne Wissen der Fachschaftsleiterin ein Entbindungsheim von der NS-Frauenschaft eingerichtet. Die NS-Frauenwarte nahm 1934 auch keine Aufsätze über die Vorteile von Hausgeburten an. Erst 1940 wurden als Folge des Runderlaß des RMdI zugunsten der Hausgeburt vom 6.9.1939 und des Kriegsbeginns die Leserinnen, ermuntert Zuhause zu gebären: „Der Krieg zwingt uns auf vielen Gebieten wieder zu Schlichtheit und Einfachheit. Wir müssen uns hier und dort wieder nach dem Beispiel unserer Mütter und Großmütter richten, die in ihrer Lebensführung so manche Bequemlichkeit [...] missen mußten [...]. So mancherlei, das uns ein Fortschritt schien, wäre ihnen gar nicht wünschenswert

nach Kontrolle über weibliche Fortpflanzungsfähigkeit zu berücksichtigen, das als ein Aspekt hinter der Befürwortung der Anstaltgeburt vermutet wird. Berücksichtigt werden sollte außerdem die Frage nach einem Machtkampf zwischen Hebammen und Gynäkologen.

vorgekommen; und wenn wir heute sagen wollten, eine bewußte Umkehr und ein freudiger Verzicht sei eben aus der Not eine Tugend gemacht, so würden wir uns selbst unrecht tun. Denn eine einfache natürliche Lebensweise ist eben nie eine Not, sondern immer eine Tugend. So wird es zweifellos zum größten Segen werden, daß durch die gegenwärtige andere Inanspruchnahme der Kliniken und Krankenhäuser unsere Frauen wieder [...] zur Geburt Zuhause bleiben." Anonym, Worüber wie einmal sprechen müssen: Für Frauen, die ein Kind erwarten, in: NS-Frauenwarte (1940), S. 293. Vgl. Conti, Hebammenstand im NS, in: ZdRDH (1934), S. 392; E.Sch., Auszug aus den Berichten der Landesverbände, in: ZdRDH, (1934), S. 191.

6. Reichshebammengesetz

Die Forderung nach einer reichseinheitlichen gesetzlichen Regelung des Hebammenwesens hatte sich die RDH 1933 als vordringlichste Aufgabe gestellt. Anlaß war die unterschiedlich ausgestattete gesetzliche Grundlage des Hebammenwesens in den einzelnen Ländern des Deutschen Reichs.[1] Am 21.12.1938 wurde schließlich das seit 1890 geforderte Reichshebammengesetz verabschiedet.[2] Trotz der Vordringlichkeit fand sein Entstehungsprozeß keinen Eingang in das Verbandsorgan. Es waren nur wenige Äußerungen von Hebammen und Gesundheitspolitikern dazu enthalten. Die Reichsfachschaftsleiterin unterstrich die Notwendigkeit des Gesetzes mit der Verherrlichung der Mutterschaft durch den NS-Staat und erhoffte sich bereits für 1934 Erfolge.[3]

> „Notwendig ist es, daß dieser ursprünglichste, edelste und wichtigste Frauenberuf nicht mehr mit Geringschätzung oder einem sonderbaren Lächeln behandelt wird, das zur Einstellung gegenüber der Mutterschaft im marxistischen Staate wohl paßte, nicht aber zur Verherrlichung der Mutterschaft im nationalsozialistischen Staate. Notwendig ist, daß eine gesetzliche Regelung dafür sorgt, daß die Hebamme ihre großen Aufgaben voll erfüllen kann, daß sie von drückender Not und vielfacher Ungerechtigkeit befreit wird. Möge es der Reichsfachschaft gelingen, diese Ziele im Jahr 1934 zu erreichen! Mögen unsere Stimmen das Ohr solcher Männer finden, die uns helfen können!“[4]

Leonardo Conti, Ministerialrat im PrMdI, äußerte sich 1934 verhalten positiv über die Vorarbeiten zu einem umfassenden Reichsgesetz.[5] Ihm zufolge kam es in den folgenden Jahren zu finanziellen Verzögerungen, die in der Aufrüstung der Wehrmacht begründet waren:

> „Im Augenblick stellt der Aufbau der Wehrmacht große Anforderungen an die nationalsozialistische Regierung, so daß die Nöte der einzelnen Berufsstände, deren Behebung Geldmittel erfordert, etwas in den Hintergrund gedrängt werden müssen.“[6]

Für das vorgesehene Mindesteinkommen, das vom Staat gezahlt werden sollte,

---

[1] Vgl. Kapitel 3. „Die Interessenvertretungen der Hebammen vor 1933“.
[2] Reichshebammengesetz, RGBl, Teil I, 21.12.1938, S. 1893-1896.
[3] Vgl. Conti, Zum Neuen Jahr, in: ZdRDH (1934), S. 1; E. Sch., Hauptversammlung 1934, in: ZdRDH (1934), S. 110 f.
[4] Conti, Zum Neuen Jahr, in: ZdRDH (1934), S. 1.
[5] Ein Vortrag Leonardo Contis wurde abgedruckt in: E. Sch., Bericht über den Lehrgang, in: ZdRDH (1934), S. 287 f.
[6] Schulz, Danzig, in: ZdRDH (1935), S. 520.

und die Altersversorgung für Hebammen war ein umfangreiches Budget nötig, besonders im Hinblick auf den „überalterten“ Hebammenstand.[7] Erst zwei Jahre später wurde das Thema von Reichsinnenminister Frick auf einer Reichstagung der Ärzte im Öffentlichen Gesundheitsdienst und von Kurt Zimdars, Oberregierungsrat des Reichs- und Preußischen Ministeriums des Innern, auf der Haupttagung der RDH wieder aufgegriffen. Beide stellten in Aussicht, daß das „lang erwartete Hebammengesetz“ voraussichtlich Ende 1937 verabschiedet würde.[8] Wieder wurden finanzielle Schwierigkeiten für die als „dringend angesehene Neugestaltung des Hebammenwesens“[9] angegeben. Daß Leonardo Conti 1936 den Rahmen des zu erwartenden Hebammengesetzes so umriß, wie es 1938 verabschiedet wurde, kann als Hinweis darauf gewertet werden, daß es zu diesem Zeitpunkt bereits weitestgehend ausgearbeitet war.[10] Anläßlich der Haupttagung der RDH im Herbst 1938 kündigte Kurt Zimdars[11], der die einjährige Pause kommentarlos überging, den unmittelbar bevorstehenden Abschluß an.[12] Vom Januar 1939 bis 1943 waren das RHebGes und die folgenden Erlasse und Durchführungsverordnungen immer wieder Thema in ZdRDH und DDH. Der Gesetzestext wurde mit dazugehörigen berufsständischen und juristischen Kommentaren sowie verschiedenen näheren Bestimmungen des RMdI veröffentlicht.[13]

Das Reichshebammengesetz bezog in 27 Paragraphen alle Punkte des Forderungskataloges von 1932 ein.[14] Es stellte „keine erschöpfende aller mit dem

[7] 1937 waren 50 Prozent der berufstätigen Hebammen älter als 50, 10 Prozent älter als 65 und nur 5,2 Prozent jünger als 30 Jahre. Vgl. Conti, Leonardo/ Biber (Hg.) Berlin 1939, S. 250.

[8] Vgl. Anonym, Reichstagung der Ärzte, in: ZdRDH (1937), S. 241; Krause, Düsseldorf, in: ZdRDH (1937), S. 347.

[9] Vgl. Anonym, Reichstagung der Ärzte, in: ZdRDH (1937), S. 241.

[10] Vgl. Conti, Leonardo, Geburtshilfe, in: ZdRDH (1937), S. 340.

[11] Kurt Zimdars war Mediziner, der als Ministerialrat im Reichsministerium des Innern an der Erstellung des RHebGes beteiligt war. Vgl. Zimdars/ Sauer 1940, S. 3.

[12] Vgl. Haag, Darmstadt, in: ZdRDH (1938), S. 499.

[13] Das RHebGes wurde z.B. 1939 in Österreich und im Sudetenland eingeführt und 1940 in den „eingegliederten Ostgebieten“. Vgl. Zimdars/ Sauer 1940, S. 13 + S. 237 f; Sammlung der gesetzlichen Vorschriften (1943), S. 41-57; Conti, Anordnung 1-3/1939, in: ZdRDH (1939), S. 57-58; RMdI, Hebammengesetz, in: ZdRDH (1939), S. 123; RMdI, Verfahren bei Erteilung, in: ZdRDH (1939), S. 157 f; Conti, Hebammengesetz und Wochenhilfe, in: ZdRDH (1939), S. 143; Sauer, Die Durchführung, in: ZdRDH (1939), S. 173-175; Der Reichsminister des Innern, Verordnung über Gebühren. Vom 4. Juli 1941, RGBl. Teil I, Nr. 74/1941, S. 368.

[14] Zu den Forderungen von Hebammenverbänden und Ärzten von 1932 siehe Kapitel 3. „Die Interessenvertretung der Hebammen vor 1933“.

Hebammenwesen zusammenhängenden Einzelfragen“[15] dar, sondern sollte den Rahmen für nähere Regelungen schaffen. Sieben Durchführungsverordnungen[16] des RMdI sowie verschiedene Erlasse ergänzten und vervollständigten das Gesetz. Im einzelnen brachte es folgende Neuerungen mit sich: Es wurde der Anspruch jeder Frau auf Hebammenhilfe bei freier Hebammenwahl festgeschrieben.[17] Darüber hinaus wurde eine Hinzuziehungspflicht verankert, an die schwangere Frauen bzw. Wöchnerinnen und auch Ärzte gebunden waren.[18] Alle an einer Geburt Beteiligten hatten ausdrücklich dafür zu sorgen, daß in jedem Fall eine Hebamme hinzugezogen wurde, gleichgültig, ob es sich um eine normale oder komplizierte Geburt handelte. Damit sollte einerseits die qualifizierte Geburtshilfe sichergestellt werden, andererseits wurde mit dieser Pflicht eine Kontrolle über gebärende Frauen durch Hebammen installiert.[19] Für die Betätigung in der Geburtshilfe wurden ausdrücklich neben Ärzten „nur Frauen befugt, die von der zuständigen Behörde als Hebamme anerkannt sind und eine Niederlassungserlaubnis besitzen.“[20] Damit war der Kompetenzbereich der Hebammen, der sich auf die normal verlaufende Geburt erstreckte und Geburtshilfe sowie Wochenpflege einschloß, gesichert. Darüber hinaus wurde ihr Aufgabengebiet ausdrücklich auf Schwangerenberatung und auf Säuglings- und Kleinkinderfürsorge ausgedehnt.[21] Die Aufhebung der Gewerbefreiheit[22], Einführung einer staatlichen Anerkennung[23] sowie die Schaffung einer

[15] Zimdars/ Sauer 1940, S. 12.

[16] Vgl. die Zusammenfassung der Durchführungsverordnungen in: Sammlung der gesetzlichen Vorschriften (1943), S. 5-17.

[17] Vgl. § 1 RHebGes, Zimdars/ Sauer 1940, S. 15.

[18] Es wurde in diesem Zusammenhang bewußt von Strafbestimmungen für einen Verstoß abgesehen, da es sich um einen „vorwiegend sittlichen Charakter der Pflicht zur Heranziehung einer Hebamme“ handelte. Für Ärzte wurde im Gesetzeskommentar ausdrücklich darauf hingewiesen, daß sie sich bei Zuwiderhandlungen eines „Berufsvergehens im Sinne des § 51 der Reichsärzteordnung schuldig“ machten, was eine Bestrafung durch ärztliche Berufsgerichte oder die Reichsärztekammer gemäß § 53 der Reichsärzteordnung nach sich zog. Vgl. ebd., S. 15 + S. 34-39.

[19] Für diesen Hinweis danke ich Christine Loytved.

[20] § 4 Abs. 1 RHebGes, in: Zimdars/ Sauer 1940, S. 16.

[21] Vgl. § 19 RHebGes, ebd., S. 20.

[22] Vgl. § 2 Abs. 2 und § 27 Abs. 3 RHebGes, ebd., S. 15 + S. 23.

[23] Voraussetzung, um nach einer staatlichen Hebammenausbildung die berufliche Tätigkeit aufzunehmen, wurde eine besondere Anerkennung zur Führung der Berufsbezeichnung „Hebamme“ auf Antrag durch eine staatliche Verwaltungsbehörde, die vom RMdI noch zu bestimmen sei. Die Anerkennung wurde nach Vorlage des Prüfungszeugnisses, eines von einem Amtsarzt ausgestellten Tauglichkeitszeugnis', eines Lebenslaufes sowie eines polizeilichen Führungszeugnisses und Abstammungsnachweises erteilt, ausgenommen: „1. wenn der

Niederlassungserlaubnis[24] für Hebammen und die Gewährleistung eines Mindesteinkommens[25] schuf die Basis einer wirtschaftlichen Existenzsicherung für Hebammen. Gleichzeitig wurden hiermit Möglichkeiten staatlicher Steuerung und Kontrollen eingerichtet.

Die Niederlassungerlaubnis kann als zweites Nadelöhr bezeichnet werden, das von einer Frau passiert werden mußte, wenn sie den erlernten Hebammenberuf ausüben wollte. Zuerst mußte sie das Nadelöhr, die von Hebammenlehrern und Gynäkologen aufgestellten Kriterien für die Auswahl von Hebammenschülerinnen, passieren, um einen Ausbildungsplatz zu erhalten. Anschließend mußte sich die examinierte Hebamme anhand staatlich erstellter Kriterien messen und auswählen lassen. Die Niederlassungserlaubnis eröffnete außerdem eine während der gesamten Berufstätigkeit wirksame staatliche Kontrolle, d.h. die Möglichkeit, auf die einzelne Hebamme zugreifen zu können, da ein Entzug der Anerkennung, der jederzeit möglich war, einem faktischen Berufsverbot entsprach,.

Mit der Niederlassungserlaubnis war die Einbeziehung der Hebammen in die Kranken- und Angestelltenversicherung verbunden. Hebammen hatten dabei „selbst die Pflichten des Arbeitgebers zu erfüllen."[26] Mit einer 'Kannbestimmung'

Bewerberin die bürgerlichen Ehrenrechte aberkannt worden sind; 2. wenn durch eine schwere strafrechtliche Verfehlung der Bewerberin erwiesen ist, daß die für die Ausübung des Hebammenberufes erforderliche Eignung oder Zuverlässigkeit fehlt; 3. wenn der Bewerberin infolge Krankheit, infolge Schwäche ihrer geistigen und körperlichen Kräfte oder infolge einer Sucht die für die Ausübung des Hebammenberufes erforderliche Eignung oder Zuverlässigkeit fehlt; 4. wenn die Bewerberin Jüdin ist." In § 7 Absatz 2 waren Ausnahmegenehmigungen für Jüdinnen durch den Reichsminister des Innern vorgesehen. Vgl. RHebGes, in: Zimdars/ Sauer 1940, S. 55-60 + S. 94.

[24] Mit der Einführung der Niederlassungserlaubnis wurde ein Steuerungsinstrument zur Verteilung der Hebammen im Land geschaffen mit den Zielen der Qualitätssicherung, der Sicherstellung einer gleichmäßigen flächendeckenden geburtshilflichen Versorgung der Bevölkerung und der Unterbindung des Konkurrenzkampfes unter Hebammen in Ballungsgebieten. Vgl. § 4 Abs. 1 + 4 RHebGes, ebd., S. 41 f + S. 90-94.

[25] Die Zahlung des Mindesteinkommens war an eine Niederlassungserlaubnis gekoppelt. Lag das Einkommen einer Hebamme aus ihrer Tätigkeit unter einer behördlich festgelegten Höhe, erhielt sie den Differenzbetrag vom "Kostenträger" - in Preußen der Provinzialverband, im Saarland das Reich, in allen übrigen vom Land - erstattet. In diesem Zusammenhang erfolgte die Festlegung einer Einkommensobergrenze für Hebammen. Lag ihr Verdienst darüber, hatten sie die Mehreinnahmen ihrerseits an die Gewährleistungsstelle abzuführen. Es sollte damit dem Umstand Rechnung getragen werden, daß der Hebammenberuf kein Gewerbe sei und ein sog. Hebammenlöwentum unterbunden werden. Vgl. § 14 Abs. 4 RHebGes, ebd., S. 19, S. 97-103 + S. 105 f.

[26] Hiermit wurde die Krankenversicherung für Hebammen verpflichtend und die Einbeziehung in die Rentenversicherung über die Angestelltenversicherung, die seit 8.10.1929 bestand,

wurde es den Gewährleistungsträgern ermöglicht, niedergelassenen Hebammen die Sozialversicherungsbeiträge ganz oder teilweise zu erstatten.[27] Die so geschaffene erweiterte soziale Sicherung war bezüglich der Alterssicherung im allgemeinen „bescheiden" und blieb für sehr alte Hebammen ungeregelt.[28] Die Aufsicht des Amtsarztes über die Hebamme blieb unverändert. Sie war ihm weiterhin unterstellt.[29] Das RHebGes bildete außerdem die Grundlage für die „Schaffung einer einheitlichen Berufsvertretung, der Reichshebammenschaft".[30] Die RH war im Vergleich zur RDH mit erweiterten Befugnissen ausgestattet, u.a. erhielt sie das Recht, zu allen hebammenrelevanten Fragen gehört zu werden.[31] Außerdem wurde die Mitgliedschaft in der RH für alle berufstätigen Hebammen verpflichtend vorgeschrieben.[32] Damit war die Forderung Contis nach einer Zwangsmitgliedschaft Gesetz geworden.[33] Zur Umsetzung ihrer Ziele erhielt die RH Disziplinarbefugnisse, „denn ohne Zwangsmittel läßt sich eine Berufsorganisation, der alle Berufsmitglieder angehören müssen, nicht in Ordnung halten."[34] Die für die Tätigkeit der Organisation nötigen finanziellen Mittel sollten ausschließlich durch Mitgliedsbeiträge aufgebracht werden.[35] Schließlich wurde der RMdI „ermächtigt"

---

bestätigt. Vgl. § 22 RHebGes, in: Zimdars/ Sauer 1940, S. 21+ S. 126 f.

[27] § 14 Abs. 3 RHebGes, in: Zimdars/ Sauer 1940, S. 19.

[28] Die Reichfachschaftsleiterin stellte fest, daß „Die Frage der Versorgung dieser überalterten Hebammen [...] auch im neuen Hebammengesetz nicht geregelt worden" war. Weiter hieß es, daß durch die Versicherungspflicht „in absehbarer Zeit von Jahren keine deutsche Hebamme mehr ohne die, allerdings sehr bescheidene Versorgung der Angestelltenversicherung sein wird". Vgl. Conti, Hebammengesetz, in: ZdRDH (1939), S. 67.

[29] Vgl. § 16 RHebGes, in: Zimdars/ Sauer 1940, S. 20.

[30] Vgl. § 20 RHebGes, ebd., S. 12 + S. 123 f.

[31] Vgl. Kapitel 4.2.1 „Aufbau der RDH/RH".

[32] Vgl. § 20 RHebGes, in: Zimdars/ Sauer 1940, S. 123 + 125.

[33] „Im § 20 wird ein seit Jahrzehnten bestehender Wunsch der deutschen Hebammenschaft erfüllt, nämlich die Standesorganisation mit Zwangsmitgliedschaft." Conti erklärte darin weiter, daß „Die Einheitsorganisation [...] ja bereits durch den Machtanspruch von Partei und Staat im Jahr 1933 geschaffen (wurde, KT), während vorher 4-5 Verbände, verschiedenen politischen Richtungen angehörend, sich gegenseitig dauernd befehdeten und deshalb die notwendige Stoßkraft für wirkliche Aufgaben nicht vorhanden war. Die seit 1933 bestehende Reichsfachschaft deutscher Hebammen war aber keine Zwangsorganisation." Conti, Nanna, Hebammengesetz, S. 69.

[34] Zimdars/ Sauer 1940, S. 125. Tatsächlich wurde in der dritten Verordnung zur Durchführung des Hebammengesetzes verfügt, daß die „Reichshebammenschaft [...] bei Nichtbefolgen der von ihr satzungsgemäß gegebenen Anordnungen, Ordnungsstrafen bis zu 50 RM verhängen" konnte. Dritte Verordnung zur Durchführung des Hebammengesetz vom 27.9.1939. RGBl. I. S. 1939; Zimdars/ Sauer 1940, S. 235.

[35] Vgl. § 20 RHebGes, ebd., S. 123-125.

> „im Einvernehmen mit dem Stellvertreter des Führers [...] die zur Durchführung und Ergänzung dieses Gesetzes erforderlichen Rechts- und Verwaltungsvorschriften [...] (zum Teil, KT) gemeinsam mit dem Reichsminister der Finanzen"[36]

zu erlassen. Das betraf reichsweit gültige Vorschriften über Zuständigkeiten der Verwaltungsbehörden, einzelne Verfahrensfragen, die Aus- und Weiterbildung, die Hebammendienstordnung zur Regelung der Berufspflichten, die Hebammengebührenordnung, die Festlegung einer Altersbegrenzung für die Berufsausübung sowie nähere Einzelheiten bezüglich Form und Befugnis der Reichshebammenschaft.[37] Der Ideologie entsprechend enthielt das Hebammengesetz explizit ein generelles Ausbildungs- und Berufsverbot für Jüdinnen und „politisch unzuverlässige" Frauen.[38] Damit war der rechtliche Rahmen für eine umfassende Neustrukturierung des Hebammenwesens geschaffen.

Die Erschließung und Aufbereitung des Reichshebammengesetzes in der Hebammenzeitung war an Verfahrensfragen orientiert und sachlich ausgerichtet. Kurt Zimdars und Nanna Conti erläuterten den Gesetzestext. Zimdars stellte einen gesundheitspolitischen Kontext her, indem er Hebammen in Beziehung zur NS-Bevölkerungs- und Rassenpolitik setzte sowie ihre Funktion für die Gesundheitsfürsorge von Mutter und Kind im Sinne der NS-Ideologie aufgriff. Die Planung eines reichseinheitlichen Gesetzes für das Hebammenwesen sei „bald nach der Machtergreifung" entstanden. Damit ordnete er die Initiative dem Nationalsozialismus zu, obwohl es bereits 1932 Bestrebungen dieser Art gegeben hatte.[39] Die späte Verabschiedung lag ursächlich in der Komplexität der notwendigen Neustrukturierungen. Die Herausnahme der Hebammen aus der Gewerbeordnung, die Schaffung einer reichseinheitlichen statt verschiedener ländereigener Regelungen und wesentlich finanzielle Aspekte wurden als arbeitsaufwendige und verzögernde Punkte benannt. Zimdars bewertete die mit der Niederlassungserlaubnis möglich werdende „planmäßige Verteilung von Hebammen" positiv.[40] Die Einbeziehung von Hebammen in die Schwangerenfürsorge und in die soziale Fürsorge stellte er als besonderen

---

[36] Vgl. Zimdars/ Sauer, Hebammengesetz, S. 12 + S. 133.
[37] Vgl. § 25 RHebGes, ebd., S. 23 + S. 133 f.
[38] Vgl. § 7 und § 11 RHebGes. Vgl. ebd., S. 17 f.
[39] Vgl. Schabel 1995, S. 291. Vgl. auch die Entwürfe zu einem RHebGes und den begleitenden Briefwechsel zwischen Emma Rauschenbach, Elisabeth Schulz, Nanna Conti und Fritz Rott zwischen Mai 1932 und September 1933, in: Sammlung Rott, Kasten 219.
[40] Vgl. Zimdars, Hebammengesetz, in: ZdRDH (1939), S. 4 f.

Wunsch der Hebammenschaft und des Reichsministeriums des Innern dar. Er betonte, daß dies keine unabhängige Tätigkeit sein könnte:

> „Es bedarf aber wohl keines besonderen Hinweises, daß die Hebamme aus dieser Bestimmung nicht die Folgerung ziehen kann, zur selbständigen Betreibung einer Mütterberatungsstelle berechtigt zu sein, sie hat sich vielmehr in den Rahmen der Gesamtorganisation [...] einzufügen."[41]

Daraus ging hervor, daß der Kompetenzbereich zwar ausgedehnt wurde, jedoch einen eng gesteckten Rahmen nicht überschreiten sollte.

Mit der Einrichtung der Reichshebammenschaft sei den Hebammen „die Möglichkeit gegeben, wichtige Standesfragen selbständig zu regeln."[42] Die fehlende Altersversorgung für ‘überalterte’ Hebammen benannte er kommentarlos. Zimdars schätzte das Gesetz abschließend wie folgt ein:

> „Wenn daher in dem Gesetz auch nicht alle Wünsche der Hebammen erfüllt werden konnten, so bringt es doch eine Lösung der Hebammenfrage, die aufbauend auf dem Grundgedanken bestmöglicher Fürsorge für Mutter und Kind den Hebammen die Stellung in der Volksgemeinschaft zuweist, die der Bedeutung ihres Berufes entspricht."[43]

Er erwartete von den Hebammen eine Gegenleistung: „Aufgabe der Hebammen wird es sein, ihrerseits dazu beizutragen, daß das Grundziel des Gesetzes voll zur Auswirkung gelangt"[44], was durch ausreichende Kenntnis desselben erreicht werden könnte und müßte.

Ein Heft später veröffentlichte die Reichsfachschaft zur Begrüßung des „seit vielen Jahren ersehnten" Gesetzes eine überschwengliche, pathetische kurze Stellungnahme, in der die Hebammen und das RHebGes ideell in das „Volksganze" eingebettet wurden:

> „Das Jahr 1938, das als ein glorreiches Jahr in der Geschichte Deutschlands fortleben wird, das dem Großdeutschen Reiche zehn Millionen Deutsche ohne Krieg wiedergab, brachte, kurz ehe es zur Neige ging, den deutschen Hebammen auch noch ein Geschenk: das seit vielen Jahren ersehnte Reichs-Hebammengesetz.
> Die Reichshebammenschaft dankt ihrem großen Führer Adolf Hitler für dieses Gesetz."[45]

Außerdem wurde eine kleine Danksagung einer Berufsschwester an die Reichsfachschaftsleiterin für ihre „jahrelange aufopfernde Arbeit um das

[41] Zimdars, Das Hebammengesetz, in: ZdRDH (1939), S. 5.
[42] Ebd.
[43] Ebd.
[44] Ebd.
[45] Reichsfachschaft, ohne Titel, in: ZdRDH (1939), S. 31.

Reichshebammengesetz", die „beseelt gewesen (sei, KT) vom Glauben an die Führung des Staates", veröffentlicht. Diese Danksagung deutete Schwierigkeiten und Widrigkeiten im Entstehungsprozeß des RHebGes an und schließt mit einer Art Treueschwur auf die Leiterin: „Wir deutschen Hebammen versichern unserer lieben Frau Conti treue Gefolgschaft für immer."[46]

Erst Anfang Februar kommentierte die Reichsfachschaftsleiterin Nanna Conti das Gesetz ausführlich. Sie ging nicht auf den langen Vorlauf des Gesetzes ein und stellte keinen allgemeinen Bezug zur NS-Bevölkerungs- und Rassenpolitik her. Jedoch wurde Contis Übereinstimmung mit der antisemitischen Rassenpolitik in ihren Aussagen über die Kriterien zu Vergabe und Verbot der Führung der Berufsbezeichnung deutlich sichtbar. Die Reichfachschaftsleiterin stellte fest, daß „die Frage der jüdischen Hebammen praktisch nur eine sehr geringe Rolle spielt"[47], da seit 1933 keine jüdischen Hebammenschülerinnen mehr in deutschen Hebammenlehranstalten ausgebildet würden. Ihren eigenen Nachforschungen zufolge gäbe es „im Altreich zur Zeit noch 4 jüdische Hebammen", die in jüdischen Entbindungsanstalten tätig seien, dies auf Antrag beim RMdI auch weiterhin sein könnten oder sich im Ruhestand befänden. Conti ließ die von ihr aufgeworfene Frage nach der zukünftigen geburtshilflichen Versorgung der jüdischen Bevölkerung offen. Deutlich wird, daß sie Informationen über jüdische Hebammen in Deutschland sammelte. Im Kommentar zur Mütterberatung und der Senkung der Säuglingssterblichkeit spiegelte sich Contis Antisemitismus offen: Ihrer persönlichen Meinung nach war das Ausscheiden jüdischer Ärzte aus den Säuglingsberatungsstellen ein wesentlicher Grund für die deutliche Verringerung der Säuglingssterblichkeit seit 1933. Sie machte jüdische Ärzte für eine hohe Säuglingssterblichkeit verantwortlich[48] und setzte damit die NS-Propaganda um, die lautete: „Ein jüdischer Arzt ist kein Arzt, sondern ein Kurpfuscher und Giftmischer".[49] Nanna Contis umfangreiche Kommentare zu den Paragraphen des RHebGes greife ich im folgenden auf, insofern sie von den bisher genannten abwichen oder diese ergänzten. Sie befürwortete die Einführung der Niederlassungserlaubnis und die damit möglich werdende „Planwirtschaft" zur der Verteilung von Hebammen auf das Reichsgebiet. Die offizielle Berufsbezeichnung Hebamme, und nicht etwa Hebammenschwester, begrüßte Nanna Conti, da dies eine klare Abgrenzung des Hebammenberufs von dem der

---

[46] Schulz, Dank, in: ZdRDH (1939), S. 33.
[47] Conti, Hebammengesetz, in: ZdRDH (1939), S. 67.
[48] Vgl. ebd., S. 69.
[49] Lifton 1988, S. 526.

Krankenschwester schuf.[50] Die Einbindung der Hebammen in die allgemeine Fürsorge und besonders in die Mütterberatung, Säuglings- und Kleinkinderfürsorge sei besonders hinsichtlich der Verringerung der Säuglingssterblichkeit äußerst wichtig.[51] Dort, wo Hebammen bis zu einem Jahr nach der Geburt eine nachgehende Fürsorge betrieben, sei die Säuglingssterblichkeit „ganz außerordentlich und in kürzesten Zeiträumen" gesunken.[52] Funktion und Rechte der Reichshebammenschaft riß sie kurz an und schätzte sie als „überaus wichtige Bestimmung" ein.[53] Bezüglich der neuen Standesorganisation hob sie die erreichte Neuerung der Zwangsmitgliedschaft hervor. Besonders wichtig war für Conti die direkte Bindung der Hebammenschaft Deutschlands an das Reichsministerium des Innern, womit einem Wunsch der Hebammenschaft entsprochen worden war. Außerdem stelle diese Einbindung einen „großen Schutz dieses für ein Volk so notwendigen Berufes" dar.[54] Sie begrüßte auch, daß die Einsetzung der "Reichshebammenführerin" nicht mehr allein durch den RMdI geschehen konnte, sondern zusätzlich im Einvernehmen mit dem Stellvertreter des Führers erfolgen mußte.[55] Nanna Conti hob das Verbot für Frauen und Männer, die nicht Ärzte oder Hebammen waren, geburtshilflich tätig zu werden, hervor, da dies eine Gesetzeslücke schloß.[56] Bis zu diesem Zeitpunkt gab es für Männer, die nicht medizinisch ausgebildet waren, kein Verbot, Geburtshilfe zu leisten. Daß hier tatsächlich ein Handlungsbedarf bestand, zeigt, daß 1933 im Land Baden „rund 300 Bader [..] sozusagen als männliche Hebammen Tätigkeiten der Geburtshilfe ausübten."[57] Als einzige erwähnte sie die Altersbegrenzung für Hebammen auf 70 Jahre. Die im RHebGes enthaltenen Regelungen der Altersversorgung

---

[50] Vgl. Conti, Hebammengesetz, in: ZdRDH (1939), S. 67. Im Dezember 1939 folgte eine Verordnung zur Abgrenzung der Berufstätigkeit der Hebammen von der Krankenpflege. Verordnung vom 19.12.1939 RGBl. Teil I (1939), S. 2458.

[51] Die Mitarbeit in der Fürsorge wurde als zusätzliche Tätigkeit aufgenommen, in Abgrenzung zur ebenfalls neuen Schwangerenberatung, die als Berufspflicht im Hebammengesetz verankert wurde. Vgl. Conti, Hebammengesetz, in: ZdRDH (1939), S. 68; dies., Anordnung 1/1939, in: ZdRDH (1939), S. 57; § 32 Abs. 1, Dienstordnung für Hebammen (HebDO.) vom 16. Februar 1943, in: Sammlung der gesetzlichen Vorschriften (1943), S. 30.

[52] Vgl. Conti, Hebammengesetz, in: ZdRDH (1939), S. 69.

[53] Vgl. § 9 und § 20 RHebGes, in: Zimdars/ Sauer 1940, S. 18-20 + S. 123; Conti, Hebammengesetz, in: ZdRDH (1939), S. 68 f.

[54] Vgl. ebd., S. 70.

[55] Vgl. ebd., S. 69.

[56] Vgl. ebd., S. 66.

[57] Vgl. Institut für Arbeitsmarkt- und Berufsforschung der Bundesanstalt für Arbeit (Hg.) 1971, S. 15.

bezeichnete sie sowohl für die zu dem Zeitpunkt versicherungspflichtig werdenden, ganz besonders für die älteren Hebammen, als unzureichend. Positiv äußerte sie sich über die präzise Regelung des Mindesteinkommens verheirateter Hebammen. Diese Bestimmung kann als Ergebnis der Diskussion um das sogenannte „Doppelverdienertum" gewertet werden. Die im RHebGes verankerte Pflicht der Hebamme „jeder Schwangeren, Gebärenden, Wöchnerin und jedem Neugeborenen ohne Unterschied des Standes und des Vermögens auf Anforderung nach Kräften Beistand zu leisten"[58] war laut Nanna Conti bereits vor der Verabschiedung des Gesetzes geltende Selbstverständlichkeit. Sie wies darauf hin, daß dieser Paragraph

> „fast denselben Wortlaut (hat, KT) wie der Eid, den in Preußen bei der Hebammenprüfung jede junge Hebamme von alters her zu leisten hatte, obgleich sie an sich nicht im Beamtenverhältnis zum Staate stand."[59]

Die Aufhebung der Einbindung von Hebammen in die Gewerbeordnung beurteilte Conti als Ausdruck besonderer Wertschätzung für die Hebammen im Nationalsozialismus: Im Vordergrund der Tätigkeit sollten keine finanziellen Aspekte mehr stehen. Vielmehr hatte die Hebamme „wichtigste Aufgaben für das Gesundheitswesen zu erfüllen."[60] Sie nahm an, daß das Gesetz lange bestehen würde, da es sorgfältig ausgearbeitet war. Mit folgenden Wünschen endeten ihre Ausführungen:

> „Wir wollen hoffen, daß dieses Gesetz [...] sich auswirken möge zum Segen der deutschen Mutter und des deutschen Kindes, aber auch zum Segen der deutschen Hebamme."[61]

Den Kommentierungen Zimdars und Contis folgen keine weiteren allgemeinen Einschätzungen des Hebammengesetzes in der Zeitschrift.

Soweit meine Quellen es erlauben, ist mit großer Wahrscheinlichkeit die Mitarbeit folgender Personen am Gesetz anzunehmen: Ministerialrat Prof. Dr. Fritz Rott und Nanna Conti waren beteiligt. Beide diskutierten bereits 1933 unter

[58] § 2 RHebGes, in: Zimdars/ Sauer 1940, S. 15. Vgl. Conti, Hebammengesetz, in: ZdRDH (1939), S. 66.

[59] Conti, Hebammengesetz, in: ZdRDH (1939), S. 66. Der Hebammeneid lautete: „Ich schwöre bei Gott dem Allmächtigen und Allwissenden, daß ich nach bestem Wissen und Vermögen die Hebammenkunst nach den Vorschriften des Lehrbuches und der Dienstanweisung ausübe, Armen und Reichen mit gleicher Bereitwilligkeit helfen und mich stets so verhalten und leben will, wie es einer treuen und gewissenhaften Hebamme geziemt und wohl ansteht. So wahr mir Gott helfe." Zitiert nach Mühlenbeck 1977, S. 29.

[60] Conti, Hebammengesetz, in: ZdRDH (1939), S. 66

[61] Ebd., S. 70.

Einbeziehung von Emma Rauschenbach und Elisabeth Schulz einen Gesetzesentwurf.[62] Dr. Müller II war der Bearbeiter des Gesetzes im Stabe Hess.[63] Ein weiter Mitarbeiter war Kurt Zimdars, Ministerialrat im RMdI. Da Leonardo Conti als Ministerialrat im RuPMdI ab April 1933 neben anderen das Referat Hebammenwesen leitete, ist seine Mitarbeit ebenfalls anzunehmen. Nachweisen kann ich sie jedoch nicht. Als Beobachter des Entstehungsprozeß können der Preußische und Reichsminister des Innern Frick, „Reichsärzteführer" Wagner und Ministerialdirektor Gütt, der das „Gesetz zur Verhütung erbkranken Nachwuchses" maßgeblich mitgestaltet hat, gelten.[64] Daß auch das Reichsministerium für Finanzen zumindest befragt wurde, zeigt dessen Ablehnung von 1936, die Kosten für eine angedachte Zwangsberentung von Hebammen zu übernehmen.[65] Damit können Spekulation, daß die Entstehung des Hebammengesetzes ein Alleingang Nanna und Leonardo Contis zum „Führer" Adolf Hitler gewesen sei, getrost als Gerücht bezeichnet werden.[66]

Es erstaunt, daß das Gesetz erst im Dezember 1938 verabschiedet wurde, insbesondere, da die Funktion der Hebamme als wichtig postuliert und ihr Mehrarbeit abgefordert wurde.[67] Elmer Schabel stellt fest, daß es erst in den 40er Jahren für den Staat einigermaßen kostenneutral durchgeführt werden konnte. Bis dahin hatten die seit 1929 in die Rentenversicherung einzahlenden Hebammen einen ausreichenden Grundstock zur Alterssicherung geschaffen. Leonardo Conti und RMdI Frick begründeten die späte Verabschiedung mit der Bindung finanzieller Mittel zugunsten des Ausbaues der Wehrmacht. Alfons Labisch und Florian Tennstedt führen in anderem Zusammenhang aus, daß „die Maßnahmen der Rassenhygiene und der Vereinheitlichung des staatlichen Gesundheitswesens [...] absolute Priorität genossen und die vorhandenen Geldmengen absorbierten."[68] Diese drei Gründe lassen zusammengenommen vermuten, daß militärische Aufrüstung sowie rassistischer und zentralisierender Umbau des Gesundheitswesens eine soziale Sicherung der Hebammen bis zum Ende der 30er

---

[62] Vgl. Sammlung Rott, Kasten 218.
[63] Müller II verunglückte im Herbst 1937 tödlich, was die Arbeit am Gesetz angeblich um 7 Monat verzögerte. Vgl. Conti, Nanna, Arbeitsbericht der RDH o.J. (1938), in: Sammlung Rott Kasten 218.
[64] Vgl. Sammlung Rott, Kasten 218.
[65] Vgl. Schabel. 1995, S. 293.
[66] Daß das Gesetz erst Ende 1938 in Kraft trat, spricht ebenfalls gegen einen Alleingang Contis.
[67] Vgl. Kapitel 5.3.1 „Vorstellungen über die Hebamme im neuen Staat".
[68] Nach Schabel lehnte das Reichsfinanzministerium es 1936 ausdrücklich ab, die Zwangsberentung von Hebammen zu tragen. Vgl. Schabel 1995, S. 293.

Jahre verhinderten.

Auffallend ist, daß der Vorlauf des RHebGes in der ZdRDH kaum erwähnt wurde. Die Arbeiten hierfür fanden offensichtlich „hinter den Kulissen" bei „verschlossenen Türen" statt. Festzuhalten ist eine zurückhaltend wirkende Reaktion auf die Verabschiedung des RHebGes. Einzig die Reichsfachschaft bedankte sich beim Führer, beim RMdI Frick, dessen Mitarbeitern und dem Reichsärzteführer Wagner. Es erfolgten keinerlei Glückwünsche an die Hebammenschaft.[69]

Obwohl in einigen Bereichen bereits seit 1933 lenkend und regelnd eingegriffen worden war, gelang es erst durch das Reichshebammengesetz, das Hebammenwesen zu reformieren.[70] Es entsprach im wesentlichen den von Hebammen und Ärzten genannten Forderungen. Für die Hebammenschaft stellten Hinzuziehungspflicht und vorbehaltene Tätigkeit einen Erfolg dar, denn der Beruf wurde damit gesichert. Mit der Aufnahme von Mütterberatung und Säuglingsfürsorge wurde die gesetzliche Grundlage geschaffen, Hebammen als Multiplikatorinnen der „Rassegedanken" einzusetzen. Mit dem Mindesteinkommen konnte ein Erfolg in den Bemühungen um den Ausbau der sozialen Sicherung verzeichnet werden. Die Kopplung der Tätigkeit an die Berechtigung zur Führung der Berufsbezeichnung und an eine Niederlassungserlaubnis schuf gleichzeitig neue staatliche Kontroll- und Steuerungsinstrumente, mit deren Hilfe nicht nur eine flächendeckende

---

[69] Denkbar wären Glückwünsche vom in der Schriftleitung tätigen Fritz Rott, der sich bereits Ende der 20er Jahre und 1932/33 erfolglos um ein Reichshebammengesetz bemüht hatte und von dem Schabel stark annimmt, daß er an dem von 1938 mitgewirkt hat. Vgl. Schabel 1995, S. 295.

[70] Geregelt wurde z.B. die Vereinheitlichung der Ausbildungszeiten reichsweit auf 18 Monate per Erlaß des RMdI am 28.12.1934 und die bedarfsorientierte Zulassungsbeschränkung der Zahl der Hebammenschülerinnen zwischen 1934 und 1938. Damit wurde die zulässige Höchstgrenze der neu zuzulassenden Hebammenschülerinnen für das Jahr 1935 auf maximal 30 Prozent eines Mittelwertes der Jahresdurchschnitte von 1931-1933 beschränkt. Diese Beschränkung wurde per Runderlaß für 1936, 1937 und 1938 verlängert und im Dezember 1938 mit der Bedingung aufgehoben, Hebammen nur bedarfsdeckend auszubilden. Vgl. Zimdars/ Sauer 1940, S. 10; „Runderlaß des Reichs- und Preußischen Ministers des Innern u.d. RUPrMfWEuV v. 27.12.1934 - IV b 4430/34 u. U I 3137. - MBliV 1935/1 Seite 22"; ZdRDH (1935), S. 76; RdErl. vom 13.1.36 - Nr. IV B 7015/3715 u. W I a 36, RdErl. vom 07.12.1936 - Nr. IV B 13658/36/3715 u. W I a 2367/36, und vom 25.10.1937 - Nr. IV B 5182/37 - 3715; außerdem RdErl. des RMdI und des RMfWEuV vom 5.12.1938 - Nr. IV d 5692/38 - 3715, abgedruckt in: ZdRDH (1939), S. 19. Zur Diskussion um die Zulassungsbeschränkung zur Ausbildung gibt der Brief aus dem Reichsgesundheitsamt von einem Herrn Meier unter Mitarbeit von Fritz Rott an den RuPrMdI vom 12.10.1935, Betreff: Regelung des Hebammennachwuchses einen Einblick. Vgl. Sammlung Rott, Kasten 220.

geburtshilfliche Versorgung der Bevölkerung sichergestellt, sondern auch von staatlicher Seite auf die einzelne Hebamme zugegriffen werden konnte. Der grundsätzliche Ausschluß jüdischer Hebammen von der Berufsausbildung zur Hebamme und der Berufstätigkeit entsprach dem Antisemitismus des Nationalsozialismus, der von der Reichsfachschaft getragen wurde. Die Berufsorganisation wurde mit dem RHebGes zur staatlich anerkannten Zwangsorganisation. Ein Ausschluß hieraus, der ein faktisches Berufsverbot darstellte, konnte auch von Hebammen ausgesprochen werden. Die direkte Bindung der Hebammenschaft an das Reichsministerium des Innern räumte ihr eine besondere Stellung ein. Es überrascht, daß die RH als neue Einheitsorganisation, in der alle bisher bestehenden aufgingen, bezeichnet wurde, da die RDH bereits seit 1933 als Einheitsorganisation galt. Möglicherweise bezog sich dieser Hinweis auf evt. noch bestehende konfessionell gebundene Organisationen für Hebammen mit dem Ziel, diese nun aufzulösen.

In der Sekundärliteratur betonen alle Autorinnen und Autoren die Errungenschaft, die in der Hinzuziehungspflicht lag.[71] Die enthaltene Kontrollmöglichkeit über Hebammen und gebärende Frauen wird nicht benannt. Danach gehen die Einschätzungen bezüglich der Wertigkeit des Gesetzes auseinander. Johanna Grünbeck, Wolfgang Gubalke, Helga Hahmann und der ansonsten sehr differenziert analysierende Elmar Schabel berücksichtigen das generelle Berufsverbot für Jüdinnen in ihren Ausführungen nicht. Johanna Grünbeck schreibt es dem Einfluß der RDH-Leiterin auf Leonardo Conti zu, daß ein Großteil der Forderungen von Hebammen Eingang in das RHebGes fand.[72] Zander und Goetz nennen als ursächlich für die Entwicklung des RHebGes mit der Befugniserweiterung für Hebammen ein „intimes Zusammenspiel" von Nanna Conti und Leonardo Conti.[73] Wolfgang Gubalke sieht die Hinzuziehungspflicht als Erfolg der Gesundheitspolitik des NS-Staates an, da Frauen nun verpflichtet waren, sich fachgerecht entbinden zu lassen:

> „Sich fachgerecht entbinden zu lassen, war eine Pflicht gegenüber Volk und Staat im Interesse der Geburtenförderung geworden. Jede werdende Mutter mußte eine approbierte Hebamme hinzuziehen, wofür auch der Arzt Sorge zu tragen hatte."[74]

---

[71] Auf Uebe 2000, die die NS Gesetzgebung erörtet, kann ich an dieser Stelle nur hinweisen. Einem ersten Eindruck zufolge, berücksichtigt sie die antinatalistischen Aspekte und die Hebammen und Frauen kontrollierenden Aspekte der NS-Gesetzgebung nicht.

[72] Vgl. Grünbeck 1990, S. 20.

[73] Vgl. Zander/ Goetz 1986, S. 144 f.

[74] Gubalke 1985, S. 124.

Da die Hinzuziehung einer Hebamme nicht zu einer Erhöhung der Anzahl der Geburten führt, nehme ich an, daß Gubalke die kompetente Geburtsbegleitung im Interesse der Gesundheit von Mutter und Kind verstand, die Mütter- und Säuglingssterblichkeit senkte. Er vernachlässigt völlig, daß dieses Interesse ausschließlich auf erbgesunde, arische Frauen und Kinder gerichtet war. Außerdem betrachtet er die Altersbegrenzung für die Berufstätigkeit als unproblematisch. Seiner Meinung nach wurde mit der Versicherungspflicht zur Angestelltenversicherung eine ausreichende Altersversorgung gewährleistet.

Für Helga Hahmann stellt sich die Verabschiedung des Gesetzes als Erfolg für die Hebammen dar, an dem der Hebammenverband wesentlich mitgewirkt habe.[75] Mit der Hinzuziehungspflicht wurde die Hebammentätigkeit als selbständiger Beruf anerkannt, und das geburtshilfliche Arbeitsgebiet der Hebamme vorbehalten. Die Maßnahmen sozialer und wirtschaftlicher Sicherung betrachtet sie als unverbindlich geregelt.[76]

Ricarda Scherzer stellt die Hinzuziehungspflicht ebenfalls als entscheidend für die Berufssicherung bis 1985 dar. Die vorbehaltene geburtshilfliche Tätigkeit, verhinderte ihrer Meinung nach das Eindringen von angelernten Laien oder Ärzten in diesen Bereich.[77]

> „Letztendlich ist es dieser Bestimmung zu verdanken, [...] daß er (der Beruf, KT) im Laufe der Zeit seinen eigentlichen Inhalt nicht verloren hat und nicht zu einer rein pflegerischen Funktion degradiert werden konnte.“[78]

Zu einer ähnlichen Einschätzung gelangt Britta Schmitz, die das Gesetz im Kontext der NS-Mutterideologie sieht. Sie schätzt es als richtungweisend für die Zukunft des Hebammenwesens ein, da es die Stellung der Hebamme in der Geburtshilfe festigte.[79] Die besondere Bedeutung des Gesetzes lag ihrer Meinung nach außerdem darin, daß es bis 1985 seine Gültigkeit besaß. Schmitz zufolge hatte die Niederlassungserlaubnis für die alltägliche Arbeit nur einen symbolischen Charakter, da den Schwangeren ein Recht auf freie Hebammenwahl zustand[80], und eine Frau folglich die Hebamme eines beliebigen Bezirks um Hilfe anrufen konnte. Sie vernachlässigt, daß mit der Niederlassungserlaubnis nur eine begrenzte Zahl von Hebammen in einem Bezirk arbeiten konnte. Insofern hatte diese Regelung für die praktische Tätigkeit eine Bedeutung. Nora Szasz betont,

---

[75] Vgl. Hahmann 1985, S. 135.
[76] Vgl. Hahmann 1988, S. 22 f.
[77] Scherzer 1988, S. 84.
[78] Ebd.
[79] Vgl. Schmitz 1994, S. 30.
[80] Vgl. ebd.

daß nicht vergessen werden darf, daß es „in Hinblick auf das generelle Berufsverbot für jüdische Hebammen auch ein menschenverachtendes war.“[81] Diese Position wird von Christa Schüürmann geteilt.[82] Beate Stahl bemerkt, daß mit dem Gesetz der Hebammenberuf gestärkt wurde, da der Kompetenzbereich klar formuliert sei.[83] Gegenüber diesen Autorinnen räumt Elmer Schabel ein, daß der „angebliche“ soziale Fortschritt des RHebGes bei näherer Betrachtung die „Festschreibung eines Ist-Zustandes“ war.[84] Schabel bezieht sich in seiner Begründung auf die Regelung der reichseinheitlichen Ausbildungsdauer per RdErl. und die Einbindung der Hebammen in staatliche Systeme sozialer Sicherung seit 1929. Er läßt unberücksichtigt, daß bis 1938 keine Hinzuziehungspflicht bestand und die vorbehaltene Tätigkeit neu war. Außerdem vernachlässigt er, daß die Krankenversicherungspflicht ebenfalls neu war. Die im Gesetz verankerten Kompetenzen und Befugniserweiterungen der Hebammenorganisation werden von keiner der AutorInnen erwähnt, lediglich Hahmann führt die Umbenennung der RDH in RH und der ZdRDH in DDH an. Grünbeck, Hahmann sowie Zander und Goetz schätzen den Einfluß Nanna Contis auf die Entstehung des RHebGes über ihren Sohn Leonardo Conti besonders hoch ein. In diesem Zusammenhang scheinen vertiefende Forschungen sinnvoll, um die an der Entstehung des RHebGes beteiligten Faktoren und Personen zu bestimmen. Deutlich wurde bereits, welche nationalsozialistischen Interessen sich mit dem Gesetz verknüpften. Zu berücksichtigen ist, daß auch bei einer Zusammenarbeit von Nanna und Leonardo Conti weitergehende Überzeugungsarbeit notwendig war, um einen Prozeß für ein Gesetz anzuregen und zum Abschluß zu bringen, das dauerhafte Ausgaben für die Staatskasse beinhaltete und einen enormen Verwaltungsaufwand nach sich zog. Der Einfluß Leonardo Contis relativiert sich, wenn berücksichtigt wird, daß er zu dem Zeitpunkt, als das RHebGes verabschiedet wurde, nicht den Posten des Reichsgesundheitsführers bekleidete, folglich noch nicht mit den Machtbefugnissen dieses Postens ausgestattet war.

Feststellbar ist, daß die Hinzuziehungspflicht sowohl in zeitgenössischen Kommentaren als auch in der heutigen Literatur besonders hervorgehoben und das RHebGes als ein den Beruf sicherndes Gesetz bewertet wird. Sein antisemitischer und autoritärer Charakter wird in der Sekundärliteratur nur vereinzelt berücksichtigt.

---

81 Szasz 1995, S. 9.
82 Vgl. Schüürmann 1997, S. 552.
83 Vgl. Stahl 1986, S. 312.
84 Vgl. Schabel 1995, S. 276.

Das Gesetz beinhaltete weitreichende Verbesserungen der beruflichen Situation von Hebammen: Beruf und Einkommen wurden gesichert, der Kompetenzbereich ausgedehnt und die soziale Sicherung auf lange Sicht herbeigeführt. Mit der Erlaubnis zur Führung der Berufsbezeichnung wurden Hebammen zu einer vom Staat besonders zu schützenden und zu kontrollierenden Berufsgruppe, da sie auf eine Stufe mit Ärzten und Tierärzten gestellt wurden.[85] Rassistische Elemente und die Stärkung der Einheitsorganisation, die zur Zwangsorganisation wurde, sind eindeutig dem Nationalsozialismus zuzuordnen.

Der Umgang mit diesem Gesetz nach 1945 kann hier nur angedeutet werden. Von den Alliierten der Westsektoren wurden die nationalsozialistischen und rassistischen Elemente aus dem Gesetz entfernt und die Dienstordnung außer Kraft gesetzt. Neue Dienstordnungen traten sukzessiv seit 1947 inkraft. Ab 1953 war die Regelung der Berufsausübung in der BRD Ländersache. 1985 wurde ein völlig neues Hebammengesetz verabschiedet. In der SBZ wurde die Dienstordnung 1947 geändert und Anfang der 50er Jahre in der DDR eine neue rechtliche Grundlage für das Hebammenwesen geschaffen.[86]

[85] Vgl. Zimdars/ Sauer 1940, S. 55.

[86] Vgl. Uebe 2000, S. 43 ff. Allerdings halte ich Uebes Versuch, die familienpolitischen Maßnahme der DDR mit denen des Nationalsozialismus gleichzusetzten, für fragwürdig. Sie berücksichtigt den entscheidenden Unterschied zwischen beiden nicht, der darin liegt, daß mit der NS-Politik nur eine bestimmte Gruppe von Menschen, nämlich sog. „arische erbgesunde“ gefördert wurden. In der DDR gab es eine derartige „Auslese“ meines Wissens nicht.

7. Zusammenfassende Schlußbetrachtung

Die vorliegende Betrachtung der Berufsorganisation der Hebammen in der Zeit des Nationalsozialismus unter besonderer Berücksichtigung der Politik der Organisation und der Leiterin Nanna Conti einerseits und der Aufmerksamkeit des NS-Staates für das Hebammenwesen und die Einheitsorganisation andererseits bestätigen meine Grundannahmen in weiten Teilen: Drei Berufsverbände der Hebammen wurden - ebenso wie andere Berufsverbände und Organisationen - zwischen Mai und Juli 1933 zur Reichsfachschaft Deutscher Hebammen gleichgeschaltet. Die zeitgerechte, nach allgemein angewandten Prinzipien durchgeführte Gleichschaltung wurde im Oktober 1933 nachträglich formell legitimiert. Es wurde damit eine Scheinlegalität hergestellt, wie sie auch für die Gewerkschaften beschrieben wird. Es gab keinen Sonderweg im Umgang mit den Hebammenverbänden. Die RDH baute auf den ADHV auf und stellte sich als dessen Folgeverband dar, um Kontinuität in der Organisationsarbeit zu suggerieren. Die Vorsitzende des ADHV, Emma Rauschenbach, sowie die Leiterin des Neupreußischen Hebammenverbandes, Elisabeth Schulz, stellten sich in den Dienst der Einheitsorganisation. Emma Rauschenbach stand dem Nationalsozialismus positiv gegenüber. Ihre Mitarbeit in der RDH und ihre Aufbruchstimmung schuf für die Mitglieder Kontinuität und half, die Einheitsorganisation und das NS-System zu etablieren. Es ist anzunehmen, daß Rauschenbach und Schulz hofften, sich der NS-Mutterideologie im Interesse ihres Berufsstandes bedienen zu können. Diese Frauen sahen in der Gleichschaltung eines ihrer Ziele, den Zusammenschluß der Hebammenverbände, verwirklicht. Offensichtlich nahmen sie in Kauf, daß undemokratische Vorgänge zu ihrem Ziel führten.

Die RDH/ RH existierte bis März 1945, unterstand dem Reichsministerium des Innern und war korporativ der DAF angegliedert. Die Organisation war zentralistisch und hierarchisch sowie nach dem autoritären Führerprinzip strukturiert. Alle Posten wurden mit Hebammen besetzt. Die Mitgliedschaft war deutschen Hebammen vorbehalten und wurde erst mit dem RHebGes 1938 zwingend vorgeschrieben. Die NS-Einheitsorganisation für Hebammen erfuhr eine Aufwertung, indem sie 1933 dem Reichsministerium des Innern und 1939 direkt dem Reichsminister des Innern unterstellt wurde. Es bestand kein Selbstbestimmungsrecht des Berufsstandes in Personalfragen. Die Mitbestimmung in Berufsangelegenheiten blieb auf die Teilnahme an Gremientreffen und das Recht, in Hebammenangelegenheiten Stellung zu nehmen, beschränkt. Die Einheitsorganisation besaß keine Machtmittel. Sie unterstand staatlicher Kontrolle und arbeitete Hand in Hand mit dem Staat. Dennoch setzte sie sich punktuell sowohl gegen staatliche als auch gegen ärztliche Vorhaben für die Interessen ihrer Mitglieder ein. Deutlich wurde dies z.B. an den Auseinandersetzungen um die Kampagne gegen das Doppelverdienertum und in der Debatte um den Geburtsort.

Die Hebamme Nanna Conti war entscheidend am Aufbau der Organisation beteiligt. Sie gab ihr Profil und prägte sie bis zum März 1945. Die Leiterin der Einheitsorganisation verknüpfte ihre nationalsozialistische Überzeugung und ihr Engagement für ihren Beruf miteinander. Nanna Conti wirkte aktiv, pragmatisch, voller Elan und klug an der Gleichschaltung der Weimarer Hebammenverbände mit und kann keinesfalls als Opfer ihrer Verhältnisse betrachtet werden. Sie stieg in einem frauenspezifischen Bereich der in männliche und weibliche Sphären getrennten NS-Gesellschaft auf und machte im NS-Staat Karriere. Conti wurde „Führerin" der Hebammen, auch wenn ein solcher Titel nicht existierte. Dies ist erstaunlich, da sie dem NS-Frauenbild mit ihrer bildungsbürgerlichen Herkunft als geschiedene Frau und der freiberuflichen Tätigkeit als Selbständige, mit der sie ihre Familie ernährte, nicht erfüllte. Es sprach im Sinn der NS-Ideologie sicherlich für sie, daß der Beruf Hebamme als *der* Frauenberuf schlechthin galt. Anzumerken ist, daß die Werdegang rechter Frauen, die Posten in Partei oder Staat ausfüllten, nicht selten untypisch verlief. Die Biographie Contis kann daher als typisch untypisch bezeichnet werden. Contis Berufspolitik ging inhaltlich über Forderungen der aufgelösten Hebammenverbände hinaus. Ihre Ziele wollte sie ausschließlich für *deutsche* Hebammen umsetzen. Nanna Conti legte großen Wert auf rassistische und autoritäre Elemente. Sie versuchte ein neues Hebammenbild zu etablieren, das neben der Verbesserung der fachlichen Qualität eine starke ideologische Ausrichtung erhielt. Die neue Hebamme sollte eine kompetente, professionell ausgebildete, nationalsozialistisch überzeugte Frau sein, die ihren Beruf aus ideologischer Überzeugung ausübte und nur bedingt wirtschaftliche Interessen verfolgte. Dieses Bild floß in ihre Arbeit ein. Hebammen sollten eine um Beratung und Fürsorge ausgedehnte Tätigkeit übernehmen, die in die NS-Rassenpolitik hinein reichte. Sie wurden als Multiplikatorinnen der „Rassegedanken" betrachtet, als „Erzieherin des Volkes", und sollten als Informantinnen zur Erfassung der gesamten Bevölkerung in Erbgesundheitskarteien beitragen. Diese Ideen teilten Hebammenlehrer und Gynäkologen. Weiterer Bestandteil des Hebammenbildes von Nanna Conti war die Schaffung einer NS-orientierten Hebammenelite, für deren Bildung Kurse in

der Ärzte-Führerschule Alt-Rhese (1935-1941) und eine Hebammenoberschule (ab 1941) von Hebammen eingerichtet wurden. Das Hebammenbild fand Eingang in das Reichshebammengesetz (1938). Es wurde die Möglichkeit geschaffen, Hebammen auch für die weitergehende Fürsorge einzusetzen. In der Satzung von 1939 wurde die Reichshebammenschaft vom Reichsminister des Innern beauftragt, die Mitarbeit ihrer Mitglieder in der Gesundheitsführung zu fördern. Damit war eine rechtliche Grundlage dafür geschaffen, Hebammen als Propagandistinnen für das Regime einzusetzen und politisch nutzbar zu machen. Die Dienstordnung von 1943 verpflichtete Hebammen ausdrücklich auf diese Aufgabe. Offen bleibt, welche weitergehenden Regelungen folgten. Die Leiterin der RDH, Nanna Conti, war aktiv an der Etablierung und Stabilisierung des NS-Systems beteiligt, indem sie die Tätigkeit der „Hebamme im neuen Staat" auf die herrschende Ideologie ausrichtete, den Rassismus der „Erbgesundheits- und Rassenpolitik" bis März 1945 propagierte, Hebammen darin schulte und die Hebammenorganisation in einigen von der deutschen Wehrmacht besetzten Gebieten einrichtete. Die personelle Kontinuität der Leitung läßt den Rückschluß zu, daß Conti die ihr aufgetragene Arbeit im Sinne des Regimes erfüllte. Es ist davon auszugehen, daß sie eine breite Unterstützung aus der Hebammenschaft erhielt, denn nur damit war es möglich diese Rolle so effektiv auszufüllen.
Nanna Conti war kein „Rädchen im Getriebe". Sie wurde nicht gezwungen im NS-Staat Karriere zu machen. Sie hat 1933 diesen hohen Posten angenommen und diese Machtposition aus politischer Überzeugung bis 1945 ausgefüllt. Für ihr Handeln trägt sie die politische und persönliche Verantwortung.[1]

Aus der Zeitschriftenanalyse resultierte, daß die ZdRDH an die Tradition der ADHZ anknüpfte. Es gab jedoch einen deutlichen Schwenk von den Standes- und Berufsangelegenheiten des Verbandsblattes hin zu „Bevölkerungsfragen" und Rassismus. Ihr Umfang, ihre Erscheinungsdauer und die Schwerpunkte, die in den Rubriken „Wissenschaft und Fortbildung" sowie „Erbgesundheits- und Rassenpflege" lagen, spiegelten die von Conti und Ottow verfolgten Ziele der Zeitschrift, zur Professionalisierung der Hebammen und zu ihrer NS-rassistischen Schulung beizutragen. In dieses Bild fügt sich, daß die Hebammenzeitung entsprechend der vorherrschenden Bevölkerungspolitik einen Schwerpunkt auf antinatalistische Inhalte legte. Mit der Rubrik „Erbgesundheits- und Rassenpflege" wurden die Hebammen von 1933 bis März 1945 konsequent in diese Richtung geschult. Dabei ging der Inhalt über den Bildungsanspruch und

[1] Allg. zur Verantwortung unter einer Diktatur: Arendt 1989, Schwarz 1997.

die Idee der subtilen Beeinflußung, die das allgemein gültige Propagandakonzept vorsah, hinaus. Absicht war Hebammen als öffentliche „Instanz" zu nutzen, die die Akzeptanz von Zwangssterilisierungen in der Öffentlichkeit durch Aufklärung fördern sollten. Die Neubesetzung der Schriftleitung sollte die inhaltliche Ausrichtung auf den NS-Staat gewährleisten. Nach der Gleichschaltung drei verschiedener Verbandszeitungen bestand in der ZdRDH/ DDH zwischen 1933 und 1945 eine personelle Kontinuität. Es ist daher anzunehmen, daß keine ideologischen Differenzen zwischen Schriftleitung und NS-Staat entstanden. Einzig das Ausscheiden Emma Rauschenbachs (1940) stellte einen Bruch dar. Es konnte nicht geklärt werden, ob diese Veränderung sich aus politischen Gründen vollzogen wurde, aus Gründen, die ihre Abstammung betrafen oder die Folge eines Machtkampfes zwischen Rauschenbach und Conti war. Daß „Die Deutsche Hebamme" bis 1943 trotz des Krieges 14-tägig und danach monatlich bis März 1945 erschien, läßt erkennen, daß der Schulung von Hebammen auch im Krieg ein großes Gewicht beigemessen wurde.

Konflikte, die während der Zeit des Nationalsozialismus um das Hebammenwesen und die Geburtshilfe zwischen den daran beteiligten Gruppen Hebammen, Mediziner (Geburtshelfer/ Hebammenlehrer) und Staat bestanden, zeigten sich an der Debatte um den Geburtsort deutlich:

Die führenden Frauen der Einheitsorganisation distanzierten sich von den medizinischen Geburtshelfern bzw. Hebammenlehrern als Koalitionspartner, mit deren Hilfe Hebammen in Kaiserreich und Weimarer Republik primär versucht hatten, ihre Ziele zu erreichen. Das staatliche Interesse, Hebammen zu kontrollieren, bestand in ihrem Wissen um die menschliche Fortpflanzung, was neben dem geburtshilflichen Wissen häufig Wissen um Schwangerschaftsverhütung und Abtreibung beinhaltete. Auffallend ist, daß der Staat sich mit verschiedenen Verordnungen für das Hebammenwesen einsetzte, ohne einen direkten unmittelbaren Vorteil davon zu haben. Die Unterstützung der Hausgeburtshilfe schien primär finanzielle Gründe zu haben. Das großzügig ausfallende Reichshebammengesetz verblüfft. Zu fragen ist, welchen Vorteil der Staat mit dem RHebGes verband. Ich vermute, daß das Interesse des Staates an Hausgeburt und Zuziehungspflicht der gebärenden Frauen darin lag, Hebammen als Spitzel bzw. Informantinnen einzusetzen. Nur wenige andere Berufsgruppen hatten so oft Zugang zu Familien und Häusern und wurden von vielen Familien zu „normalen" Lebensprozessen freiwillig ins Haus gerufen und konnten so intime

Einblicke in die Familien nehmen.[2] Hausärzte sollten eine ähnliche Rolle übernehmen.[3] Bei einem Anteil von etwa 80 Prozent Hausgeburten bei Familien mit durchschnittlich zwei Kindern, kamen Hebammen wenigstens einmal in die meisten Familien. Damit war es prinzipiell möglich, Informationen über Krankheit und Gesundheit sowie soziale Verhältnisse von vielen Menschen zu erhalten. Möglicherweise wurde auch daran gedacht, daß die ganze Familie bei Hausbesuchen über die sog. „Erbgesundheits- und Rassenpflege" aufgeklärt werden konnte. Das Reichshebammengesetz schuf eine gesetzliche Grundlage, um Frauen und ihre Familien zu kontrollieren.

Durch die Bestrebungen der Hebammen und die Unterstützung, die diese durch den Staat erhielten, sahen sich in Kliniken tätige ärztliche Geburtshelfer in ihrem Machtbereich und ihrer Autorität in Frage gestellt. Das massive Vorgehen dieser Ärzte macht deutlich, daß sie sich tatsächlich in mehreren Punkten bedroht sahen:

1. Ihren Einfluß auf das Hebammenwesen schien der Staat übernehmen zu wollen (Festlegung von Ausbildungsrichtlinien, Auswahl von Frauen zur Berufsausbildung, Aus- und Fortbildung sowie Kontrolle durch Nachprüfungen).
2. Hebammen bekamen staatlich verordnet Kompetenzen in Bereichen, die Ärzte gerade für sich erobern wollten (Schwangerenberatung).
3. Die Förderung der Hausgeburtshilfe durch den Staat sollte den Trend, in einem Krankenhaus zu gebären, rückgängig machen. Wäre das erfolgreich, hieße es für Mediziner Verlust an Geld, Macht, und Prestige.

Massive, letztlich von Erfolg gekrönte Versuche, eine Änderung der staatlichen Haltung zu erreichen, machen deutlich, daß die Mediziner das als bedrohlich einstuften. In der Debatte um den Geburtsort und an den Vorstellungen über die Tätigkeit der Hebamme im „neuen Staat" wurde deutlich, daß Mediziner Hebammen unentgeltlich als Multiplikatorinnen und Informantinnen nutzen wollten. Einen eigenständigen Kompetenzbereich wollten sie ihnen hingegen nicht zubilligen. Möglicherweise hielten sie Hebammen für eine Konkurrenz, die ihrer nicht würdig war, da es sich um Frauen handelte, die zudem akademisch ungebildet waren und zumeist aus dem Kleinbürgertum stammten. Interessant ist, daß Mediziner nur bedingt Anlaß zu ihren massiven Interventionen hatten, denn der Trend zur Klinikentbindung hatte zwischen 1933 und 1939, trotz verschiedener RdErl. und Verordnungen für Hausgeburten, deutlich zugenommen.

---

[2] Es ist an Schornsteinfeger und Hausärzte zu denken.

[3] Vgl. Kater, in: Historische Zeitschrift (1987), S. 308. Heuvelmann weist darauf hin, daß Kater die Funktion des Hausarztes als eine Art „biopolitischen Blockwart" bezeichnet. Heuvelmann 1999, S. 174.

Es war abzusehen, daß sich das „Problem Hausgeburtshilfe" von selbst ohne Auseinandersetzung löste, vorausgesetzt der Trend hielt an, und es gab keine weiteren rigiden, die Hausgeburt fördernden staatlichen Maßnahmen. Abgesehen davon stand den Hebammenlehrern als Ausbilder ein weiterer Weg zur Verringerung des Umfanges der Hausgeburtshilfe offen. Hebammen waren fachlich so kompetent, wie ihre Lehrer es für nötig und sinnvoll erachteten, d.h. ihre geburtshilfliche Qualität war abhängig von ihrer Ausbildung. Es bestand also die Möglichkeit sie bestimmte Techniken und Handgriffe nicht zu lehren, mit dem Ziel, daß die freiberuflich tätigen Hebammen wesentlich mehr Frauen unter der Geburt in Kliniken einweisen mußten.[4]

In der Auseinandersetzung um den Geburtsort zwischen NS-Staat, vertreten durch Leonardo Conti, und Medizinern, vertreten durch die Gesellschaft für Gynäkologie und Geburtshilfe, ging es demnach höchstwahrscheinlich darum, wer die Kontrolle über das Gebären und über das Hebammenwesen erhielt. Es handelte sich also um Kompetenzstreitigkeiten.

Mit der Verabschiedung des Reichshebammengesetzes erreichte die Reichsfachschaft ihr wichtigstes Ziel: Der Berufsstand war gesichert, ebenso wie die wirtschaftliche und die langfristige soziale Versorgung der einzelnen Hebammen. Dabei kann die Sicherung des Berufes als Aufwertung und großer Erfolg für die Hebammen gewertet werden. Sie war Ergebnis der Diskussion um den Geburtsort, deren Auslöser die provokante These war, daß Hebammen als ein „Stück Mittelalter" abzuschaffen seien. Das RHebGes wurde von Berufsorganisationen seit 1890 immer wieder gefordert. Im Nationalsozialismus wurde es wieder aufgegriffen und zur Verabschiedung gebracht. Es ging über die Forderungen von ADHV, VDH und BDH sowie über das Preußische Hebammengesetz von 1922 hinaus. Die planmäßige Verteilung von Hebammen und ihre finanzielle Grundsicherung durch den Staat stellten eine ungewöhnliche Kombination dar: Es wurde einem freien Beruf ein Basiseinkommen zugesichert. Freie Konkurrenz und Wettbewerb wurden offenbar als Widerspruch zu einer gewissenhaften Berufsausübung verstanden. Durch die Einführung einer staatlichen Aufsicht über die Berufstätigen durch eine behördliche Erlaubnis zur Führung der Berufsbezeichnung, die über das preußische Gesetz und die Gesetzentwürfe von 1932 hinausging, erfuhr die Berufsgruppe einerseits eine deutliche staatliche Anerkennung, indem sie auf eine Stufe mit akademisch

[4] Zu denken ist dabei an die Entwicklung und Wendung von Beckenendlagen sowie an den Umgang mit Mehrlingsgeburten.

ausgebildeten Ärzten und Tierärzten gestellt wurde. Andererseits waren die Hebammen jetzt auf den Staat verpflichtet, denn es bestand eine staatliche Kontroll- und Zugriffmöglichkeit auf jede berufstätige Hebamme. Der Zugang zum Beruf und zur Berufsausübung war nun staatlich geregelt.

Daß alte Hebammen aufgrund des Gesetzes ohne Altersversorgung zwangspensioniert wurden, kann als Niederlage für die Berufsorganisation bewertet werden. Im Gesetz waren rassistische und autoritäre Paragraphen enthalten, die Jüdinnen und politisch unzuverlässige Frauen von der Tätigkeit ausschlossen und die Reichshebammenschaft zur Einheitsorganisation mit Zwangsmitgliedschaft machten. Damit schrieb das Gesetz den Ist-Zustand fest.

Die Erfolge für den Hebammenberuf und die Standes(zwangs)organisation lassen eine wesentliche Mitarbeit Nanna Contis an dem Gesetz vermuten. Belegt werden konnte dies anhand der genutzten Quellen nicht. Sichtbar wurde, daß Aufrüstung und Vereinheitlichung sowie Umbau des Gesundheitswesen Priorität vor der Schaffung eines RHebGes hatten. Sichtbar wurde auch, daß Mitglieder aus dem Reichsministerium des Innern, des Stabes Hess, Hebammen und Mediziner an der Ausarbeitung beteiligt waren. Eine mangelhafte Alterssicherung und eine erst 1941 erfolgte Anhebung der Gebührenordnung bestätigt, daß es sich um eine ideelle Aufwertung der Hebammen im Nationalsozialismus handelte, nicht um eine finanzielle.

Es konnte festgestellt werden, daß das Hebammenwesen und ihre Berufsorganisation im Nationalsozialismus, als zahlenmäßig kleiner Berufsstand, der bis 1933 faktisch keine Lobby hatte, eine erstaunliche Aufwertung erfuhr, was in der ideologischen Bewertung der Mutterschaft durch die NS-Ideologie begründet lag. Diese Erkenntnis muß erweitert werden: Der NS-Staat maß Hebammen als Propagandistinnen und Spitzel in Bezug auf die sog. „Erbgesundheits- und Rassenpflege" und als „Erzieherin des Volkes" eine hohe Bedeutung bei, die vielleicht sogar bestimmender für ihre Aufwertung war.

Der Wirkungskreis Nanna Contis im Hebammenwesens war ebenso wie der anderer Frauenführerinnen und Frauenorganisationen, von Männern definiert und wurde von ihnen kontrolliert. Für das Hebammenwesen bedeutete das konkret, nach der Gleichschaltung nicht mehr *nur* von *einer* Instanz, den Medizinern, kontrolliert zu werden, sondern von *zwei* Instanzen, nämlich von Staat und Medizin.

Die Rolle und Funktion Nanna Contis im NS-Staat ist im Vergleich zu denen anderer NS-Führerinnen, z.B. Gertrud Scholz-Klink, Reichsfrauenführerin, Trude Mohr, Reichsreferentin des BDM 1933-1937, und Jutta Rüdiger, Reichsreferentin des BDM 1937-1945, zu untersuchen. Auch wenn weitere Forschungen nötig sind, kann bereits gesagt werden, daß Nanna Contis Handlungen über die Aktivitäten der NS-„Führerinnen“ hinausging. Die „Frauenführerinnen“ gaben vor, Ehe und Familie schützen zu wollen, akzeptierten dabei aber die Zerstörung von Leben, das nicht in die Ideologie paßte:

> „Unter dem Siegel von Liebe, Güte und Mütterlichkeit grenzten sie all jene aus, die den rassischen, erbbiologischen und politischen Ansprüchen des Regimes nicht gerecht wurden und akzeptierten mitleidslos deren psychische und physische Vernichtung.“[5]

Conti schloß Jüdinnen und politisch unzuverlässige Frauen aus der von ihr geführten Organisation aus und forderte und förderte die Einbindung aller Hebammen in die „Erbgesundheits- und Rassenpflege“ massiv. Die Zwangssterilisation und die physische und psychische Vernichtung von Menschen nahm sie damit nicht nur in Kauf, wie andere „Frauenführerinnen“ es taten, sie befürwortete sie vielmehr und trug aktiv dazu bei.

Ein weiterer Unterschied scheint zu sein, daß Scholz-Klink, Mohr und Rüdiger sich auf die Ausgestaltung ihres weiblichen Bereiches beschränkten und sich nicht am Kampf um die Macht beteiligten[6], während Conti durchaus bereit war, in lang andauernde Auseinandersetzungen mit Medizinern einzutreten und hartnäckig die Verabschiedung des Hebammengesetzes verfolgte. Vergleiche der Biographien, politischer Laufbahnen und Einstellungen werden Aussagen über Karrieremuster, Einflußmöglichkeiten, reale Befugnisse und konkrete Handlungsspielräume von Nanna Conti und damit von Frauen im NS-Staat ermöglichen. Diese Untersuchung sollte nicht im Mai 1945 enden, sondern die Selbsteinschätzung nach Kriegsende und die Bewertung ihrer Aktivitäten durch das Nürnberger Militärgericht oder Entnazifizierungsinstanzen einschließen, um festzustellen, ob auch für Conti galt, was Böltken über die genannten „Führerinnen“ festgestellt hat: diese fühlten sich, aufgrund der Spaltung der NS-gesellschaftlichen Realität in männliche - handelnde, kämpfende, entscheidende - und weibliche - bewahrende, schützende, gebärende - Bereiche, nicht (mit-)schuldig und nicht (mit-) verantwortlich an den Verbrechen des NS-Regimes.[7] Berücksichtigt werden muß der Aspekt, daß die männliche Militärgerichtsbarkeit geschlechtsgebundene Urteile fällte bzw. in Urteilsbegründungen nach dem Geschlecht unterschied.[8]

---

[5] Vgl. Böltken 1995, S. 139.
[6] Vgl. Böltken 1995, S. 138.
[7] Vgl. ebd., S. 140.
[8] Vgl. Marßolek 1993, S. 114-122; Ehlert, in: Füllberg-Stollberg et al (Hg.) 1994, S. 251 ff.

Die Ergebnisse der vorliegenden Untersuchung können als Grundlage für weitere Studien darüber, wie sich die einzelne Hebamme in ihrer praktischen Tätigkeit verhalten hat, dienen. Es sollte hierbei berücksichtigt werden, daß sich die freiberufliche Tätigkeit von Hebammen einer engmaschigen Kontrolle verweigert, da diese vor Ort einen relativ weiten Handlungsspielraum besaßen. Besondere Aufmerksamkeit sollte in weiteren Forschungen auch den Menschen gewidmet werden, die die Meldepflichten betraf: Mögliche Konsequenzen für gemeldete Frauen, Männer und Kinder waren die sog. „Kindereuthanasie", Zwangsabtreibung in jedem Schwangerschaftsalter und Zwangssterilisation sog. „erbkranker" Menschen. Dazu gehören auch Haft- und Todesstrafen für Frauen, die eine Schwangerschaft abtreiben lassen wollten und abtrieben sowie für die Frauen und Männer, die bei Abtreibungen und Abtreibungsversuche halfen.

Opfer dieser Politik wurden jüdische, politisch unliebsame und solche Hebammen, die Zeuginnen Jehovas waren. Sie wurden mit einem Berufsverbot belegt und verloren damit ihre Existenzgrundlage.[9]

Viele Fragen zu diesem Themenkomplex müssen vorerst unbeantwortet bleiben. Eines jedoch scheint gewiß: Bei den Frauen des ältesten Gewerbes der Welt gab es solche, die ihren Beitrag zum 12jährigen Bestehen der nationalsozialistischen Diktatur leisteten - die weder unschuldig waren noch pauschal als Opfer gelten können. Die den Verband führenden Hebammen waren (Mit-)Täterinnen: Sie stimmten der nationalsozialistischen Politik zu, setzten sich in ihren Wirkungsbereichen aktiv für deren Durchsetzung ein und sicherten ihr Bestehen.

---

[9] Z.B. wurde 1936 eine im öffentlichen Dienst stehende Hebamme entlassen, weil sie Bibelforscherin war. Ihre berufliche Pflichterfüllung war untadelig und sie habe sich eine „dem Volke und Staate feindliche Haltung bisher noch nicht unmittelbar betätigt". Diese Hebamme klagte gegen ihre Entlassung. Das Gericht bestätigte die Entlassung. Es leitete nachteilige Rechtsfolgen aus einer Prognose über ihr zukünftiges Verhalten ab, weil sie in den letzten 10 Jahren nicht gewählt hatte. Vgl. Grabe, in: Wickert (Hg.) 1995, S. 52-73, S. 56 f.

Abkürzungsverzeichnis

ADGB	- Allgemeiner Deutscher Gewerkschaftsbund
ADHV	- Allgemeiner Deutscher Hebammenverband
ADHZ	- Allgemeine Deutsche Hebammen-Zeitung
BDH	- Berufsorganisation deutscher Hebammen (Preußischer Hebammenverband) e.V.
DAF	- Deutsche Arbeitsfront
DDH	- Die Deutsche Hebamme
DHB	- Deutscher Hebammenbund
DHZ	- Deutsche Hebammenzeitung
DO	- Dienstordnung
DVO	- Durchführungsverordnung
GzVeN	- Gesetz zur Verhütung erbkranken Nachwuchses
GzVdG	- Gesetz zur Vereinheitlichung des Gesundheitswesens
HZ	- Hebammen Zeitung
KdF	- Kraft durch Freude
NSBO	- Nationalsozialistische Betriebszellen - Organisation
PrMdI	- Preußisches Ministerium des Innern
RAG	- Reichsarbeitsgemeinschaft
RmdI	- Reichsministerium des Innern
RHZ	- Reichs - Hebammenzeitung
RdErl.	- Runderlaß
RhebGes	- Reichshebammengesetz
RDH	- Reichsfachschaft Deutscher Hebammen
RF	- Reichsfachschaft
RH	- Reichshebammenschaft
RVO	- Reichsversicherungsordnung
VDH	- Vereinigung Deutscher Hebammen
VO	- Verordnung
ZdRDH	- Zeitschrift der Reichsfachschaft Deutscher Hebammen

Quellen- und Literaturverzeichnis

A. Gedruckte Quellen

A.1 Zeitschriften

- Allgemeine Deutsche Hebammen-Zeitschrift (ADHZ), Osterwieck, Jg. 44 (1929) - Jg. 48 (1933)
- Die Deutsche Hebamme (DDH), Osterwieck/ Berlin, Jg. 54 (1939) - Jg. 60 (1945)
- Deutsche Hebammen Zeitung (DHZ), Hannover, Jg. 4 (1952)
- N.S. Gesundheitsdienst, Jg. 1 (1933) – Jg. 3 (1935)
- Reichshebammen-Zeitung (RHZ), Berlin, Jg. 1 (1929) - Jg. 5 (1933)
- Zeitschrift der Reichsfachschaft Deutscher Hebammen (ZdRDH), Osterwieck/ Berlin, Jg. 1 N.F. (1933) - Jg. 54 (1939)

A.2 Zeitschriftenartikel

- ALLGEMEINER DEUTSCHER HEBAMMEN-VERBAND, Rauschenbach, E./ Conti, N./ Einstmann, C., An die deutsche Hebammenschaft! In: ADHZ, Jg. 48 (1933), H. 11, S. 163
- ANONYM, 25. Hauptversammlung des Bundes sächsischer Hebammenvereine, Leipzig, in: ZdRDH, Jg. 2 N.F. (1934), H. 23, S. 546-549
- ANONYM, Anstalts- oder Hausentbindung, Eine Anstaltshebamme meldet sich zu Wort, in: ZdRDH, Jg. 3 N.F. (1935), H. 12, S. 363-364
- ANONYM, Anstalts- und Hausentbindung, Eine Stellungnahme einer Landhebamme, in: ZdRDH, Jg. 3 N.F. (1935), H. 13, S. 395
- ANONYM, An unsere Leser, in: DDH, Jg. 58 (1943), H. 7/ 8, S. 81
- ANONYM, Arbeitsbesprechung der Hebammen des Reichsgaus Wartheland in Posen am 22.3.1944, in: DDH, Jg. 59 (1944), H. 5/6, S. 58
- ANONYM, Auch auf Abtreibungsversuch steht Gefängnisstrafe, in: ZdRDH, Jg. 53 (1938), H. 18, S. 418

- ANONYM, Auch der Krieg erlaubt keine Auflockerung der Rassegesetze, in: DDH, Jg. 55 (1940), H. 1, S. 9
- ANONYM, Auflösung der Vereinigung Deutscher Hebamme und der Berufsorganisation Deutscher Hebammen und Eingliederung in die Reichsfachschaft Deutscher Hebammen, in: ZdRDH, Jg. 1 N.F. (1933), H. 8, S. 327-328
- ANONYM, Pg. August Fleck, in: ZdRDH, Jg. 1 N.F. (1933), H. 11, S. 3
- ANONYM, Belästigung durch jüdische Kaufleute, in: ZdRDH, Jg. 3 N.F. (1935), H. 7, S. 208
- ANONYM, Bericht des Verlages, in: RHZ, Jg. 1 (1929), S. 380-381
- ANONYM, Bericht über die Tagung in Posen am 28. Juli 1942, in: DDH, Jg. 57 (1942), S. 205
- ANONYM, Bericht über die Haupttagung des Neupreußischen Hebammen-Verbandes in Berlin am 26. und 27.6.1929, in: ADHZ, Jg. 44 (1929), S. 294-297
- ANONYM, Betr.: Hebammenlehrbuch, in: DDH, Jg. 58 (1943), H. 19/ 20, S. 181
- ANONYM, Berufsständische Zusammenfassung, in: N.S. Gesundheitsdienst, Jg. 1 (1933), H. 2, S. 5
- ANONYM, Berufung in den Reichsvollkornbrotausschuß, in: DDH, Jg. 56 (1941), H. 6, S. 83
- ANONYM, Die Gesetze zur Verhütung erbkranken Nachwuchses und zum Schutz der Erbgesundheit im Osten eingeführt, in: DDH, Jg. 57 (1942), H. 3, S. 25
- ANONYM, Das Ehestandsdarlehen, in: ZdRDH, Jg. 1 N.F. (1933), H. 1, S. 204-205
- ANONYM, Das Hilfswerk „Mutter und Kind" der NSV, in: ZdRDH, Jg. 2 N.F. (1934), H. 6, S. 108
- ANONYM, Das Ehrenkreuz für Mütter, in: ZdRDH, Jg. 54 (1939), H. 2, S. 41
- ANONYM, Das Sterilisierungsgesetz in der Praxis, in: ZdRDH, Jg. 3 N.F. (1935), H. 14, S. 427
- ANONYM, Der Einsatz der deutschen Hebammen im Reichsgau Danzig, in:

DDH, Jg. 54 (1939), H. 22, S. 441

- ANONYM, Der Internationale Hebammenkongreß in Paris, Teil II, in: ZdRDH, Jg. 53 (1938), H. 10, S. 224 –227
- ANONYM, Der internationale katholische Hebammenkongreß, in: ZdRDH, Jg. 5 N.F. (1937), H. 19, S. 417-418
- ANONYM, Der Kampf Judas gegen die weiße Rasse, in: ZdRDH, Jg. 56 (1941), H. 17, S. 218
- ANONYM, Deutsche Hebammen für Ostgebiete, Ausbildungslehrgänge in Posen, in: DDH, Jg. 54 (1939), H. 24, S. 465
- ANONYM; Die Bevölkerungslage der Reichshauptstadt, in: DDH, Jg. 55 (1940), H. 3, S. 34
- ANONYM, Die Bevölkerungsbewegung im Großdeutschen Reich 1943, in: DDH, Jg. 59 (1944), H. 17/18, S. 130
- ANONYM, Die erste Standesgemeinschaft gebildet, in: ADHZ, Jg. 48 (1933), H. 10, S. 151
- ANONYM, Die Hebammen - auch Bezirkshebammen - sind nicht kranken- und auch nicht arbeitslosenversicherungspflichtig. Auszüge aus der Reichsversicherungsordnung vom 26.4.1912, in: ZdRDH, Jg.2 N.F. (1934), H. 8, S. 168
- ANONYM, Die Haupttagung der Reichsfachschaft Deutscher Hebammen am 10. Juni 1936 in Berlin, in: ZdRDH, Jg. 4 N.F. (1936), H. 14, S. 346-355
- ANONYM, Die Kostenpflicht der Krankenkassen bei der Durchführung des Sterilisationsgesetzes, in: ZdRDH, Jg. 3 N.F. (1935), H. 21, S. 669
- ANONYM, Die Leiterin der Reichshebammenschaft 60 Jahre alt, in: Die Gesundheitsführung, Ziel und Weg, Jg. 1941, H. 5, S. 188
- ANONYM, Die nächste Zukunft, in: RHZ, Jg. 5 (1933), H. 11/ 12, S. 140
- ANONYM, Doppelverdiener, in: ZdRDH, Jg. 4 N.F. (1936), H. 16, S. 413
- ANONYM, Dr. L. Conti, Reichsge undheitsführer - Dr. K. Blome Stellvertreter, in: DDH, Jg. 54 (1939), H. 9, S. 211-213
- ANONYM, Durchführung des Gesetz zur Verhütung erbkranken Nachwuchses, in: ZdRDH, Jg. 3 N.F. (1935), H. 10, S. 298
- ANONYM, Ein Ehrentag, in: N.S. Gesundheitsdienst, Jg. 2 (1934), H. 2, S.

16

- ANONYM, Eine Hebamme, welche die Vornahme einer Abtreibung ermöglicht, ist als unzuverlässig anzusehen, in: ZdRDH, Jg. 1 N.F. (1933), H. 6, S. 294
- ANONYM, Eine Zigeunergeschichte, in: ZdRDH, Jg. 1 N.F. (1933), H. 11, S. 403
- ANONYM, Ehegesundheitsgesetz und Tuberkulosebekämpfung, in: ZdRDH, Jg. 53 (1938), H. 1, S. 12
- ANONYM, Ehestandsdarlehen für Soldaten, in: DDH, Jg. 59 (1944), H. 7/8, S. 52
- ANONYM, Ehetauglickeitszeugnisse nach bevölkerungspolitischen Gesichtspunkten, in: ZdRDH, Jg. 59 (1944), H. 1, S. 12
- ANONYM, Ehestandsdarlehen und Kinderzahl, in: DDH, Jg. 57 (1942), H. 1, S. 8
- ANONYM, Ehestandsdarlehen für Witwen und Verlobte Gefallener, in: DDH, Jg. 58 (1943), H. 4, S. 49
- ANONYM, Ehevermittlung für Sterilisierte, in: DDH, Jg. (1943), H. 17/18, S. 168
- ANONYM, Einführung des Gesetz zur Verhütung erbkranken Nachwuchs im Sudetenland, in: DDH, Jg. 55 (1940), H. 1, S. 9
- ANONYM, Entwurf einer Reichshebammenordnung, in: Arbeiter-Wohlfahrt, Jg. 2 (1927), H. 15, S. 472
- ANONYM, Erbkranke sind nicht vogelfrei, in: ZdRDH, Jg. 4 N.F. (1936), H. 13, S. 331
- ANONYM, Erfahrungen über Sterilisierte, in: ZdRDH, Jg. 2 N.F. (1934), H. 9, S. 188
- ANONYM, Erfreuliches Echo, Die Presse zur Eröffnung der Oberschule der Reichshebammenschaft, in: DDH, Jg. 56 (1941), H. 4, S. 51-52
- ANONYM, Frau Nanna Conti 40 Jahre Hebamme, DDH, Jg. 59 (1944), H. 7/8, S. 50-51
- ANONYM, Frau Nanna Conti sechzig Jahre alt, in: DDH, Jg. 56 (1941), H. 8, S. 103-104

- ANONYM, Frau Conti erhielt das Ehrenzeichen für Volkspflege, in: DDH, Jg. 55 (1940), H. 1, S. 10
- ANONYM, Frau Conti in den erweiterten Stab der Reichsfrauenführung berufen, in: ZdRDH, Jg. 5 N.F. (1937), H. 11, S. 254
- ANONYM, Frau Conti in den Sachverständigenbeirat für Volksgesundheit berufen, in: DDH, Jg. 54 (1939), H. 15, S. 350
- ANONYM, Frau Schade, Dresden, Leiterin der Landeshebammenschaft, in: DDH, Jg. 54 (1939), H. 22, S. 442
- ANONYM, Freiwillige Sterilisierung und Kirche, in: ZdRDH, Jg 3 N.F.(1935), H. 10, S. 298
- ANONYM, Für die Hausentbindung, in: ZdRDH, Jg. 3 N.F. (1935), H. 22, S. 682
- ANONYM, Gegen Mißbrauch der Sterilisation, in: ZdRDH, Jg. 4 N.F. (1936), H. 3, S. 59
- ANONYM, Gegen unnatürliche eheliche Verbindungen, in: ZdRDH, Jg. 55 (1940), H. 20, S. 224
- ANONYM, Geschlechtsverkehr im Sinne des Blutschutzgesetz, in: ZdRDH, Jg. 5 N.F. (1937), H. 4, S. 90
- ANONYM, Gesetz zur Verhütung erbkranken Nachwuchses in Finnland, in: ZdRDH, Jg. 53 (1938), H. 15, S. 344
- ANONYM, Gleichschaltung der ärztlichen Hilfsberufe, in: ADHZ Jg. 48 (1933), H. 10, S. 151
- ANONYM, Gründungsversammlung des Reichsausschusses für Gesundheitsdienst, in: N.S. Gesundheitsdienst, Jg. 1 (1933), H. 4, S. 6
- ANONYM, Hauptversammlung des Bundes sächsischer Hebammenvereine, Leipzig, in: ZdRDH, Jg. 2 N.F. (1934), H. 23, S. 546-549
- ANONYM, Haupttagung der Hebammenschaft im Reichsgau Danzig-Westpreußen, in: DDH, Jg. 55 (1940), H. 21, S. 228
- ANONYM, Haupttagung der Landesfachschaft (Baden), in: ZdRDH, Jg. 53 (1938), H. 24, S. 566
- ANONYM, Haupttagung der sudetendeutschen Hebammen in Aussig, in: DDH, Jg. 57 (1942), S. 141

- ANONYM, Hebammen keine Doppelverdiener, Treuhänder der Arbeit entscheidet, in: Berliner Tageblatt vom 4.4.1934
- ANONYM, Hebammen und Sterilisierungsgesetz, in: ZdRDH, Jg. 2 N.F. (1934), H.15, S. 347
- ANONYM, Hebammenwesen in der Slowakei, in: DDH, Jg. 55 (1940), H. 13/14, S. 136
- ANONYM, Hebammenexamen Brünn, Protektorat, gilt auch für das Reich, in: DDH, Jg. 58 (1943), H. 5, S. 56
- ANONYM, Jüdische Abtreiber in Ungarn, in: ZdRDH, Jg. 53 (1938), S. 281
- ANONYM, Neue Leiterin der Hebammenschaft im Gau Sudetenland, in: DDH, Jg. 57 (1942), H. 4, S. 51
- ANONYM, Kaiserschnitt und Sterilisation, in: ZdRDH, Jg. 3 N.F. (1934), H. 21, S. 483
- ANONYM, Keine Bewährungsfrist für Ehetauglichkeit, in: ZdRDH, Jg. 5 N.F. (1937), H. 11, S. 250
- ANONYM, Meldepflicht der Hebammen bei Durchführung des Gesetz zur Verhütung erbkranken Nachwuchses, in: ZdRDH, Jg. 2 N.F. (1934), H. 16, S. 367
- ANONYM, Neue Bestimmungen für Ehestandsdarlehen, in: ZdRDH, Jg. 2 N.F. (1934), H. 7, S. 142
- ANONYM, Noch 5 Millionen Zigeuner, in: DDH, Jg. 57 (1942), H. 22, S. 280
- ANONYM, Nur 2,8 v.H. Ehestandsdarlehen Anträge abgelehnt, in: ZdRDH, Jg. 3 N.F. (1935), H. 11, S. 329
- ANONYM, Religiöses Gewissen und Unfruchtbarmachung, in: ZdRDH, Jg. 4 N.F. (1936), H. 19, S. 485
- ANONYM, Reichstagung der Ärzte im Öffentlichen Gesundheitsdienst, in: ZdRDH, Jg. 5 N.F. (1937), H. 11, S. 240-242
- ANONYM, Richtlinien des Reichsmütterdienstes im Deutschen Frauenwerk zur Durchführung der Mütterschulung, in: ZdRDH, Jg. 2 N.F. (1934), H. 11, S. 237-238
- ANONYM, Seßhaftmachung der Zigeuner, in: ZdRDH, Jg 57 (1942), H. 17, S. 212

- ANONYM, Sitzungsbericht über die Arbeitstagung der LF Sächsischer Hebammenvereine (Bund Sächsischer Hebammen-Vereine) am 11.10. 1935 in Dresden, in: ZdRDH, Jg. 3 N.F. (1935), H. 21, S. 665
- ANONYM, Sterilisation und Kastration dürfen nicht verwechselt werden, in: ZdRDH, Jg. 3 N.F. (1934), H. 3, S. 68
- ANONYM, Sterilisierungsgesetz in Norwegen, in: ZdRDH, Jg. 2 N.F. (1934), H. 13, S. 297
- ANONYM, Sterilisierung nur durch den Facharzt, in: ZdRDH, Jg. 4 N.F. (1935), H. 22, S. 694
- ANONYM, Sterilisierung in Schweden, in: ZdRDH, Jg. 2 N.F. (1934), H. 14, S. 344
- ANONYM, Sterilisierungsgesetz im Urteil der Welt, in: ZdRDH, Jg. 4 N.F. (1936), H. 18, S. 451
- ANONYM, Sterilisierungsgesetzgebung des Auslandes, in: ZdRDH, Jg. 53 (1938), H. 24, S. 556
- ANONYM, Tagung der Reichsbetriebsgemeinschaft 13 „Freie Berufe", in: N.S. Gesundheitsdienst, Jg. 3 (1935), H. 2, S. 6
- ANONYM, Über Haus- und Anstaltsentbindungen, in: ZdRDH, Jg. 2 N.F. (1934), H. 18, S. 417-418
- ANONYM, Über die Auswirkung des Reichserbhofgesetzes auf die Rechtslage der Hebammen, in: ZdRDH, Jg. 2 N.F. (1934), H. 11, S. 250
- ANONYM, Unfruchtbarmachung nur in bestimmten Kliniken, in: ZdRDH, Jg. 5 N.F. (1936), H. 16, S. 406
- ANONYM, Unfruchtbarmachung durch Bestrahlung, in: ZdRDH, Jg. 5 N.F. (1936), H. 8, S. 185
- ANONYM, Verhütung erbkranken Nachwuchses in der Schweiz, in: ZdRDH, Jg. 2 N.F. (1934), H. 23, S. 542
- ANONYM, Verleihung des Volkspflegeabzeichens an Hebammen, in: DDH, Jg. 56 (1941), H. 4, S. 40
- ANONYM, Verordnung über die Einführung des Hebammengesetzes im Reichsgau Sudetenland vom 9. 11.1939, in: DDH, Jg. 54 (1939), H. 22, S. 439
- ANONYM, Verstärkter Arbeitsschutz für Kinder, Jugendliche und Frauen, in:

ZdRDH, Jg. 53 (1938), H. 13, S. 308-309

- ANONYM, Worüber wie einmal sprechen müssen: Für Frauen, die ein Kind erwarten, in: NS-Frauenwarte, Jg. 8 (1940), S. 293
- ANONYM, Zehn Jahre Ehestandsdarlehen, in: DDH, Jg. 58 (1943), H. 17/18, S. 167
- ANONYM, Zwei Lehrgänge in Alt-Rhese, in: DDH, Jg. 56 (1941), H. 20, S. 259
- B., Bericht über den Verbandstag am 22. April 1934, in: ZdRDH, Jg. 2 N.F. (1934), H. 10, S. 220
- B., Bayern, Bericht über den 23. außerordentlichen Verbandstag, in: ZdRDH, Jg. 2 N.F. (1934), H. 10, S. 220
- BAUMM, Hans, Die Aufgaben der Hebamme im Dienste des Volkes, Rundfunkvortrag gehalten im schlesischen Sender Gleiwitz und abgedruckt in: ZdRDH, Jg. 2 N.F. (1934), H. 2, S. 25-26
- BAUMM, Marie, Bericht des Ausschusses zur Vorbereitung von Vorschlägen zur reichsgesetzlichen Regelung des Hebammenwesens, in: Nachrichtenblatt des Bundes Deutscher Frauenvereine, Jg. 8 (1928), Nr. 11, S. 7
- BOSCH, K., Bayern, Bericht der Haupttagung in Homburg, in: ZdRDH, Jg. 3 N.F. (1935), H. 12, S. 366
- BOSCH, Die Beschäftigungsverhältnisse der deutschen Hebammen, in: ZdRDH, Jg. 2 N.F. (1934), H. 17, S. 392-393
- CONTI, Leonardo, Eine wichtige Anordnung über Hausentbindungen und Anstaltsentbindungen, in: DDH, Jg. 54 (1939), H. 18, S. 400
- CONTI, Leonardo, Geburtshilfe und Hebammenwesen in Deutschland, in: ZdRDH, Jg. 5 N.F. (1937), H. 15, S. 335-341
- CONTI, L., Leitsätze zur Ordnung in der Geburtshilfe, in: DDH, Jg. 55 (1949), H. 15, S.157-158
- CONTI, L., Leitsätze für die Ordnung der Geburtshilfe, in: Der Öffentliche Gesundheitsdienst, Jg. 6 (1940/41), S. 707-708
- N. C., in: DDH, Jg. 55 (1940), H. 6, S. 65
- CONTI, Nanna, Achtung! Sehr wichtig! Beiträge zur DAF für Fachschaftsmitglieder, in: ZdRDH, Jg. 5 N.F. (1937), H. 6, S. 138

- CONTI, Nanna, Als Gast der belgischen Hebammen und die Tagung der belgischen Hebammen, in: ZdRDH, Jg. 3 N.F. (1935), H. 17, S. 538-540
- CONTI, Nanna, Als Gast des lettischen Hebammenverbandes in Riga, in: ZdRDH, Jg. 3 N.F. (1935), H.17, S. 541-542
- CONTI, Nanna, Anordnung 1-3/1939, in: ZdRDH, Jg. 54 (1939), H. 3, S. 57f
- CONTI, Nanna, Anordnung Nr. 9, in: DDH, Jg. 55 (1940), H. 22, S. 241
- CONTI, Nanna, Bericht über den 2. Balkan-Kinderschutz-Kongreß in Belgrad vom 1.-7. Oktober 1938, in: ZdRDH, Jg. 53 (1938), H. 21, S. 479-485
- CONTI, Nanna, Betrifft Eingliederung der früheren RAG-Fachschaften in die Reichsbetriebsgemeinschaft 13 „Freie Berufe" der Deutschen Arbeitsfront, in: ZdRDH, Jg. 3 N.F. (1935), H. 6, S. 184
- CONTI, Nanna, Das neue Hebammen-Gesetz, in: DDH, Jg. 54 (1939), H. 3, S. 66-70
- CONTI, Nanna, Das Hebammenwesen in Deutschland, in: Die Ärztin, Jg. 13 (1937), H. 10, S. 294-302
- N.C., Das Schicksal unfruchtbar gemachter Frauen, in: DDH, Jg. 55 (1940), H. 22, S. 217
- CONTI, Nanna, Den Gästen des 7. Internationalen Hebammenkongreß zum Gruß, in: ZdRDH, Jg. 4 N.F. (1936), H. 11, S. 250
- CONTI, Nanna, Den Berufsschwestern in Sudeten-Deutschland zum Gruß, in: ZdRDH, Jg. 53 (1938), H. 20, S. 449
- CONTI, Nanna, Der Internationale Kongreß für Bevölkerungswissenschaften in Berlin vom 26.8. bis 1.9. 1935, in: ZdRDH, Jg. 3 N.F. (1935), H. 19, S. 588-593
- CONTI, Nanna: Die Geburtenzahlen in Deutschland und die Hebammengeburten, in: ZdRDH, Jg. 53 (1938), H. 16, S. 366
- CONTI, Nanna, Die Hebamme ein „Stück Mittelalter"? In: ZdRDH, Jg. 3 N.F. (1935), H. 1, S. 37
- CONTI, Nanna, Die Bedeutung der Hausentbindung, in: ZdRDH, Jg. 3 N.F. (1935), H. 2, S. 65-69
- CONTI, Nanna, Die Organisation der Reichshebammenschaft, in: DDH, Jg. 55 (1940), H. 18, S. 189

- N. C., Ehevermittlung für Gehörlose, in: ZdRDH, Jg. 53 (1938), H. 8, S. 175-176
- CONTI, Nanna, Ein Beitrag zur Frage Hausgeburt oder Klinikgeburt, in: DDH, Jg. 57 (1942), H. 3, S. 30
- CONTI, Nanna, Einsatz im Osten, in: DDH, Jg. 58 (1943), H. 15/16, S. 146
- CONTI, Nanna, Elisabeth Schulz, in: ZdRDH, Jg. 4 N.F. (1936), H. 3, S. 65
- CONTI, Nanna, Entgegnung, in: ZdRDH, Jg. 3 N.F. (1935), H. 6, S. 181-183
- N.C., Erbgesundheitsgericht und Schwangerschaftsunterbrechung, in: ZdRDH, Jg. 3 N.F. (1935), H. 5, S. 153
- CONTI, Nanna, Hebamme und Volksgesundheit, in: Conti, Nanna/ Schulz, Elisabeth/ Krosse, Elisabeth, Die Hebamme im neuen Deutschland, 1. Heft: Vorträge für Mütterversammlungen und für Hebammenvereine, Osterwieck am Harz/ Berlin o. J. (1934), S. 3-6
- CONTI, N., Hebammengesetz und Wochenhilfe, in: ZdRDH, Jg. 54 (1939), H. 6, S. 143
- N. C., Hundertjahrfeier der Landes-Frauenklinik Paderborn, in: ZdRDH, Jg. 2 N.F. (1934), H. 3, S. 50
- N. C., Ist das Bauerntum noch Blutsträger des deutschen Volkes? In: DDH, Jg. 55 (1940), H. 20, S. 214-217
- CONTI, Nanna, Ist der Hebammenberuf überlebt? Hebammen und Geburtshilfe in New York, in ZdRDH, Jg. 2 N.F. (1934), H. 13, S. 295-298
- CONTI, Nanna, Ist das Ansehen des Hebammenstandes seit der Übernahme der Macht im deutschen Staate durch den Nationalsozialismus gewachsen? In: ZdRDH, Jg. 2 N.F. (1934), H. 17, S. 392
- CONTI, Nanna, Keine Veränderung in der Organisation, in: DDH, Jg. 58 (1943), H. 11/12, S. 115
- CONTI, Nanna, Leistungen und Grenzen der häuslichen Geburtshilfe, in: ZdRDH, Jg. 3 N.F. (1935), H. 5, S. 143
- CONTI, Nanna, Liebe deutsch-österreichische Berufsschwestern! In: ZdRDH Jg. 53 (1938), H. 7, S. 149
- CONTI, Nanna, Neufestsetzung des Mitgliedsbeitrags, in: ZdRDH, Jg. 5 N.F. (1937), H. 11, S. 254

- N. C., Nürnberg 1934, in: ZdRDH, Jg. 2 N.F. (1934), H. 19, S. 427-428
- N.C., Nürnberg 1938, in: ZdRDH, Jg. 53, H. 19, S. 427-434
- CONTI, Nanna, Rückblick und Ausblick, in: DDH, Jg. 60 (1945), H. 1, S. 1-6
- CONTI, Nanna, Tätigkeit der frei arbeitenden Hebammen Deutschlands im Jahr 1939, in: DDH, Jg. 55 (1940), H. 12, S. 129-130
- CONTI, N., Verlegung der Geschäftsstelle der Reichshebammenschaft, in: DDH, Jg. 58 (1943), H. 19/20, S. 177
- N. C., Von der internationalen Zusammenarbeit, in: ZdRDH, Jg. 4 N.F. (1936), H. 17, S. 530-531
- CONTI, Nanna, Vorbereitung der Hebammen für die praktische Tätigkeit, in: ZdRDH, Jg. 1 N.F. (1933), H. 9, S. 348-350
- CONTI, Nanna, Was kann die Hebamme tun, um dem deutschen Volk Kinder zu gewinnen, in: ZdRDH, Jg. 3 N.F. (1935), H. 1, S. 34-36
- CONTI, Nanna, Wichtige Ergebnisse auf dem Mailänder Geburtshelferkongreß, in: ZdRDH, Jg. 4 N.F. (1938), H. 22, S. 549-552
- CONTI, Nanna, Zum neuen Jahr, in: ZdRDH, Jg. 2 N.F. (1934), H. 1, S. 1-2
- CONTI, Nanna, Zusammenarbeit zwischen NS-Schwestern und Hebammen, in: ZdRDH, Jg. 3 N.F. (1935), H. 24, S. 756
- CONTI, Nanna/ LUNGERSHAUSEN, Margarete, Der erste Lehrgang der Oberschule für Hebammen, in: DDH, Jg. 55 (1940), H. 22, S. 241-242
- CONTI, Nanna/ RAUSCHENBACH, Emma/ KRAUSE, Emilie, Bildung der Gruppe Hebammenschülerinnen, in: ZdRDH, Jg. 5 N.F. (1937), H. 1, S. 24
- CONTI, Nanna/ RAUSCHENBACH, Emma/ KRAUSE, Emilie, Allen Berufsschwestern zum neuen Jahr! in: ZdRDH, Jg. 5 N.F. (1937), H. 1, S. 1
- E., Erweiterter Schutz der erwerbstätigen Mutter durch ein neues Mutterschutzgesetz, in: DDH, Jg. 57 (1942), H. 12, S. 162
- E., Zur Kostenfrage der Unfruchtbarmachung von Familienmitgliedern, in: ZdRDH, Jg. 54 (1939), H. 13, S. 311
- E. K., Reichsfachschaft Deutscher Hebammen, in: RHZ, Jg. 5 (1933), H. 10, S. 125
- E. K., Unsere Zeitung und anderes, in: RHZ, Jg. 1 (1929), H. 10, S. 182
- E. K., Neupreußen, in: RHZ, Jg. 1 (1929), H. 22, S. 406-407

- E.R., Tragung der Kosten bei Sterilisierung, in: ZdRDH, Jg. 4 N.F. (1936), H. 10, S. 242
- E. SCH., Auszug aus den Berichten der Landesverbände, gegeben auf der Haupttagung in Berlin, in: ZdRDH, Jg. 2 N.F. (1934), H. 9, S. 191
- E. SCH., Bericht über den Lehrgang in der Landesfrauenklinik Berlin-Neukölln vom 11. bis 13. Juni 1934, in: ZdRDH, Jg. 2 N.F. (1934), H. 13, S. 287-288
- E. SCH., Bericht über die Hauptversammlung der Allgemeinen Deutschen Hebammen-Verbände - jetzt: Reichsfachschaft Deutscher Hebammen - am 2. und 3. März 1934 im Nordischen Hof, Berlin, in: ZdRDH, Jg. 2 N.F. (1934), H. 6, S. 109-113
- E. SCH., Das Gesetz zur Verhütung erbkranken Nachwuchses, in: ZdRDH, Jg. 2 N.F. (1934), H. 6, S. 107
- E. SCH., Tagungsbericht über die Hauptversammlung des Neupreußischen Hebammenverbandes am 4. März 1934, in: ZdRDH, Jg. 2 N.F. (1934), H. 6, S. 114-117
- E. SCH., Versammlung der Vereinigung zur Förderung des deutschen Hebammenwesens, in: ZdRDH, Jg. 1 N.F. (1933), H. 9, S. 341-342
- E. R., An unsere Mitglieder! In: ADHZ, Jg. 48 (1933), H. 9, S. 125
- E. R., Muß die Hebamme als Doppelverdiener ihren Beruf niederlegen, wenn ihr Ehemann Beamter, Angestellter, oder Arbeiter im Reichs-, Staats- oder Gemeindedienst ist? In: ADHZ, Jg. 48 (1933), H. 12, S. 181
- E. R., Zur Frage des Doppelverdienertums, in: ZdRDH, Jg. 1 N.F. (1933), H. 6, S. 290
- FLECK, Bekanntmachung, Reichsarbeitsgemeinschaft untersteht unmittelbar der Deutschen Arbeitsfront, in: N.S. Gesundheitsdienst, Jg. 1 (1933), H. 1, S. 1-2
- FLECK, Die Reichsarbeitsgemeinschaft der Berufe im sozialen und ärztlichen Dienste e.V. (RAG) Fachgruppe X der Reichszentrale für Gesundheitsführung beim Reichsministerium des Innern, in: N. S. Gesundheitsdienst, Jg. 1 (1933), H. 3, S. 2-3
- FLECK, A., Einberufung von außerordentlichen Hauptversammlungen der 'Vereinigung Deutscher Hebammen Reichsverband e.V.' und der 'Berufsorganisation Deutscher Hebammen (Preußischer Hebammen Verband)

e.V.', in: ZdRDH, Jg. 1 N.F. (1933), H. 5, S. 272-273

- FRIESLEBEN, Käthe, Die deutsche Hebamme im nationalsozialistischen Deutschland, in: DDH, Jg. 57 (1942), H. 19, S. 239
- GERLACH, Anstaltsentbindung oder Hausentbindung? Die Ansicht des Praktikers, in: ZdRDH, Jg. 3 N.F. (1935), H. 9, S. 270-271
- GESAMTVORSTAND der Berufsorganisation Deutscher Hebammen, Preußischer Hebammen-Verband e.V., Der neue Anfang, in: RHZ, Jg. 1, H. 1, S. 1-2
- GLAUE, Helene, Zu einem Reichshebammengesetz, in: Monatsschrift Deutscher Ärztinnen, Jg. 4 (1928), H. 11, S. 193-195
- GROß, Walter, Grundsätze für rassenpolitisches Denken, in: DDH, Jg. 58 (1943), H. 4, S. 47
- GÜTT, Ehetauglichkeitszeugnisse, in: ZdRDH, Jg. 3 N.F. (1935), H. 22, S. 691
- H.B., Zur Legalisierung der Schwangerschaftsunterbrechung aus eugenischer Indikation, in: ZdRDH, Jg. 2 N.F. (1934), H. 9, S. 187
- HAAG, Lina, Darmstadt 1938, in: ZdRDH, Jg. 53 (1938), H. 22, S. 499-503
- HAAG, Lina/ CONTI, Nanna, Tagung der Leiterinnen im neuen Heim der Reichshebammenschaft, in: DDH, Jg. 55 (1940), H. 15, S. 160-161
- HÄMMERLE, Thea, Aus der Arbeit im Warthegau, in: DDH, Jg. 58 (1943), H. 6, S. 73
- HARTMANN, K., Bericht über den Lehrgang in der Führerschule Alt-Rhese, in: ZdRDH, Jg. 3 N.F. (1935), H. 19, S. 594-597
- HARTMANN, K., Nanna Conti, zum Gedächtnis, in: DHZ, Jg. 5 (1952), H. 2, S. 26-27
- HAUG, Elisabeth, Die wirtschaftliche Lage der Hebammen in Württemberg, in: ZdRDH, Jg. 53 (1938), H. 21, S. 490-491
- HERAUSGEBER und Verlag der „Allgemeinen Deutschen Hebammen-Zeitung", Ohne Titel, in: ADHZ, Jg. 48 (1933), H. 11, S. 141
- HILBERT, Gertrud, Jahresbericht des Bundes sächsischer Hebammenvereine, in: ZdRDH, Jg. 2 N.F. (1934), H. 22, S. 514-515
- KAUDER, Neuorganisation der Berliner Kassenärzte, in: RHZ (1933), S. 34

- KAYSER, Marie-Elise, Die Hebamme und die Frauenmilchsammelstelle, in: DDH, Jg. 55 (1940), H. 11 , S. 116-117
- KEHLE, Ch., Die Berufsschwestern der Ostmark werden der Reichsfachschaft angegliedert, (Eindrücke unserer Ostmarkfahrt vom 21.-29.9.1938), in: ZdRDH, Jg. 53 (1938), H. 20, S. 466
- KEHLE, Ch./ Gauhebammenschaft, Das Hebammengesetz im Sudetenland eingeführt, in: DDH, Jg. 54 (1939), H. 23, S. 458
- KRAUSE, Emilie, Düsseldorf 1937, in: ZdRDH, Jg. 5 N.F. (1937), H. 16, S. 347-350
- KÜPPER, Beteiligung einer Hebamme an einer strafbaren Abtreibung als schwere strafrechtliche Verfehlung, in: DDH, Jg. 58 (1943), H. 5/6, S. 73-74
- KÜPPER, Abtreibung als Grund der Zurücknahme der Anerkennung einer Hebamme, in: DDH, Jg. 57 (1942), H. 15, S. 191-192
- KUSCH, Berta/ KAUDER, Emma, Nach einem Jahr, in: RHZ, Jg. 1 (1929), H. 22, S. 404-405
- LANDESFACHSCHAFT Sächsischer Hebammen, Doppelverdienertum und Hebamme, in: ZdRDH, Jg. 4 N.F. (1936), H. 18, S. 459-260
- LEITUNG der Landesfachschaft Sachsen, Einladung zur Vierteljahrssitzung der Landesfachschaft Sachsens, in: ZdRDH, Jg. 2 N.F. (1934), H. 8, S. 166
- LUNGERSHAUSEN, M., Am 1. Juli 1941 werden die ersten 28 Hebammen der Oberschule frei! In: DDH, Jg. 56 (1941), H. 10, S. 127
- LUNGERSHAUSEN, Margarete, Die Entwicklung der Gruppe „Anstaltshebammen“ innerhalb der Reichshebammenschaft, Teil II, in: DDH, Jg. 56 (1941), H. 21, S. 270-272
- LUNGERSHAUSEN, Margarete, Erfassung aller Anstaltshebammen - Neueinrichtung der Kassenverwaltung, in: DDH, Jg. 55 (1940), H. 10, S. 109-110
- LUNGERSHAUSEN, Dank an Schwester Lisa Lyken, in: DDH, Jg. 55 (1940), H. 9, S. 95
- MANN, Fritz, Grundsätzliches zur Frage der Hebammenfortbildung, in: RHZ, Jg. 1 (1929), S. 2-5
- MAYER, A., Die Hebamme im Dienst des dritten Reichs, in: ZdRDH, Jg. 2 N.F. (1934), H. 13, S. 283-284

- MERTENS, Betrachtungen über die Tätigkeit des Preußischen Hebammenverbandes, e.V., unter der Regie von Schwester Emma Kauder, in: ADHZ, Jg. 44 (1929), S. 56-57
- MIKULICZ-RADECKI, F.V., Die Aufgabe der Hebamme bei der Erhaltung des keimenden Lebens, in: ZdRDH, Jg. 2 N.F. (1934), H. 8, S. 162-163
- MITTEILUNG der Schriftleitung, Zum 1. Januar 1929, in: ADHZ, Jg. 44 (1929), S. 1-3
- MITTEILUNG des Verlages, in: DDH, Jg. 55 (1940), H. 1, S. 10 + S. 28
- NEUMANN, Henny, Die deutsche Hebamme im Dritten Reich, in: ZdRDH, Jg. 4 N.F. (1936), H. 23, S. 528
- NEUMANN, Henny, Die deutsche Hebamme im Dritten Reich, in: ZdRDH, Jg. 4 N.F. (1936), H. 23, S. 582
- O. M., Entziehung des Prüfungszeugnisses einer Hebamme wegen Vornahme einer Abtreibung, in: ADHZ, Jg. 48 (1933), H. 9, S. 133
- OETTINGER, Anstaltsentbindung oder Hausentbindung? In: ZdRDH, Jg. 3 N.F. (1935), H. 6, S. 179-181
- OTTOW, B., Die Erbgesundheitsgerichtsbarkeit und die Unfruchtbarmachung Erbkranker, in: ZdRDH, Jg. 3 N.F. (1935), H. 1, S. 29-30
- OTTOW, Benno, Sind Erbgesundheitspflege und Rassenpflege erforderlich und wie hat die deutsche Hebamme hier mitzuarbeiten? In: ZdRDH, J. 1 N.F. (1933), H. 2, S. 231-232
- OTTOW, B., Der „Zeitschrift der Reichsfachschaft Deutscher Hebammen" zum Geleit! In: ZdRDH, Jg. 1 N.F. (1933), H. 1, S. 193-194
- OTTOW, Nachklänge zum VII. Internationalen Hebammenkongreß in Berlin im Juni 1936, in: ZdRDH, Jg. 4 N.F. (1936), H. 12, S. 299-300
- OTTOW, B., Die Oberschule der Reichshebammenschaft in der Brandenburgischen Landesfrauenklinik in Berlin-Neukölln, in: DDH, Jg. 56 (1941), H. 10, S. 132
- OTTOW, B., Geheimer Medizinalrat Prof. Dr. Georg Winter, in: ZdRDH, Jg. 3 N. F. (1935), H. 1, S. 10
- OTTOW, B., Rückblick auf 50 Jahre Hebammen-Zeitung, in: ZdRDH, Jg. 3 N.F. (1935), H. 1, S. 11-13
- OTTOW, B., Ziel und Weg einer deutschen Hebammenlehranstalt im Dritten

Reich, in: ZdRDH, Jg. 1 N.F. (1933), H. 2, S. 385-386

- OTTOW, B./ ROTT, F./ RAUSCHENBACH Emma, Deutsche Hebammen! In: ADHZ, Jg. 48 (1933), H. 11, S. 161
- PHILLIP, Ernst, Die Stellung der Hebamme zum Gesetz zur Verhütung erbkranken Nachwuchses, in: ZdRDH, Jg. 2 N.F. (1934), H. 13, S 291-294
- PRIGGE, Anstaltsentbindung oder Hausentbindung? Die Ansicht eines Landarztes, in: ZdRDH, Jg. 3 N.F. (1935), H. 9, S. 271
- PUPPEL, Die hohe Hebammenkunst und die Aufgabe der Hebamme im Dritten Reich, in: ZdRDH, Jg. 2 N.F. (1934), H. 22, S. 499-501 + H. 23, S. 521-533
- PUPPEL, Ernst, Häusliche und klinische Geburtshilfe, in: ZdRDH, Jg. 3 N.F. (1935), H. 17, S. 529-531
- PUPPEL, Klinische Ergebnisse des Gesetz zur Verhütung erbkranken Nachwuchs, in: ZdRDH, Jg. 3 N.F. (1935), H. 22, S. 683-686
- RAUSCHENBACH, Emma, Doppelverdiener?! In: ZdRDH, Jg. 2 N.F. (1934), H. 4, S. 74
- RAUSCHENBACH, Emma, Hebammenberuf und der Begriff Doppelverdiener, in: ZdRDH, Jg. 1 N.F. (1933), H. 1, S. 199 f
- RAUSCHENBACH, Emma, Hebammen als Doppelverdiener, in: ZdRDH, Jg. 1 N.F. (1933), H. 5, S. 255
- RAUSCHENBACH, Emma, Jubiläumsfeier des Leipziger Hebammen-Vereins, in: ZdRDH, Jg. 5 N.F. (1937), H. 1, S. 26
- RAUSCHENBACH, Emma, Olga Gebauer, in: ZdRDH, Jg. 3 N.F. (1935), H. 1, S. 9 f
- RAUSCHENBACH, Emma/ CONTI, Nanna, Allen Berufsschwestern an der Saar! In: ZdRDH, Jg. 3 N.F. (1935), H. 6, S. 171
- RAUSCHENBACH, E./ CONTI, N., Die Reichsfachschaft Deutscher Hebammen endgültig gebildet, in: ZdRDH, Jg. 1 N.F. (1933), H. 9, S. 351
- REICHSARBEITSGEMEINSCHAFT für ärztliches Hilfspersonal/ Reichsfachschaft Deutscher Hebammen, An alle Mitglieder! In: RHZ, Jg. 5 (1933), H. 10, S. 122
- REICHSFACHSCHAFT, Hebamme und Sterilisierungsgesetz, in: ZdRDH, Jg. 2 N.F. (1934), H. 15, S. 347

- REICHSFACHSCHAFT, Eingliederung der Reichsfachschaft Hebammen, in: ZdRDH, Jg. 3 N.F. (1935), H. 23, S. 728
- REICHSHEBAMMENSCHAFT, An unsere Leser, in: DDH, Jg. 58 (1943), H. 7/8, S. 81
- REICHSFACHSCHAFT DEUTSCHER HEBAMMEN, Deutsch ist die Saar, in: ZdRDH, Jg. 3 N.F. (1935), H. 3, S. 85
- REICHSFACHSCHAFT DEUTSCHER HEBAMMEN, Die Einigung der deutschen Hebammen in der Reichsfachschaft Deutscher Hebammen, in: ZdRDH, Jg. 1 N.F. (1933), H. 1, S. 194 f
- RMdI, Meldepflicht der Hebammen bei Durchführung des Gesetzes zur Verhütung erbkranken Nachwuchses, in: ZdRDH, Jg. 2 N.F. (1934), H. 16, S. 367
- RMdI, Hebammengesetz und Reichshebammenschaft in: ZdRDH, Jg. 54 (1939), H. 55, S. 123
- RODENBECK, Die Altersgliederung der Hebammen im Deutschen Reich im Jahr 1932, in: ZdRDH, Jg. 2 N.F. (1934), H. 6, S. 120-123
- ROßNER, Ferdinand, Rassenpolitik und Krieg, in: DDH, Jg. 58 (1943), H. 11/12, S. 133
- ROTH, V., Die Bedeutung der Hebamme für die Betreuung unfruchtbarer Eheleute, in: DDH, Jg. 57 (1942), H. 7, S. 84 f
- ROTT, Die Reichszentrale für Gesundheitsführung beim Reichsministerium des Innern, in: N.S. Gesundheitsdienst, Jg. 1 (1933), H. 4, S. 6-8
- SAUER, Karl, Die Durchführung des Hebammengesetzes, in: ZdRDH, Jg. 54 (1939), H. 7, S. 173-175
- SCHEFFZEK, Ziel und Streben der Hebammen im neuen Staat, in: ZdRDH, Jg. 1 N.F. (1933), H. 2, S. 326 f
- SCHMALFUß, H., Der Kampf Judas gegen die weiße Rasse, in: DDH, Jg. 56 (1941), H. 17, S. 218
- SCHRIFTLEITUNG und Verlag der ZdRDH, ohne Titel, in: ZdRDH, Jg. 3 N.F. (1935), H. 1, S. 7
- SCHULZ, E., Die Haupttagung der RDH in Danzig, in: ZdRDH, Jg. 3 N.F. (1935), H. 17, S. 519-529
- SCHULZ, Elisabeth, Die Haupttagung der RDH in Danzig am 16. und 17.

August 1935, in: ZdRDH, Jg. 3 N.F. (1935), H. 17, S. 519-529

- SCHULZ, Klara, Dank, in: ZdRDH, Jg. 54 (1939), H. 2, S. 32
- SCHULTZE, Günter K. F., Mitwirkung der Hebamme bei der Bekämpfung der Unfruchtbarkeit, in: ZdRDH, Jg. 58 (1943), H. 19/20, S. 178 f
- STÄHLE, Das Gesundheitswesen der Partei und der Einsatz der Hebammen in der Gesundheitsführung, in: ZdRDH, Jg. 53 (1938), H. 23, S. 534
- STAUDE, E., Rudolf-Zickfeld-Stiftung 1942, in: DDH, Jg. 57 (1942), H. 22, S. 273
- STRAUSS/ WALTER, Mitteilung der RAG, Wichtig! An alle Mitglieder! in: N.S. Gesundheitsdienst, Jg. 3 (1935), H. 2, S. 8
- TIETZ, Sterilisierungsgesetze im Auslande, in: ZdRDH, Jg. 4 N.F. (1936), H. 17, S. 428
- TOLKSDORF, Bevölkerungspolitik und Landhebamme, in: ZdRDH, Jg. 5 N.F. (1937), H. 7, S. 153
- TORNAU, Bleiben wir ein bodenverbundenes Volk? Ein Blick in die soziale Struktur Deutschlands, in: DDH, Jg. 56 (1941), H. 11, S. 144
- VERLAGSMITTEILUNG, Achtung! Neufestsetzung des Bezugspreises, in: ZdRDH, Jg. 5 N.F. (1937), H. 11, S. 249
- WAGNER/ LEY, Eingliederung der Heilberufe in die Arbeitsfront, in: N.S. Gesundheitsdienst, Jg. 2 (1934), H. 4, S. 13
- WALTER, Mitteilung der RAG, Wichtig! An alle Mitglieder! In: NS-Gesundheitsdienst, Jg. 3 (1935), H. 2, S. 8
- WALTHER, Schwierige Situationen in der häuslichen Geburtshilfe, in: ZdRDH, Jg. 3 N.F. (1935), H. 22, S. 685-688
- WEINERT, Hans, Ein Jahr Sterilisationsgesetz, in: ZdRDH, Jg. 3 N.F. (1935), H. 6, S. 176
- WINTER, Die Gründung der „Allgemeinen Deutschen Hebammen-Zeitung“, in: ZdRDH, Jg. 3 N.F. (1935), H. 1, S. 8
- ZAKRZEWSKY, H., Die Hebamme im Dienste des Volksheils, in: ZdRDH, Jg. 2 N.F. (1934), H. 2, S. 45-47
- ZIMDARS, Kurt, Das Hebammengesetz, in: ZdRDH, Jg. 54 (1939), H. 1, S. 4f

A.3 Literatur vor 1945

- CONTI, Leonardo/ BIBER (Hg.), Der Öffentliche Gesundheitsdienst im Deutschen Reiche 1937, Berlin 1939
- CONTI, Nanna, Das ABC der Hausgeburtshilfe, Stuttgart 1943
- CONTI, Nanna/ SCHULZ, Elisabeth/ KROSSE, Elisabeth, Die Hebamme im neuen Deutschland, 1. Heft: Vorträge für Mütterversammlungen und für Hebammenvereine, Osterwieck am Harz/ Berlin o. J. (1934)
- GEBAUER, Julie, Erinnerungen an Olga Gebauer, Osterwieck am Harz 1930
- GÜTT, Arthur, Der Aufbau des Gesundheitswesens im Dritten Reich, (Schriften der Deutschen Hochschule für Politik II. Der organisatorische Aufbau des Dritten Reiches, H. 10/11), Berlin 1935
- GÜTT, Arthur/ RÜDIN, Ernst/ RUTKE, Falk, Gesetz zur Verhütung erbkranken Nachwuchses vom 14. Juli 1934, München 1934
- GÜTT, Arthur/ MOEBIUS, E., Der öffentliche Gesundheitsdienst (Handbücherei für den öffentlichen Gesundheitsdienst, Bd. 1), Berlin 1935
- HEBAMMENLEHRBUCH, hg. Preußischer Minister für Volkswohlfahrt, Berlin 1920
- HEBAMMENLEHRBUCH, hg. durch das Reichsgesundheitsamt im Auftrag des Reichsministeriums des Innern, Osterwieck am Harz/ Berlin 1943
- KROHNE, Otto, Das neue preußische Hebammengesetz (Veröffentlichungen aus dem Gebiete der Medizinalverwaltung, XVII. Band - 1. Heft), Berlin 1922
- RAUSCHENBACH, Emma/ SCHULZ, Elisabeth/ HILBERT, Gertrud, Die Hebamme im neuen Deutschland, Heft 2, Vorträge für Mütterschulungskurse, Osterwieck am Harz/ Berlin o.J. (1934)
- SAMMLUNG der gesetzlichen Vorschriften auf dem Gebiete des Hebammen- und Wochenpflegerinnenwesens, Berlin o. J. (1943)
- SPERLINGS Zeitschriften- und Zeitungsadreßbuch, Handbuch der deutschen Presse, Die wichtigsten deutschen Zeitschriften, periodischen Erscheinungen und politischen Zeitungen Deutschlands und des Auslandes, Leipzig 1929-1939
- ZIMDARS, Kurt/ SAUER, Karl, Hebammengesetz vom 21.121938 nebst Erläuterungen und einem Anhang mit den wichtigsten, den Hebammenberuf betreffenden Gesetzen und amtlichen Vorschriften einschließlich der

Verordnungen und Erlasse zur Durchführung des Hebammengesetzes, Osterwieck am Harz/ Berlin 1940

A.4 Erlasse/ Verordnungen/ Gesetze

- 1. Verordnung zur Durchführung des Ehegesundheitsgesetzes vom 29.11.1935, in: ZdRDH, Jg. 4 N.F. (1936), H. 2, S. 30
- 3. Verordnung zur Durchführung des Hebammengesetzes, RGBl. Teil I, 27.9.1939, S. 1939
- 5. Verordnung zur Ausführung des Gesetz zur Verhütung erbkranken Nachwuchses, in: ZdRDH, Jg. 4 N.F. (1936) H. 7, S. 160
- Bekanntmachung betreffend Wochenhilfe während des Krieges, RGBl. 1914, Nr. 106 (Nr. 4561), 3.12.1914, S. 492-494
- Blutschutzgesetz, RGBl. Teil I, 15.9.1935, Nr. 100, S. 1146 f
- Dienstanweisung für die im preußischen Staatsgebiet tätigen Hebammen, in: Preußischer Minister für Volkswohlfahrt (Hg.), Hebammenlehrbuch, Berlin 1920, S. 415-431
- Durchführungsverordnung des Hebammengesetzes vom 3. März 1939, in: ZdRDH, Jg. 54 (1939), H. 6, S. 157 f
- Ehegesundheitsgesetz, RGBl. Teil I, 18.10.1935, S. 1246
- Ehrkreuz für Mütter, RGBl. Teil I, 24.12.1938, Nr. 224, S. 1897
- Gesetz über die Treuhänder für Arbeit RGBl. Teil I, 19.5.1933. Nr. 52, S. 285
- Gesetz zur Einführung der Reichsversicherungsordnung, RGBl. 1911, Nr. 42 (Nr. 3921) vom 19.7.1911, S. 509-838 sowie das Ergänzungsgesetz zur RVO, RGBl. 1911, Nr. 42 (Nr. 3922) vom 19.7.1911, S. 839-860
- Gesetz zur Verhütung erbkranken Nachwuchses vom 14.7.1933, RGBl. I , Nr. 86, S. 529-531
- Polizeiverordnung über Verfahren, Mittel und Gegenstände zur Unterbrechung und Verhütung von Schwangerschaften vom 21.1.1941, (RGBl. Nr. 12), in: DDH, Jg. 56 (1940), H. 22, S. 277 f
- Reichsausführungsverordnung des RMdI, Dezember 1933, Erinnerung der Hebammen an ihre Meldepflicht bei der Durchführung des Gesetzes zur Verhütung erbkranken Nachwuchses, in: ZdRDH, Jg. 2 N.F. (1934), H. 16, S.

367

- Reichshebammengesetz, RGBl. Teil I, 21.12.1938, S.1893 –1896
- Reichsschriftleitergesetz 1933, RGBl. (1933), Teil I, 4.10.1933, Nr. 111, S. 713-717
- RdErl. des RMdI vom 4.1.1934, Förderung des Hebammenwesens, III a II 4363/33 Mbl. I.V. 1934 Nr. 2, in: ZdRDH, Jg. 2 N.F. (1934), H. 2, S. 31
- RdErl. des RMdI. vom 3.8.1934, Meldepflicht der Hebammen bei der Durchführung des Gesetzes zur Verhütung erbkranken Nachwuchses, Nr. 50014 a (VB I v, 7.8.34, S. 276), in: ZdRDH, Jg. 2 N.F. (1934), H. 16, S. 367
- RdErl. des RMdI über Haus- und Anstaltsentbindung vom 6.9.1934 - III a II/3181/34 Mbl. F. i. V. Nr. 37 v. 12.9.1934, in: ZdRDH, Jg 2 N.F. (1934), H. 18, S. 417 f
- RdErl. des Reichs- und Preußischen Ministers des Innern u. d. RuPrM f WEuV v. 27.12.1934 - IV b 4430/34 u. U I 3137 MBliV 1935/1 S. 22, Betr. Hebammenausbildung, in: ZdRDH, Jg. 3 N.F. (1935), H. 2, S. 76
- RdErl. vom 13.1.36 - Nr. IV B 7015/3715 u. W I a 36, vom 07.12.1936, Betr. Hebammenausbildung, in: ZdRDH, Jg. 4 N.F. (1936), H. 3, S. 72
- RdErl. des RMdI vom 7.12.1936 - Nr. IV B 13658/36/3715 u. W I a 2367/36, Betr. Hebammenausbildung, in: ZdRDH, Jg. 5 N.F. (1937), H. 1, S. 24
- RdErl. des RMdI vom 25.10.1937 - Nr. IV B 5182/37 - 3715, Betr. Hebammenausbildung, in: ZdRDH, Jg. 5 N.F. (1937), H. 22, S. 486
- RdErl. des RMdI und des RMfWEuV vom 5.12.1938 - Nr. IV d 5692/38 - 3715, Betr. Hebammenausbildung, in: ZdRDH, Jg. 54 (1939), H. 1, S. 19
- RdErl. des RMdI vom 1.7.1940 - VI d 3371/40 - 3715, Betr. Hebammenausbildung, in: DDH, Jg. 55 (1940), H. 15, S. 160
- RdErl. d. RMdI. v. 22.9.1939. RMinBl. S. 1455, Satzung der Reichshebammenschaft
- RdErl. des RMdI, Bekämpfung der Zigeunerplage, in: ZdRDH, Jg. 54 (1939), H. 1, S. 21
- Verordnung über die Ausdehnung der Angestelltenversicherungspflicht, RGBl. Teil I, 8.10.1929, Nr. 37, S. 151
- Verordnung über die Einführung des Hebammengesetzes im Reichsgau Sudetenland vom 9. 11.1939, in: DDH, Jg. 54 (1939), H. 22, S. 439

- Verordnung über die von den Krankenkassen den Hebammen für Hebammenhilfe zu zahlenden Gebühren. Vom 4. Juli 1941 (RGBl. Teil I, Nr. 74/1941, S. 368), in: DDH, Jg. 56 (1941), H. 14, S. 176 f
- Verordnung über Wochenpflegerinnen, RGBl. Teil I, 7.2.1943, S. 87
- Verordnung über die Deutsche Arbeitsfront vom 24.10.1934, in: N.S. Gesundheitsdienst, Jg. 2 (1934), Nr. 11, S. 41
- Verordnung zum Reichsbürger- und Blutschutzgesetz, in: ZdRDH, Jg. 3 N.F. (1935), H. 23, S. 722 f
- Verordnung zur Abgrenzung der Berufstätigkeit der Hebammen von der Krankenpflege vom 19.12.1939 RGBl. Teil I (1939), S. 2458
- Verordnung zur Durchführung des Hebammengesetz, RGBl. Teil I, 27.9.1939, S. 1939

B. Ungedruckte Quellen

Sammlung Rott der FU Berlin

Kasten 218 (Hebammen/ Allgemein/ Gebühren)

- Vorlesungsverzeichnis für den ersten Lehrgang der Oberschule für Hebammen vom 1. Januar 1941 bis 30. Juni 1941 in der Landesfrauenklinik Berlin-Neukölln
- Vorlesungsverzeichnis für den dritten Lehrgang der Oberschule für Hebammen vom 1. Oktober 1942 bis 31. März 1943 in der Landesfrauenklinik Berlin-Neukölln
- Einladung zur Haupttagung der Reichsfachschaft Deutscher Hebammen in Düsseldorf am 30. und 31. Juli 1937
- Lehrplan für den Unterricht der Hebammen (o.J.)
- Hebammen keine Doppelverdiener, Treuhänder der Arbeit entscheidet, Berliner Tagblatt 4.4.1934

- Arbeitsbericht der Reichsfachschaft Deutscher Hebammen 1937/38
- Umfrage des Reichsgesundheitsamtes von 1938 betr. die Berufsverhältnisse der Anstaltshebammen

Kasten 219 (ohne Titel)

- Vereinigung zur Förderung des deutschen Hebammenwesens, Einladung zur ordentlichen Versammlung am 10.10.1933

Kasten 220 (Aufnahmebedingungen für Hebammen)

- Briefwechsel zwischen Vertretern des Reichsgesundheitsamtes und des RuPrMdI, Betr. Regelung des Hebammennachwuchses, (31.8.1935/12.10.1935)

C. Literatur nach 1945

- ARENDT, Hannah, Von der Menschlichkeit in finsteren Zeiten, München 1960
- Dies., Was heißt persönliche Verantwortung unter einer Diktatur? In: Nach Auschwitz. Essays und Kommentare, Berlin 1989
- AMÈRY, Jean, Jenseits von Schuld und Sühne, Bewältigungsversuche eine Überwältigten, Stuttgart, 1980 (EA 1966)
- BOCK, Gisela, Zwangssterilisiert im Nationalsozialismus, Studien zur Rassenpolitik und Frauenpolitik (Schriftenreihe des Zentralinstituts für sozialwissenschaftliche Forschung der Freien Uni Berlin, Bd. 48), Opladen 1986
- BOCK, Gisela, Gleichheit und Differenz in der nationalsozialistischen Rassenpolitik, in: Geschichte und Gesellschaft, Jg. 19 (1993), S. 277-310
- BÖLTKEN, Andrea, Führerinnen im „Führerstaat“: Gertrud Scholtz-Klink, Trude Mohr, Jutta Rüdiger und Inge Viermetz (Forum Frauengeschichte, Bd. 18), Pfaffenweiler 1995
- BUNDESMINISTERIUM für Arbeit und Sozialordnung (Hg.), Übersicht über das Sozialrecht, 4. neu bearbeitete Auflage, Bonn 1997

- CASSEBAUM, Andrea, Professionalisierung des Hebammenberufs und Wandel der Geburtshilfe. Eine soziologische Analyse eines paramedizinischen Berufs. Unveröffentlichte Arbeit zur ersten Staatsprüfung für das Lehramt an Gymnasien, Göttingen 1985
- CZARNOWSKI, Gabriele, Frauen als Mütter der 'Rasse'. Abtreibungsverfolgung und Zwangseingriffe im Nationalsozialismus, in: Deutsches Hygiene Museum (Hg.), Unter anderen Umständen. Geschichte der Abtreibung, Berlin 1993
- Dies., Das kontrollierte Paar. Ehe- und Sexualpolitik im Nationalsozialismus, Weinheim 1991
- DECKEN, Godele von der, Emanzipation auf Abwegen, Frauenkultur und Frauenliteratur im Umkreis des Nationalsozialismus, Frankfurt am Main 1988
- DEETJEN, Maria, Dr. med. Maria-Elise Kayser, der Begründerin des Gedankens der Frauenmilch-Sammelstelle zum Gedächtnis, in: DHZ (1952), S. 28
- DICHTL, Gabriele, Beiträge zur Frauenheilkunde und Geburtshilfe im Dritten Reich, Med. Diss., Heidelberg 1983
- DILL, Gregor, Nationalsozialistische Säuglingspflege, Eine frühe Erziehung zum Massenmenschen, Stuttgart 1999
- EHLERT, Martina, Umerziehung zur Demokratie. Der erste Bergen-Belsen-Prozeß in Zeitungsberichten, in: Claus Füllberg-Stollberg et al (Hg.), Frauen in Konzentrationslagern, Bergen-Belsen, Ravensbrück, Bremen 1994, S. 251 ff
- EHRENREICH, Barbara/ ENGLISH, Deidre, Hexen, Hebammen und Krankenschwestern, München 1975
- FINCK, Petra/ ECKHOF, Marliese, Euer Körper gehört uns! Ärzte, Bevölkerungspolitik und Sexualmoral bis 1933, Hamburg 1987
- FRAUENBEAUFTRAGTE FLECKEN OTTERSBERG (Hg.), Mudder Griebsch, Hebammen in der Region Ottersberg, Dokumentation der Ausstellung zur Geschichte der Frauenerwerbstätigkeit in der Region Ottersberg am Beispiel der Hebammen von 1920-1960, Ottersberg 1998
- FRAUENGRUPPE FASCHIMUSFORSCHUNG (Hg.), Mutterkreuz und Arbeitsbuch, Zur Geschichte der Frauen in der Weimarer Republik und im Nationalsozialismus, Frankfurt am Main 1981
- GEYER-KARDESCH, Johanna/ KUHN, Anette (Hg.), Frauenkörper,

Medizin, Sexualität. Auf dem Wege zu einer neuen Sexualmoral (Geschichtsdidaktik: Studien und Materialien, Bd. 31), Düsseldorf 1986

- GOETZ, Josef/ ZANDER, Elisabeth, Hausgeburt und klinische Entbindung im Dritten Reich (Über eine Denkschrift der Deutschen Gesellschaft für Gynäkologie aus dem Jahre 1939), in: Beck, Lutwin (Hg.), Zur Geschichte der Gynäkologie und Geburtshilfe. Aus Anlaß des 100jährigen Bestehens der Deutschen Gesellschaft für Gynäkologie und Geburtshilfe, Berlin/ Heidelberg/ New York 1986, S. 143-158
- GRABE, Detlef, Kompromißlose Bekennerinnen. Selbstbehauptung und Verweigerung von Bibelforscherinnen, in: Wickert, Christl (Hg.), Frauen gegen die Diktatur - Widerstand und Verfolgung im nationalsozialistischen Deutschland (Schriften der Gedenkstätte Deutscher Widerstand, Reihe A: Analysen und Darstellungen, Bd. 2), Berlin 1995, S. 52-73
- GRABRUCKER, Marianne, Vom Abenteuer der Geburt. Die letzten Landhebammen erzählen, Frankfurt am Main 1989
- GRABRUCKER, Marianne, Wendepunkte in der Geburtshilfe. Vergessens Frauenleben - alte Hebammen erzählen, in: Frauenforschung (Informationsdienst des Forschungsinstituts Frau und Gesellschaft), Jg. 8 (1990), Heft 1+2, S. 117-127
- GRAVENHORST, Lerke, Moral und Geschlecht, Die Aneignung der NS-Erbschaft, Ein soziologischer Beitrag zu Selbstverständigungen vor allem in Deutschland, Freiburg im Breisgau 1997
- GRAVENHORST, Lerke/ TATSCHMURAT, Carmen (Hg.), Töchter-Fragen. NS-Frauen-Geschichte (Forum Frauenforschung, Bd. 3), Freiburg i. Br. 1990
- GRÜNBECK, Johann, Das Berufsbild der Hebammen von der Antike bis zur Gegenwart - Ein Überblick für den Unterricht. Unveröffentlichte Abschlußarbeit des Studienlehrgangs der Volksgesundheitspflege e.V. in Frankfurt, München 1990
- GUBALKE, Wolfgang, Die Hebamme im Wandel der Zeiten, Ein Beitrag zur Geschichte des Hebammenwesens, Hannover 1985
- HÄMMERLE, Christa (Hg.), Maria Horner. Aus dem Leben einer Hebamme, Wien/ Köln/ Weimar 1994
- HAHMANN, Helga, 100 Jahre Berufsorganisation der Hebammen, in: DHZ, Jg. 37 (1985), S. 133-135

- HAHMANN, Helga, Die Hebammen und ihre Berufsorganisation, Ein geschichtlicher Überblick, Hannover 1988
- HARTMANN, K., Nanna Conti zum Gedächtnis, in: DHZ, Jg. 4 (1952), S. 26-27
- HEINSOHN, Kirsten/ VOGEL, Barbara/ WECKEL, Ulrike (Hg.), Zwischen Karriere und Verfolgung, Handlungsräume von Frauen im nationalsozialistischen Deutschland, Frankfurt am Main/ New York 1997
- HERBST, Ludolf, Das Nationalsozialistische Deutschland 1933-1945, Die Entfesselung der Gewalt: Rassismus und Krieg, Frankfurt am Main 1996
- HEUVELMANN, Magdalene, Auf dem Weg zur Abschaffung der weiblichen Mutterschaft? Deutschsprachige akademische Gynäkologie 1920 bis 1939 (Mabuse Verlag Reihe Wissenschaft Bd. 46), Frankfurt am Main 1999
- HILSBERG, Raul, Die Vernichtung der europäischen Juden, Frankfurt am Main 1994
- INSTITUT für Arbeitsmarkt- und Berufsforschung der Bundesanstalt für Arbeit (Hg.), Materialien aus der Arbeitsmarkt und Berufsforschung. Die Hebamme. Berufsentwicklung nach den Volks- und Berufszählungen 1950 und 1961 und weiteren statistischen Unterlagen, Erlangen 1971
- JANSSEN-JURREIT, Marielousie (Hg.), Frauen und Sexualmoral, Frankfurt am Main 1986
- KATER, Michael H., Medizin und Mediziner im Dritten Reich. Eine Bestandsaufnahme. In: Historische Zeitschrift Jg. 244 (1987), S. 299-352
- KERCHNER, Brigitte, Beruf und Geschlecht, Frauenberufsverbände in Deutschland 1848-1908, Göttingen 1992
- KLEE, Ernst (Hg.), Dokumente zur „Euthanasie“, Frankfurt am Main 1985,
- KLINKSIEK, Dorothee, Die Frau im NS-Staat (Schriftenreihe der Vierteljahrshefte für Zeitgeschichte Nr. 44), Stuttgart 1982
- KRETSCHMER, Heike, Zur Praxis der Geburtspolitik und des Schwangerschaftsabbruchs in der Zeit des Nationalsozialismus in Deutschland von 1933 bis 1945, med. Diss., Berlin 1997
- KOONZ, Claudia, Mütter im Vaterland, Frauen im Dritten Reich, Freiburg i. Br. 1991
- KURTENBACH, Hermann/ HORSCHITZ, Harald, Hebammengesetz. Gesetz

über den Beruf der Hebamme und des Entbindungspflegers vom 4.6.1985 mit den Richtlinien der europäischen Gemeinschaft und der Ausbildungs- und Prüfungsordnung für Hebammen mit Erläuterungen, Hannover 1986

- KRANIG, Andreas, Arbeitnehmer, Arbeitsbeziehungen und Sozialpolitik unter dem Nationalsozialismus, in: Bracher, Karl Dietrich/ Funke, Manfred/ Jacobsen, Hans-Adolf (Hg.), Deutschland 1933-1945, Neue Studien zur nationalsozialistischen Herrschaft (Studien zur Geschichte und Politik, Band 314), Bonn 1993, S. 135-152
- KRAUß, E., In memorian Frau Oberin Margarete Lungershausen, in: DHZ, Jg. 25 (1973), S. 151f.
- KUDLIEN, Fridolf, Ärzte im Nationalsozialismus, Köln 1985
- LABISCH, Alfons/ TENNSTEDT, Florian, Der Weg zum „Gesetz über die Vereinheitlichung des Gesundheitswesens" vom 3. Juli 1934, Entwicklungslinien und -momente des staatlichen und kommunalen Gesundheitswesens in Deutschland (Schriftenreihe der Akademie für Öffentliches Gesundheitswesen in Düsseldorf), Teil 1+2, Düsseldorf 1985
- LABISCH, Alfons/ TENNSTEDT, Florian, Gesundheitsamt oder Amt für Volksgesundheit? Zur Entwicklung des öffentlichen Gesundheitsdienstes seit 1933, in: Frei, Norbert (Hg.), Medizin und Gesundheitspolitik in der NS-Zeit, (Schriftenreihe der Vierteljahrshefte für Zeitgeschichte) München 1991, S. 35-66
- LIFTON, Robert Jay, Ärzte im Dritten Reich, Stuttgart 1988
- LONGERICH, Peter, Nationalsozialistische Propaganda, in: Bracher, Karl Dietrich/ Funke, Manfred/ Jacobsen, Hans-Adolf (Hg.), Deutschland 1933-1945, Neue Studien zur nationalsozialistischen Herrschaft (Studien zur Geschichte und Politik, Band 314), Bonn 1993, S. 291-314
- LÜPKE, Stefanie, Die Debatte „Haus- und Klinikentbindung" in der Hebammenzeitung von 1935, unveröffentlichtes Manuskript, Hannover 1998
- MAI, Gunther, „Warum steht der deutsche Arbeiter zu Hitler?" Zur Rolle der deutsche Arbeitsfront im Herrschaftssystem des Dritten Reiches, in: Geschichte und Gesellschaft (1986), S. 212 –234
- MARßOLEK, Inge, Die Denunziantin, Die Geschichte der Helene Schwärzel 1944-1947, Bremen o.J. (1993)
- MARTIN, Bernd, Die deutschen Gewerkschaften und die

nationalsozialistische Machtübernahme. Von der Anpassungspolitik während der Präsidialkabinette zur Selbstausschaltung im totalitären Staat, in: Geschichte in Wissenschaft und Unterricht (1985), S. 605-531

- MASON, Timothy W., Arbeiterklasse und Volksgemeinschaft. Dokumente und Materialien zur deutschen Arbeiterpolitik 1936-1939, Opladen 1975
- METZLER, Hildegard, Hebammen im Spannungsfeld zwischen Tradition und medizinischem Fortschritt. Beispiele aus der Tätigkeit freiberuflicher Hebammen im zweiten Drittel des 20. Jahrhunderts, unveröffentlichte Magisterarbeit im Fach Europäische Ethnologie, Marburg 1990
- MITSCHERLICH, Alexander/ MIELKE, Fred (Hg.), Medizin ohne Menschlichkeit, Dokumente des Nürnberger Ärzteprozesses, durchgesehen und neu gesetzte Ausgabe, Frankfurt am Main 1995
- MOBES, Rose-Marie, Olga Gebauer - Leben und Wirken einer Hebamme, in: DHZ, Jg. 47 (1995), H. 10, S. 465-470
- MÜHLBECK, Sabine, Die Tagebücher der Hebamme Martha Reichner. Untersuchungen zum Hebammenwesen in Preußen im 19. und 20. Jahrhundert, med. Diss., Berlin 1977
- NIETHAMMER, Ortrun (Hg.), Frauen und Nationalsozialismus. Historische und kulturgeschichtliche Positionen, Osnabrück 1996
- NITZSCHKE, Asmus, Die 'Erbpolizei' im Nationalsozialismus, Zur Alltagsgeschichte der Gesundheitsämter im Dritten Reich, Das Beispiel Bremen, Opladen/ Wiesbaden 1999
- PAUL-HORN, Ina, Faszination Nationalsozialismus? Zu einer politischen Theorie des Geschlechtervehältnisses (Reihe Schnittpunkt Zivilisationsprozeß, hg. von Gerburg Treusch-Dieter, Bd. 15), Pfaffenweiler 1993
- PLATEN-HALLERMUND, Alice, Die Tötung Geisteskranker in Deutschland, Reprint der Erstausgabe von 1948, Bonn 1993
- REITER, Raimond, Frauen im Dritten Reich in Niedersachsen, Eine Dokumentation, in: Kuhn, Anette/ Rothe, Valentin (Hg.), Frauen in Geschichte und Gesellschaft, Bd. 33, Pfaffenweiler 1998
- SALDERN, Adelheid von, Opfer oder (Mit-)Täterinnen? Kontroverse über die Rolle der Frauen im NS-Staat, in: Sozialwissenschaftliche Informationen, Jg. 20 (1991), S. 97-103
- SANDER, Helke, Muttertier - Muttermensch, Filmische Essays, Eine

Produktion der Helke Sander Filmproduktion im Auftrag des ZDF in Zusammenarbeit mit arte, 1998, gesendet am 9.5.1999 von arte

- SCHABEL, Elmer, Soziale Hygiene zwischen sozialer Reform und sozialer Biologie. Fritz Rott (1878-1959) und die Säuglingsfürsorge in Deutschland (Abhandlungen zur Geschichte der Medizin und der Naturwissenschaften, H. 71), Husum 1995
- SCHÄFERS, Bernhard, Gesellschaftlicher Wandel in Deutschland, Ein Studienbuch zur Sozialstruktur und Sozialgeschichte der Bundesrepublik, 5. völlig neu bearbeitete und erweiterte Auflage, Stuttgart 1990
- SCHERZER, Ricarda, Hebammen, Weise Frauen oder Technikerinnen? Zum Wandel eines Berufsbildes, Frankfurt am Main 1988
- SCHMITZ, Britta, Hebammen in Münster, Historische Entwicklung - Lebens- und Arbeitsumfeld - Berufliches Selbstverständnis (Beiträge zur Volkskultur in Nordwestdeutschland, Bd. 85) Münster/ New York 1994
- SCHMUHL, Hans-Walter, Rassenhygiene, Nationalsozialismus, Euthanasie, Von der Verhütung zur Vernichtung 'lebensunwerten Lebens' 1890-1945, (Kritische Studien zur Geschichtswissenschaft, Bd. 75), Göttingen 1987
- SCHUMANN, Hans-Gerd, Nationalsozialismus und Gewerkschaftsbewegung. Die Vernichtung der deutschen Gewerkschaften und der Aufbau der „Deutschen Arbeitsfront", Hannover/ Frankfurt am Main 1958
- SCHÜÜRMANN, Christa, Hebammen in der Nazi-Zeit - ein kritischer Rückblick, in: DHZ, Jg. 49 (1997), H. 11, S. 546-553
- SCHÜÜRMANN, Christa/ SCHINDELE, Eva, Hebammen und Nazi-Zeit, Ethische Fragen heute, in: Bund deutscher Hebammen e.V. (Hg.), Arbeit ohne Grenzen? Kongreßband zum VIII, Hebammenkongreß vom 11.-13. Mai 1998 in Bremen, o.O. 1998, S. 144-150
- SCHÜÜRMANN, Christa/ FUHR, Cornelia, Gründung einer Arbeitsgruppe zum Thema „Hebammen in der Nazi-Zeit", in: DHZ, Jg. 50 (1998), H. 12, S. 649
- SCHWARZ, Gudrun, „Eine Frau an seiner Seite". Ehefrauen in der SS-Sippengemeinschaft, Hamburg 1997
- SMELSER, Ronald, Hitlers Mann an der „Arbeitsfront": Robert Ley, Paderborn 1989 (New York 1988)
- SPRINGBORN, A., Hebammenorganisationen im Wandel der Zeiten, in:

DHZ, Jg. 20 (1968), S. 313-315

- STAHL, Beate, Zur Entwicklung des Hebammenstandes im Nationalsozialismus, in: DHZ, Jg. 38 (1986), H. 10, S. 310-314
- SZASZ, Nora, Geschichte des Hebammenberufs, in: Geist, Ch./ Harder, U./ Kriegerowski-Schröteler, G./ Stiefel, A. (Hg.), Hebammenkunde, Lehrbuch für Schwangerschaft, Geburt, Wochenbett und Beruf, Berlin/ New York 1995, S. 1-9
- TROMBIK, Edeltraut, Die Hebammen 1885-1985, Teil I und II, in: DHZ, Jg. 37 (1985), H. 6/ 7, S. 174-178 + S. 215-218
- TYRELL, Albrecht, Voraussetzungen und Strukturelemente des nationalsozialistischen Herrschaftssystems, in: Bracher, Karl Dietrich/ Funke, Manfred/ Jacobsen, Hans-Adolf (Hg.), Nationalsozialistische Diktatur 1933-1945. Eine Bilanz (Studien zur Geschichte und Politik, Band 192), Bonn 1983, S. 37-72
- UEBE, Annemarie, Die rechtliche Situation der Hebammen in der Geburtshilfe in Deutschland seit 1871, Hannover 2000
- UNIVERSITÄTSBIBLIOTHEK der freien Universität Berlin (Hg.), Die Hebamme im Spiegel der Hebammenlehrbücher. Bücher, Bilder, Dokumente, Ausstellungsführer der Universitätsbibliothek der Freien Universität Berlin, Berlin 1985
- WEINGART, Peter/ KROLL, Jürgen/ BAYERTZ, Kurt, Rasse, Blut und Gene, Geschichte der Eugenik und der Rassenhygiene in Deutschland, Frankfurt am Main 1992
- WETTERER, Angelika, Professionalisierung und Geschlechterhierarchie, Vom kollektiven Frauenausschluß zur Integration mit beschränkten Möglichkeiten (Wissenschaft ist Frauensache, Schriftenreihe der Interdisziplinären Arbeitsgruppe Frauenforschung an der Gesamthochschule Kassel), Kassel 1993
- WINKLER, Dörte, Frauenarbeit im Dritten Reich (Historische Perspektiven, Bd. 9), Hamburg 1977
- WISTRICH, Robert, Wo's who in Nazi Germany, London 1982
- ZICKFELD, Kurt, 125 Jahre Elwin Staude Verlag, in: DHZ, Jg. 46 (1995) H. 10, S. 462-464

Anhang

Biographien

Leonardo Ambrosio Giorgio Giovanni Conti (1900-1945), Dr. med., Kinderarzt, 1918 Freiwilliger im 1.Weltkrieg, Mitbegründer und Schriftführer des antisemitischen Kampfbundes „Deutscher Volksbund", 1919-1922 Mitglied der DNVP, 1921-1923 Mitglied im Wiking-Bund, 1923 Mitglied der Deutschvölkischen Freiheitspartei (DVFP), 1925 approbiert, 1925 wurde seine Anstellung als städtischer Assistenzarzt in Berlin wg. seiner völkischen Gesinnung verweigert, Niederlassung als prakt. und Kinderarzt Berlin, 1927 oder 1929 Mitglied der NSDAP, 1928/29 Organisation des SA-Sanitätswesens, September 1930 Austritt aus der SA, Dezember 1930 Eintritt in die SS (SS-Oberarzt Ost), Mitbegründer des NSD-Ärztebundes, Gauobmann NSDÄB Berlin-Brandenburg, 1931-33 Mitglied der Ärztekammer Berlin, 1932 Mitglied des preußischen Landtages, ab 13.2.1933 Kommissar zur besonderen Verwendung zwecks „Säuberung des Gesundheitswesens" ins PrMdI von Göring berufen, 1.4.1933 Ministerialrat im Preußischen Ministerium des Innern (Medizinalabteilung, Referat für ärztliches Standeswesen, Hebammenwesen, Approbation, ab 1935 Referat für Jugend und Sport), 1936 Leitung des ärztlichen Gesundheitsdienstes während der Olympischen Spiele in Berlin, ab 1.11.1936 Stadtmedizinalrat in Berlin, 30.1.1938 Beförderung zum SS-Brigadeführer, ab 20.4.1939 Leiter des Hauptamtes für Volksgesundheit unter Zuerkennung des Titels Reichsgesundheitsführer, gleichzeitig Leiter des NSD-Ärztebundes und damit Reichsärzteführer, 27.8.1939 Ernennung zum Staatssekretär. Befürworter von Menschenversuchen mit Fleckfieberimpfstoff an Häftlingen im KZ-Buchenwald. Seine Kompetenzen wurden im 2.Weltkrieg durch das Militär eingeschränkt. 1944 Ernennung zum SS-Obergruppenführer. März 1945 Ernennung zum Honorarprofessor an der Staatsakademie Berlin-Charlottenburg nach langer Lehrtätigkeit. Im Oktober 1945 Selbstmord während der U-Haft im Militärgefängnis Nürnberg.

Nanna Conti, geb. Pauli (1881-1951), Hebamme. Conti hatte einen bildungsbürgerlichen Hintergrund. Ihr Vater, Prof. Dr. Carl Pauli war Althistoriker. Über ihre Mutter fehlen Angaben. Nanna Pauli wurde in Uelzen geboren und wuchs in Leipzig und Lugano auf. Aus ihrer 1898 geschlossenen Ehe mit dem Postdirektor (?) Silvio Conti gingen drei Kinder hervor, von denen eines der spätere Reichsgesundheitsführer Leonardo Conti war. 1902 wurde die Ehe geschieden. Im selben Jahr ließ Conti sich in Magdeburg zur Hebamme ausbilden. Anschließend eröffnete sie eine Hebammenpraxis in Berlin. Die Alleinerziehende schuf nicht nur die Existenzgrundlage für ihre Familie, sie ermöglichte zweien ihrer drei Kinder – den Söhnen - eine akademische Ausbildung. Einer wurde Jurist und Leonardo, der spätere Reichsgesundheitsführer, wurde Kinderarzt. Nanna Conti wurde ein starkes politisches Interesse am rechten Rand der Parteienlandschaft bescheinigt. Sie trat 1918 der Deutschnationalen Partei bei und wechselte 1924 zur Völkischen Freiheitspartei. Unklar bleibt, ob sie vor den Septemberwahlen 1928 bereits in die NSDAP eingetreten war oder erst 1930. Sie wurde überzeugte Nationalsozialistin und Antisemitin. Seit Anfang der 20er Jahre war Conti nachweislich berufspolitisch interessiert. Ab 1929 war sie Schriftführerin des „Neupreußischen Hebammenverbandes". 1933 wurde sie neben anderen von der NS-Regierung mit der Gleichschaltung der Hebammenverbände betraut. Außerdem erhielt sie die Leitung der „Reichsfachschaft Deutscher Hebammen" und wurde damit deren Geschäftsführerin und rechtl. Vertreterin. Diese Funktion behielt sie bis März 1945. Von 1933 bis zum 31.12.1940 führte sie auch die Landesfachschaft Preußens und war Mitherausgeberin der Hebammenzeitung. Anläßlich der Gleichschaltung unternahm sie Propagandareisen zu den Hebammenverbänden im Reichsgebiet. Diese wiederholte sie in Österreich anläßlich der Annexion 1938. Nanna Conti entwickelte ein „neues" Hebammenbild, das die Tätigkeit von Hebammen in die rassistische NS-Bevölkerungspolitik einband (Propagandistin/Spitzeldienste). Abgesehen von ihrer vielseitigen Öffentlichkeitsarbeit und der Wahrnehmung von Repräsentationsaufgaben im In- und Ausland, war sie Mitarbeiterin diverser Arbeitsgruppen und Einrichtungen, z.B. der Reichsversicherungsanstalt für Angestellte (Gewährung von Renten und Heilverfahren), Berufsgenossenschaft für Gesundheits- und Wohlfahrtspflege (Entwicklung von Statistiken über Säuglings- und Müttersterblichkeit), Vereinigung zur Förderung des Hebammenwesens, Reichsarbeitsgemeinschaft Mutter und Kind, AG für Krebsbekämpfung, AG zur Bekämpfung der Geschlechtskrankheiten, im erweiterten Stab der Reichsfrauenführerin (1937), Sachverständigenbeirat für Volksgesundheit (1939), Vollkornbrotausschuß (1941). Sie setzte sich zusammen mit Dr. med. Maria-Elise Kayser besonders für den Aufbau von „Muttermilchsammelstellen" im gesamten Reichsgebiet ein und engagierte sich stark in der Kontroverse um den Geburtsort. Conti veröffentlichte Aufsätze in verschiedenen Zeitschriften zu rechtlichen, medizinischen und aktuellen Fragen des Hebammenwesens und nahm positiv Stellung zu ausgewählte politische Ereignisse wie den Nürnberger Parteitagen. 1936 richtete sie mit den deutschen Hebammen den internat. Hebammenkongreß in Berlin aus. Vermutlich von 1936 bis 1938 war Conti Vorsitzende der Internationalen Hebammenvereinigung. Unter ihrer Regie wurden die Versammlungen von Hebammen um Schulungen erweitert, Führungskurse für Hebammen in der Ärzteführerschule Alt-Rhese eingerichtet und die Hebammenoberschule geschaffen. Sie legte neben der fachlichen Aus- und Weiterbildung großen Wert auf die „weltanschauliche Schulung". Ihre Mitarbeit am Reichshebammengesetz 1938 ist anzunehmen. 1941 kaufte die Reichshebammenschaft ein Haus für die Geschäftsstelle in Berlin-Südende. Von Nanna Conti soll eine Olga-Gebauer-Stiftung zugunsten notleidender Hebammen gegründete worden sein. Während des Krieges richtete Conti Fachschaften in den annektierten östliche Gebieten ein, achtete auf die Umsetzung von Anordnungen des Reichsgesundheitsführers und rief die Hebammenschaft bis März 1945 zum Einsatz für den NS-Staat auf. In ihrer Amtszeit erhielt Conti verschiedene staatliche Auszeichnungen: das Ehrenzeichen für Volkspflege (1939) und das Volkspflegezeichen zweiter Klasse (1941). Die Leiterin der Reichshebammenschaft flüchtete 1945 aus Berlin nach Schleswig-Holstein. Es ist nicht bekannt, ob Nanna Conti für ihre NS-Tätigkeit zur Verantwortung gezogen wurde. Sie starb 1951 und liegt in Bielefeld begraben.

August Fleck (unbekannt), Kriegsfreiwilliger 1918, dann Freikorps, 1920-1929 im Hotelgewerbe tätig. Ausbildung zum Masseur und heilgymnast. Seit 1932 Gründer der ersten „Fachschaften" des medizinischen Hilfspersonals in Berlin innerhalb der NSDAP. Mitglied der NSDAP, wurde 1933 mit Gleichschaltungsvollmachten ausgestattet, und war als Beauftragter des Reichskommissars für ärztliche Hilfsberufe und ab 1.8.1933 als Leiter der Reichsarbeitsgemeinschaft der Berufe im sozialen und ärztlichen Dienst (RAG), zuständig für die Vereinfachung der Gleichschaltung im Gesundheitswesen.

Fänkel (-Schultze), Martha, (1896-?), Ärztin, approb. 1916, ca. 1928-1933 Mitarbeiterin am Deutschen Hygiene Museum Dresden, 1931-33 Leiterin der Abt. Gesundheit für Frauen und des Veröffentlichungsbüros, Schrifteiterin der

ADHZ, 1933 entlassen, 1934 Mitarbeit im Krebsforschungsinstitut Uni Belgrad, 1935 Forscherin i.A. der belg. Liga gegen Krebs.

Wilhelm Frick, (1877-1946), Jurist,, 1917 Polizeidirektor München, 1924 als Vertrauensmann Hilters wegen Hochverrat verurteilt, 1925 Fraktionsvorsitz der NSDAP im Reichstag, 1930-1933 Innenminister Thüringen, 1933-1943 Reichs- und Preußischer Innenminister 1943-45 Reichsprotektor Böhmen und Mähren. 1946 in Nürnberg zum Tode verurteilt und hingerichtet.

Bertha Malvine Olga Gebauer, geborene Mangelsdorf, (1858-1922), wurde 1876 Lehrerin und 1886 Hebamme. Sie übte ihre geburtshilfliche Tätigkeit sowohl freiberuflich als auch in einem Angestelltenverhältnis aus. 1888-1892 Oberhebamme Uni. Frauenklinik Berlin. Sie gehörte 1885 zu den Mitbegründerinnen des ersten deutschen Hebammenvereins in Berlin und arbeitete in dessen Vorstand. 1886 wurde sie Gründerin und Herausgeberin der „Berliner Hebammen-Zeitung". Sie war Schriftführerin der ADHZ (1886-1920). Ihre Agitationsreisen trugen maßgeblich zu weiteren Vereinsgründungen bei. Von August 1892 bis Juli 1920 war sie die gewählte Geschäftsführerin der „Vereinigung Deutscher Hebammen". Olga Gebauer hatte zwei Kinder.

Sigfrid Hammerschlag (1871-1948) war Direktor der Brandenburgischen Landesfrauenklinik Berlin-Neukölln. Er gehörte zu den maßgeblichen Mitarbeitern an den preußischen Hebammenlehrbüchern von 1920 und 1928 und veröffentlichte neben zahlreichen Aufsätzen zwei geburtshilfliche Monographien. Nach seine Suspension aus „rassischen Gründen" unter Berufung auf das Gesetz zur Wiederherstellung des Berufsbeamtentums verließ er 1934 Deutschland. Er folgte einem Angebot der persischen Regierung und übernahm die Leitung der Frauenklinik in Mesched. Dort starb Hammerschlag am 16.5.1948.

Henseleit, Else (unbekannt), 1920-1921, Hebamme, Mitglied im Vorstand der Vereinigung Deutscher Hebammen, Vorsitz Groß-Berliner Hebammen-Verein, 1920-1921 Mitherausgeberin der ADHZ, 1921-1933 Vorstand Deutscher Hebammen-Bund im Gemeinde- und Staatsarbeiterverband des ADGB.

Emma Kauder (unbekannt), war vermutlich Krankenschwester und Hebamme. Anzunehmen ist, daß sie seit 1915 in der „Vereinigung Deutscher Hebammen" aktiv war. Vom 15.11.1928 bis Juni 1933 hatte sie den Vorsitz der „Berufsorganisation Deutscher Hebammen, Preußischer Hebammenverband e.V." (BDH) inne und gab die „Reichs-Hebammen-

Zeitung heraus. Sie äußerte sich kritisch zu Nanna Contis und Leonardo Contis Aktivitäten sowie zur Bevölkerungspolitik der NSDAP. Ihr Verbleib im Dritten Reich ist unbekannt.

Otto Krohne (1868-1928), Arzt, 1912 Geheimer Obermedizinalrat, 1926 Medizinaldirektor und Leiter der Medizinalabteilung des Preußischen Ministeriums für Volkswohlfahrt, war u.a. maßgeblich als Verfasser am Preußischen Hebammengesetz von 1922 und an der Fertigung des Hebammenlehrbuches von 1920 beteiligt.

Margarete Lungershausen (1892-1973), Hebamme, Kranken- und Säuglingspflegeschwester aus Holzminden/ Weser. Neben ihren drei Ausbildungen (1910/1918/1919) besuchte sie die Hochschule für Frauen in Leipzig. 1921-1926 Tätigkeit in freier Praxis. 1926-1933 Leitung der staatl. Frauenklinik in Danzig-Langfuhr als Oberin. Lungershausen war im Dritten Reich Oberin an der Brandenburgischen Hebammenlehranstalt und Frauenklinik Berlin-Neukölln (1934-1945). Sie leitete die Gruppe Anstaltshebammen in der Reichsfachschaft Deutscher Hebammen (1940-1945) und baute die Hebammenoberschule mit auf, wo sie auch lehrte (ab 1940). 1945 flüchtete sie aus Berlin nach Dänemark. Dort wurde sie 1946 für zwei Jahre als Kriegsgefangene interniert. In dieser Zeit war sie Oberschwester in drei Flüchtlingslagern. In der BRD leitete Lungershausen von 1953 bis 1957 den Agnes-Karrl-Verband als Präsidentin und war Schriftleiterin des Verbandsorganes (1949-1960).

Benno Ottow (1884- ?), Gynäkologe, Ass. Univ. Frauenklinik Kiel, Leipzig, 1924 PD Gynäkologie Dorpat, 1927 Berlin, gehörte in den Jahren 1932 und 1933 zu den Unterzeichnern von Wahlaufrufen der NSDAP. Ab Mai 1933 war er Leiter der geburtshilflich-gynäkologischen Abteilung im Krankenhaus Berlin-Spandau. Im Oktober 1933 trat er die Nachfolge Sigfrid Hammerschlags als Direktor der Brandenburgischen Landesfrauenklinik und der Hebammenlehranstalt in Berlin-Neukölln an. Diese Stellung besetzte er bis 1945. Außerdem war er Professor an der Universität Berlin. Neben seiner Tätigkeit als Schriftleiter der ZdRDH (1933-1945) arbeitete er an dem Hebammenlehrbuch von 1943 mit. 1945 vermutlich geflüchtet, 1950 in Schweden, 1951 Tätigkeit in der Wirbeltierabteilung des Reichsmuseum in Stockholm.

Emma Rauschenbach (28.4.1870-?). Die Leipziger Hebamme engagierte sich ab 1909 im Berufsverband Sachsens. Von 1922 bis 1933 war sie Vorsitzende des ADHV und Mitherausgeberin der ADHZ. Im Juni 1933 wurde sie

Stellvertreterin Nanna Contis, Schriftleiterin der „Zeitschrift der Reichsfachschaft Deutscher Hebammen“ und blieb Leiterin der Landesfachschaft Sachsens, Bund sächsischer Hebammenverbände bis Ende 1939. Es ist unbekannt, welche Gründe zu ihrem Ausscheiden aus der RDH führten und wann sie starb.

Fritz Rott (1878-1959), Prof. Dr. med., Kinderarzt, Medizinalrat. Einer der bestimmenden Männer für die sich in Deutschland entwickelnde Fürsorge für Säuglinge und Kleinkinder in der ersten Hälfte des 20. Jahrhunderts mit ernomen Organisationstalent. Auf den Gebieten Frühgeborenenfürsorge und Rachitisprophylaxe theoretisch und praktisch mitbestimmend. Mitarbeit u. Leitung Königin-Auguste-Viktoria-Haus. Engagement für alle das Säuglingswesen betreffenden Berufe, auch Hebammen. Stärkte die reaktionären Strömungen im Hebammenverbandswesen, d.i. die ADHV. Rott war wissenschaftlicher Mitarbeiter und Referatsleiter des Reichsministerium des Innern und des Reichsgesundheitsamtes von 1934 bis 1945. Schabel über Rotts Funktion im Dritten Reich: „Wichtig wurde Rotts unentbehrliches Fachwissen und seine Verbindungen in nahezu sämtlichen Institutionen des Weimarer Fürsorgewesens für den in den Jahren 1933-1935 anstehenden Umbau des Gesundheitswesens nach rassenhygienischen Gesichtspunkten. Seine Rolle in diesem Umbauprozeß war zwiespältig [...]. Fest steht jedoch, daß Rotts Paktieren mit den neuen Machthabern im Sommer 1933 ein weiterer Faktor in der Reihe war [...], die seinem langjährigen Kollegen Leopold Langstein das Leben gekostet haben.“ (S. 167f). Mit Rott wurde 1934 ein Referat in der Humanmedizinischen Abteilung des Reichsgesundheitsamtes besetzt, wobei seine Arbeitsschwerpunkte neben anderem auf der Organisation der Säuglings-, Kleinkinder- und Mütterfürsorge, der Schulgesundheitspflege, Zahnpflege, Gesundheitspässe, des Bäder- und Krankenhauswesens und der Ausbildung des ärztlichen Hilfspersonals einschließlich des Hebammenwesens sowie der Fragen der Volksernährung im Krieg lagen. 1939 wurde er Honorarprofessor an der Berliner Universität und im selben Jahr verbeamtet. Er arbeitete am neuen Hebammenlehrbuch von 1943 mit. In der BRD war er weiterhin im staatlichen Gesundheitswesen tätig.

Elisabeth Schulz, geb. Opgenhoff (1873-1936). Die früh verwitwete Frau mit fünf Kindern übte ihre Hebammentätigkeit zunächst freiberuflich und später als Leiterin einer Entbindungsanstalt in Bonn aus. Sie war von 1929 bis 1933 Vorsitzende des „Neupreußischen Hebammenverbandes“ unter dem Dach der

ADHV. Ab Juni 1933 gehörte die Schriftleitung der RDH zu ihren Aufgaben. Die gläubige Katholikin unternahm 1935 eine Wallfahrt nach Rom, wo sie vom Papst gesegnet wurde. Schulz starb in Glotterbad/ Baden. Ihr Grab ist in Wörishofen

Gerhard Wagner (1888-1939), Arzt, NSDAP-Mitglied seit 1929, Gründer der Fachgruppe „Gesundheit" der DAF (1933) und des „rassenpolitischen Amtes" der NSDAP (1933) sowie des Hauptamtes für Volksgesundheit der NSDAP (1934), dessen Leiter er bis zu seinem Tod war. Von 1933 an Leiter der kassenärztlichen Vereinigung und Reichsärzteführer. Mitarbeit an den Nürnberger Gesetzen und in verschiedenen Ausschüssen. Er verfolgte u.a. die Absicht, die Stellung des Hausarztes zu stärken und daraus eine Art „biopolitischen Blockwart" zu machen.

Rudolf Zickfeld (1870-1938), Buchdruckerlehre im väterl. Betrieb Firma August Zickfeld, Osterwieck/ Harz, später Buchhändlerlehre, 1892 Militärdienst, 1894 Eitritt in väterl. Betrieb, ab 1905 Alleininhaber, 1914-1918 Kriegsdienst als Pressechef d. stellvertr. Generalkomm. D. IX. Armeekorps, 1920 Kauf und Mitinhaber des Elwin-Staude Verlags, Vorsitz Dt. Buchdruckervereine.

Kurt Zimdars (1887-1982), 1911-1921 Psychiater in verschiedenen Städten, 1921 Kreisarzt, 1934 Medizinal Rat Polizeipräsidium Berlin, 1935-36 Reg.Med. Rat Stade, Merseburg, Oppeln, 1936 Reg.Med. Rat RMdI, 1939 Min. Rat RMdI, 1945 Internierung.

Tabelle1

Umfang der Zeitschrift

Jahrgang	Jahr	Seiten/ Jahr	Seiten/ Ausgabe	Erscheinungs-weise	Werbung/ Heft	Beilage
48 (1.1.-15.6.)	1933	192	15	14-tägig	28 Anzeigen	NS-Gesundheitsdienst bis 1.3.1934
1 N.F. (ab 1.7.)	1933	240	18	zum 1. u. 15.	31	
2 N.F.	1934	589	25	"	33,75	
3 N.F.	1935	776	33,5	"	47,875	keine
4 N.F.	1936	618	24,25	"	19,25	"
5 N.F.	1937	546	22,5	"	nicht ermittelbar	"
53	1938	570	23,25	"	"	"
54	1939	468	bis 1.9. = 23,25 ab 15. 9. = 10,5	"	"	"
55	1940	278	12,25	"	"	"
56	1941	312	12,25	"	26,5	"
57	1942	314	12,25	"	26,5	"
58	1943	222	12,25	ab 1.4. monatl.	14,5	"
59	1944	160	11,2	ein Doppelheft	7,75	"
60	1945	24	8	"	0	"

Tabelle 2.1

Rubriken

		ADHZ					ZdRDH						DDH						
	Jahr	1927	1929	´30	´31	´32	´33	´34	´35	´36	´37	´38	´39	´40	´41	´42	´43	´44	´45
	Fortbildung																		
1.	Wissenschaft & Fortbildung	7	30	32	50	28	32	-	337	307	280	309	253	150	147	77	104	98	13
2.	Erbgesundheits- & Rassenpflege	Neu ab 1933					56	-	297	224	207	213	127	88	93	49	36	50	6
3.	Bevölkerungswesen		10	55	11	18	27	Bis 1933											
4.	Kinderfürsorge		11	8	0	2	2	Bis 1933											
5.	Soziale Hygiene			3				Bis 1933											
6.	Aus medizinischen Zeitschriften				12	13	aufgegangen in "Wiss. und Fortb." sowie "Erbges.- u. Rassenpfl."												
7.	Umschau							-	2	136	10	16	90	107	120	103	67	87	8
8.	Bücher und Zeitschriften	1	15	15	9	3	6	-	7	3	31	16	11	3	16	6	11	7	1
9.	Zeitschriftenrundschau			5			Unter "Bücher und Zeitschriften" subsummiert												
	Standes- & Berufsangelegenheiten																		
10.	Kleine Mitteilungen und Berichte	182	143	186	166	145	169	-	121	11	83	91	41	17	4	0	0	0	0
11.	Zeitfragen des Hebammenwesens	9	44	28	1	4	Bis 1932												
12.	Standes- & Berufsangelegenheiten	9	24	20	50	12	30	-	52	53	18	27		16	18	6	8	9	1
13.	Sozialversicherung	0	17	34	34	30	41	-	59	80	45	63	83	50	68	40	54	33	10
14.	Berufsgenossenschaft und Wohlfahrtspflege	Neu ab 1933					3	-	4	60	2	2	3		5	4	3	2	0
15.	Aus der Berufsarbeit	19	11	10	17	19	13	-	12	66	10	8	6	17	12	23	12	11	4
16.	Hebammenwesen im Ausland	0	3	5	3	1		-	16	10	17	11	13	2	5	0	5	1	0
17.	Für die Praxis	2	10	14	9	6	8	-											

o.A.: ohne Angaben im Inhaltsverzeichnis

Daten für 1934 nicht ermittelbar

Tabelle 2.2

Rubriken Teil 2

		ADHZ					ZdRDH						DDH						
	Jahr	1927	1929	´30	´31	´32	´33	´34	´35	´36	´37	´38	´39	´40	´41	´42	´43	´44	´45
	Verbandsnachrichten																		
18.	Nachrichten des Reichsverbands	35	46	42	41	37	Ab 1933 Bekanntgabe der Reichsfachschaft												
19.	Bekanntgabe der Reichsfachschaft	Neu ab 1933					38	-	86	66	77	45	88	11	21	49	30	16	7
20.	Nachrichten der Landesverbände	24	24	24	24	24	Ab 1933 Bekanntgabe der Landesfachschaft												
21.	Bekanntgabe der Landesfachschaf	Neu ab 1933					5	-	o.A.	102	o.A.	o.A.	o.A.	21	25	100	34	25	7
22.	Nachrichten der Provinzialverbände	11						-											
23.	Mitteilungen der Vereine	19	24	20	23	20		-											
24.	Anzeigen der Vereinsversammlungen	24	24	24	24	23		-											
25.	Versammlungsberichte	o.A.	o.A.	1	17	19		-											
26.	Zusammenkünfte der Ortsgruppen	Neu ab 1933					27	-	21	22	23	30	o.A.	o.A.	o.A.	o.A.	o.A.	o.A.	o.A.
27.	Berichte der Ortsgruppen	Neu ab 1933					27	-	21	22	23	30	o.A.	o.A.	o.A.	o.A.	o.A.	o.A.	o.A.
28.	Aus den Hebammenstellen	2						-											
29.	Gruppe Anstaltshebammen	Neu ab 1940												5		1	6	7	0
30.	Mitteilungen der VzFdDH	1						-											
31.	Mitteilungen der Schriftleitung	14	1	1	2	3	2	-	0	0	0	0	0	0	0	0	0	0	0
32.	Mitteilungen des Verlages	3	2	0	1	1	1	-	0	0	0	0	0	2	1	1	0	0	0
33.	Geschäftliche Hinweise	16	20	20	21	19	17	-	12	0	0	5	7	0	6	0	1	3	2
34.	Bekanntmachungen, Verordnungen & Erlasse	Neu ab 1939											6	33	17	25	53	43	5
35.	Anordnungen des Reichsgesundheitführers	Neu ab 1942														7	11	3	2

o.A.: ohne Angaben im Inhaltsverzeichnis   Daten für 1934 nicht ermittelbar

Tabelle 2.3

Rubriken Teil 3

	ADHZ					ZdRDH						DDH						
Jahr	1927	1929	´30	´31	´32	´33	´34	´35	´36	´37	´38	´39	´40	´41	´42	´43	´44	´45
Politisches																		
36. Aus der Frauenbewegung	1	3	7	2	3	1	Bis 1933											
37. Zeitfragen	0	1	14	8	8	7	Bis 1933											
38. Aussprache	33	47	14	3	0	7	Bis 1933											
39 Aus den Parlamenten	0	6	0	2	0	1	Bis 1933											
Hilfen/Ratgeber																		
40. Rechtsfragen	22	3	15	8	11	8	-	69	10	46	53	32	11	21	5	12	15	2
41. Gerichtliche Entscheidungen	19	35	15	22	13	27	-											
42. Steuerfragen	0	7	6	5	7	11	-	15	4	16	14	8	11	13	10	5	1	0
43. Auskünfte	0	20	17	15	14	18	-	15	26	27	22	16	2	0	1	2	0	0
Sonstiges																		
44. Dem Andenken unserer Toten	18	19	14	16	13	13	-	12	66	10	8	6	6	15	4	13	12	3
45. Jubelfeiern	24	24	24	24	23	23	-	23	5	24	24	20	22	24	7	15	12	3
46. Tagungen und Kongresse							-				7							
47. Aus der Geschichte	1	2	0	1	2	1	-	6	0	0	3	3	0	1	0	0	0	0
48. Lustige Ecke / Heitere Ecke	3	0	0	0	2		-			2								
49. Preisrätsel	0	2					-											
50. Ohne Überschrift / Allgemeines							-				7	18	1	6	1	6	4	0
51. Kernsprüche							-			6	4	6						
52. Wußten sie schon							-				3	1						
Seiten gesamt	376	548	506	478	420	432	589	776	618	546	570	468	278	312	314	222	160	24

o.A.: ohne Angaben im Inhaltsverzeichnis

Daten für 1934 nicht ermittelbar

Nr. 223 — Tag der Ausgabe: 23. Dezember 1938 1893

Hebammengesetz.

Vom 21. Dezember 1938.

Die Reichsregierung hat das folgende Gesetz beschlossen, das hiermit verkündet wird:

§ 1

Jeder Frau im Deutschen Reich steht nach näherer Bestimmung dieses Gesetzes Hebammenhilfe zu. Diese erstreckt sich auf die Beratung und Hilfe in der Schwangerschaft, auf die Überwachung und Hilfe bei Geburten und Fehlgeburten sowie auf die Versorgung der Wöchnerinnen und der Neugeborenen.

§ 2

(1) Die Hebamme hat jederzeit allen Schwangeren, Gebärenden, Wöchnerinnen und Neugeborenen ohne Unterschied des Standes und des Vermögens auf Anfordern nach Kräften Beistand zu leisten, soweit ihr nicht durch ihre Dienstordnung Beschränkungen auferlegt sind.

(2) Der Hebammenberuf ist kein Gewerbe.

§ 3

(1) Jede Schwangere ist verpflichtet, rechtzeitig eine Hebamme zu ihrer Entbindung zuzuziehen. Wenn dies nach den Umständen nicht möglich war, hat sie sofort nach der Geburt zu ihrer und des Kindes weiteren Versorgung eine Hebamme zu rufen.

(2) Jeder Arzt ist verpflichtet, dafür Sorge zu tragen, daß bei einer Entbindung eine Hebamme zugezogen wird. Wenn dies nach den Umständen nicht möglich war, so hat er darauf hinzuwirken, daß sofort nach der Geburt zur weiteren Versorgung der Wöchnerin und des Kindes eine Hebamme herangezogen wird.

§ 4

(1) Zur Geburtshilfe (Überwachung von Beginn der Wehen an und Hilfe bei der Geburt) sind außer den Ärzten nur Frauen befugt, die von der zuständigen Behörde als Hebamme anerkannt sind und eine Niederlassungserlaubnis besitzen.

(2) Anderen Personen ist, abgesehen von Notfällen, die Geburtshilfe auch dann untersagt, wenn sie nicht gewerbs- oder gewohnheitsmäßig betrieben wird.

(3) Zur Geburtshilfe in ärztlich geleiteten Entbindungs- und Krankenanstalten bedarf eine Hebamme keiner Niederlassungserlaubnis.

(4) Zwischenstaatliche Verträge über die Tätigkeit der Hebammen in den Grenzgebieten bleiben unberührt.

§ 5

Der Reichsminister des Innern kann nach Anhörung der Reichshebammenschaft eine Altersgrenze für Hebammen festsetzen. Mit der Erreichung der Altersgrenze erlöschen die Anerkennung als Hebamme und die Niederlassungserlaubnis.

§ 6

(1) Die Anerkennung als Hebamme wird auf Grund einer Hebammenprüfung erteilt.

(2) Die Anerkennung berechtigt zum Führen der Berufsbezeichnung „Hebamme".

§ 7

(1) Die Anerkennung ist zu versagen,

1. wenn der Bewerberin die bürgerlichen Ehrenrechte aberkannt worden sind;
2. wenn durch eine schwere strafrechtliche Verfehlung der Bewerberin erwiesen ist, daß ihr die für die Ausübung des Hebammenberufs erforderliche Eignung oder Zuverlässigkeit fehlt;
3. wenn der Bewerberin infolge Krankheit, infolge Schwäche ihrer geistigen oder körperlichen Kräfte oder infolge einer Sucht die für die Ausübung des Hebammenberufs erforderliche Eignung oder Zuverlässigkeit fehlt;
4. wenn die Bewerberin Jüdin ist.

(2) Im Falle der Nr. 4 kann der Reichsminister des Innern Ausnahmen zulassen.

§ 8

(1) Die Anerkennung ist zurückzunehmen,

1. wenn wesentliche Voraussetzungen der Anerkennung irrigerweise als gegeben angenommen worden sind;
2. wenn der Hebamme die bürgerlichen Ehrenrechte aberkannt worden sind;
3. wenn durch eine schwere strafrechtliche Verfehlung der Hebamme erwiesen ist, daß ihr die für die Ausübung des Hebammenberufs erforderliche Eignung oder Zuverlässigkeit fehlt.

(2) Die Anerkennung kann zurückgenommen werden,

1. wenn der Hebamme infolge Krankheit, infolge Schwäche ihrer geistigen oder körperlichen Kräfte oder infolge einer Sucht die für die Ausübung des Hebammenberufs erforderliche Eignung oder Zuverlässigkeit fehlt;
2. wenn die Hebamme durch gröbliche Verletzung ihrer Berufspflichten gezeigt hat, daß ihr die für die Ausübung des Hebammenberufs erforderliche Eignung oder Zuverlässigkeit fehlt.

(3) Solange ein strafgerichtliches Verfahren gegen eine Hebamme schwebt, darf die Anerkennung auf Grund der den Gegenstand dieses Verfahrens bildenden Tatsachen nicht zurückgenommen werden.

(4) Wenn der dringende Verdacht besteht, daß eine Hebamme sich einer schweren Verletzung ihrer Berufspflichten oder einer schweren strafrechtlichen Verfehlung schuldig gemacht hat, kann bis zur endgültigen Entscheidung ein vorläufiges Verbot der Ausübung des Hebammenberufs gegen sie verhängt werden, wenn dies zur Abwehr einer Gefahr für Schwangere, Wöchnerinnen und Neugeborene notwendig ist.

(5) In den Fällen des Abs. 1 Nr. 3 und der Abs. 2 und 4 ist vor der Entscheidung die Reichshebammenschaft zu hören.

§ 9

(1) Eine Anerkennung, die auf Grund des § 8 zurückgenommen worden ist, kann wiedererteilt werden, wenn nachträglich Tatsachen eingetreten sind, die eine Wiederaufnahme des Hebammenberufs unbedenklich erscheinen lassen.

(2) Vor der Wiedererteilung ist die Reichshebammenschaft zu hören.

§ 10

(1) Eine Hebamme darf sich zur selbständigen Ausübung ihres Berufs an einem Orte nur dann niederlassen, wenn die zuständige Behörde ihr die Niederlassungserlaubnis erteilt hat.

(2) Die Niederlassungserlaubnis soll nur dann versagt werden, wenn durch eine der Bevölkerungsdichte, der Geburtenhäufigkeit sowie den Entfernungs- und Verkehrsverhältnissen entsprechende Zahl von Hebammen eine ausreichende Hebammenhilfe bereits gesichert ist. Gegen den Einspruch des Trägers der Gewährleistung (§ 14) darf eine Niederlassungserlaubnis nicht erteilt werden.

§ 11

Einer Jüdin darf die Niederlassungserlaubnis nicht erteilt werden.

§ 12

Bei Erteilung der Niederlassungserlaubnis ist der Hebamme ein bestimmter Wohnsitz anzuweisen.

§ 13

Aus besonderen Gründen kann in einzelnen unteren Verwaltungsbezirken die Tätigkeit der Hebammen auf einen ihnen zugewiesenen Bezirk beschränkt werden. Vor Erlaß einer solchen Anordnung ist die Reichshebammenschaft zu hören.

§ 14

(1) Den Hebammen mit Niederlassungserlaubnis wird ein jährliches Mindesteinkommen gewährleistet. Der Träger der Gewährleistung ist das Land, in Preußen der Provinzialverband, im Saarland das Reich. Die Gewährleistung kann entfallen bei verheirateten Hebammen, wenn das Familieneinkommen das Zweieinhalbfache des Mindesteinkommens erreicht, bei unverheirateten Hebammen, wenn sie abgesehen von ihrem Einkommen aus der Hebammentätigkeit ein Einkommen haben, das das Eineinhalbfache des Mindesteinkommens erreicht; der Familienstand ist zu berücksichtigen. Das Mindesteinkommen kann den örtlichen Verhältnissen entsprechend verschieden hoch bemessen werden. Das Nähere wird mit Zustimmung des Reichsministers des Innern in Preußen durch Provinzialsatzung, in den anderen Ländern durch Verordnung, in letzterem Fall unter gleichzeitiger Zustimmung des Reichsministers der Finanzen, festgesetzt. Der Reichsminister des Innern kann im Einvernehmen mit dem Reichsminister der Finanzen ein Mindesteinkommen für einzelne Gebiete des Reichs vorschreiben.

(2) Den Hebammen mit Niederlassungserlaubnis wird in Höhe desjenigen Betrags, um den ihr jährliches Einkommen aus der Berufstätigkeit hinter dem gewährleisteten jährlichen Mindesteinkommen zurückbleibt, ein entsprechender Zuschuß vom Träger der Gewährleistung gewährt.

(3) Die Träger der Gewährleistung können weitere Leistungen gewähren; sie können insbesondere die von den Hebammen für eine Versicherung zu entrichtenden Beträge ganz oder teilweise ersetzen. Die Zustimmung des Reichsministers des Innern und des Reichsministers der Finanzen ist erforderlich, soweit die Leistungen über das bisher durch Landesrecht Gewährte hinausgehen.

(4) Hebammen mit Niederlassungserlaubnis, die jährlich in einer größeren als der vom Träger der Gewährleistung zu bestimmenden Zahl von Fällen

Hebammenhilfe leisten, haben einen Teil der Einkünfte aus ihrer Berufstätigkeit an den Träger der Gewährleistung abzuführen; dabei können die örtlichen Verhältnisse und der Familienstand der Hebamme berücksichtigt werden. Die näheren Vorschriften werden nach Anhörung der Reichshebammenschaft durch Provinzialsatzung oder Landesverordnung (Abs. 1) erlassen. Die hiernach abzuführenden Beträge werden im Verwaltungswege eingezogen.

§ 15

Der Träger der Gewährleistung kann Hebammen mit Niederlassungserlaubnis durch Vertrag anstellen. Die Vergütung und die Versorgung müssen den Bezügen der vergleichbaren Angestellten im öffentlichen Dienst entsprechen.

§ 16

Die Hebamme ist verpflichtet, ihren Beruf gewissenhaft auszuüben. Sie untersteht der Aufsicht des Leiters des Gesundheitsamts.

§ 17

Die Berufspflichten der Hebammen regelt der Reichsminister des Innern in einer Dienstordnung für Hebammen.

§ 18

Die Gebühren für die Leistungen der Hebammen werden in Gebührenordnungen festgesetzt, die nach Richtlinien des Reichsministers des Innern und des Reichsministers der Finanzen erlassen werden. Der Reichsminister des Innern kann im Einvernehmen mit dem Reichsminister der Finanzen auch eine Reichsgebührenordnung erlassen.

§ 19

Die Hebammen sollen, soweit es ihre Tätigkeit in der Hebammenhilfe zuläßt, nach näherer Bestimmung der Durchführungsvorschriften in der Mütterberatung, in der Säuglings- und Kleinkinderfürsorge oder in sonstiger sozialer Arbeit mitwirken. Hierfür kann ihnen eine besondere Vergütung gewährt werden.

§ 20

Alle Hebammen sind Mitglieder der Reichshebammenschaft. Die Reichshebammenschaft ist rechtsfähig. Ihre Satzung erläßt der Reichsminister des Innern im Einvernehmen mit dem Stellvertreter des Führers. Die Leiterin der Reichshebammenschaft wird vom Reichsminister des Innern im Einvernehmen mit dem Stellvertreter des Führers ernannt.

§ 21

Wer entgegen den Vorschriften der §§ 4 oder 8 Abs. 4 die Geburtshilfe unbefugt ausübt, wird mit Gefängnis bis zu sechs Monaten und mit Geldstrafe oder mit einer dieser Strafen bestraft.

§ 22

(1) In § 165a Abs. 1 der Reichsversicherungsordnung wird als Nr. 4 eingefügt:

„4. Hebammen mit Niederlassungserlaubnis."

(2) Hinter § 475c der Reichsversicherungsordnung wird eingefügt:

„§ 475d

Hebammen mit Niederlassungserlaubnis (§ 165a Abs. 1 Nr. 4) haben selbst die Pflichten der Arbeitgeber zu erfüllen.

Der Grundlohn bemißt sich nach dem durchschnittlichen Jahreseinkommen aus der Hebammentätigkeit. Erreicht eine Hebamme das gewährleistete Mindesteinkommen nicht, gilt als Grundlohn der gewährleistete Betrag."

(3) Der § 4 des Angestelltenversicherungsgesetzes erhält folgende Fassung:

„§ 4

Den im § 1 Abs. 1 bezeichneten Personen stehen gleich:

1. selbständige Lehrer und Erzieher, die in ihrem Betriebe keine Angestellten beschäftigen,
2. Artisten im Sinne des § 165a Abs. 2 der Reichsversicherungsordnung,
3. Hebammen mit Niederlassungserlaubnis."

(4) Im § 184 Abs. 1 des Angestelltenversicherungsgesetzes erhält Satz 3 folgende Fassung:

„Satz 1 gilt auch für Versicherungspflichtige im Sinne des § 4 Nr. 1, 3 und § 6, der Satz 2 sinngemäß auch für Versicherungspflichtige im Sinne des § 4 Nr. 1."

§ 23

Eine Hebamme, die bei Inkrafttreten dieses Gesetzes im Besitz eines Prüfungszeugnisses gemäß § 30 Abs. 3 der Gewerbeordnung ist, bedarf keiner erneuten Anerkennung gemäß § 6. Sie darf während eines Zeitraums von zwei Jahren von Inkrafttreten dieses Gesetzes an in denjenigen Ländern, in denen sie bisher dazu berechtigt war, auch außerhalb ärztlich geleiteter Entbindungs- und Krankenanstalten die Geburtshilfe ausüben, ohne eine Niederlassungserlaubnis zu besitzen. Nach Ablauf dieser Zeit kann in Härtefällen Hebammen ohne Niederlassungserlaubnis die weitere Ausübung der Geburtshilfe außerhalb ärztlich geleiteter Entbindungs- und Krankenanstalten gestattet werden.

§ 24

(1) Die Gemeinden (Gemeindeverbände) können Verträge, die sie mit Hebammen über deren Berufstätigkeit abgeschlossen haben, innerhalb eines halben Jahres nach der Erteilung der Niederlassungserlaubnis mit einer Frist von drei Monaten kündigen. Die Kündigung ist nur zum Schluß eines Kalendervierteljahrs zulässig. Wenn der Träger der Gewährleistung es verlangt, muß die Kündigung ausgesprochen werden.

(2) Ist die wirtschaftliche Stellung einer Hebamme nach diesem Gesetz im Gesamtergebnis ungünstiger als die Stellung, die sie nach der bisherigen vertraglichen oder landesgesetzlichen Regelung hatte, so ist ihr hierfür auf Antrag ein voller Ausgleich zu gewähren. Hierüber entscheidet eine bei der höheren Verwaltungsbehörde zu bildende Ausgleichstelle unter Ausschluß des Rechtsweges endgültig. Die Ausgleichstelle besteht aus einem hauptamtlichen Mitglied eines Verwaltungsgerichts als Vorsitzenden, einem von der Reichshebammenschaft bestellten Beisitzer (Beisitzerin) und einem gemeindlichen Beisitzer. Die Ausgleichstelle kann dahin entscheiden, daß die Hebamme gemäß § 15 von dem Träger der Gewährleistung vertraglich anzustellen ist oder daß ihr von der früheren Vertragspartei oder von dem Träger der Gewährleistung oder von beiden die bisherigen oder auch andere Leistungen zu gewähren sind.

(3) Hat eine Gemeinde (ein Gemeindeverband) einer Hebamme vertragliche Leistungen zugesichert, die über das bisher durch Landesrecht Gewährte hinausgehen, so hat die Gemeinde (der Gemeindeverband) den hierfür gewährten Ausgleich selbst zu tragen.

(4) Kann eine Hebamme, der vertragliche Zusicherungen gemacht worden sind, auf Grund dieses Gesetzes ihren Beruf nicht mehr ausüben und erlischt dadurch der Vertrag, so ist ihr durch die Ausgleichstelle auf Antrag ein billiger Ausgleich zu gewähren. Auch in diesem Falle kann die Leistung ganz oder teilweise dem Träger der Gewährleistung auferlegt werden.

§ 25

Der Reichsminister des Innern erläßt die zur Durchführung und Ergänzung dieses Gesetzes erforderlichen Rechts- und Verwaltungsvorschriften, soweit sie die §§ 14 und 24 betreffen, gemeinsam mit dem Reichsminister der Finanzen. Der Reichsminister des Innern bestimmt insbesondere die nach §§ 4, 6 bis 14, 18, 23 und 24 zuständigen Behörden und regelt das Verfahren. Er erläßt Vorschriften über die Zulassung zu den Hebammenlehranstalten, die Ausbildung der Hebammenschülerinnen, die Hebammenprüfung, die Nachprüfungen und die Fortbildungslehrgänge; er kann die Zulassung zur Hebammenausbildung beschränken.

§ 26

Durch die Vorschriften dieses Gesetzes wird die Anwendung der bestehenden oder künftigen Steuergesetze nicht berührt.

§ 27

(1) Dieses Gesetz tritt am 1. Januar 1939 in Kraft.

(2) Die Inkraftsetzung dieses Gesetzes für das Land Österreich und für die sudetendeutschen Gebiete bleibt vorbehalten.

(3) Gleichzeitig tritt § 30 Abs. 3 der Gewerbeordnung außer Kraft.

Berlin, den 21. Dezember 1938.

Der Führer und Reichskanzler
Adolf Hitler

Der Reichsminister des Innern
Frick

Dienstordnung für Hebammen (HebDO.) vom 16. Februar 1943.

(RGBl. Nr. 10/43.)

Auf Grund des § 17 des Hebammengesetzes vom 21. Dezember 1938 (Reichsgesetzblatt I S. 1893) erlasse ich zur Regelung der Berufspflichten der Hebammen folgende Dienstordnung:

I. Allgemeiner Teil.

§ 1. Allgemeines Verhalten der Hebammen.

(1) Die deutsche Hebammenschaft ist berufen, zum Wohl von Volk und Reich für die Erhaltung der Gesundheit von Mutter und Kind zu wirken und sich für die Mehrung eines erbgesunden, rassisch wertvollen Nachwuchses nach Kräften einzusetzen. Damit die Hebammenschaft dieser ihrer Aufgabe in vollem Maße gerecht werden kann, muß jede Hebamme sich bei ihrem Verhalten innerhalb und außerhalb des Berufes der Achtung und des Vertrauens würdig zeigen, die der Hebammenberuf erfordert. Sie hat insbesondere ihre Berufspflichten gewissenhaft zu erfüllen und hierbei die Vorschriften dieser Dienstordnung und des Hebammenlehrbuches zu beachten.

(2) Anordnungen und Belehrungen der für sie zuständigen Behörden, insbesondere des Amtsarztes, hat sie pünktlich zu befolgen.

(3) Mit allen Gesetzen, Verordnungen und Vorschriften, die sich auf ihren Beruf und Wirkungskreis beziehen, soll sich die Hebamme fortlaufend vertraut halten.

(4) Die Anordnungen der Reichshebammenschaft hat die Hebamme gewissenhaft zu befolgen. Sie hat auch sonst den Fragen ihres Berufsstandes Interesse entgegenzubringen durch Besuch der Veranstaltungen der Reichshebammenschaft und ihrer Unterorganisationen, Lesen der Zeitschrift der Reichshebammenschaft, pünktliche Beitragszahlung usw.

(5) In allen Fällen, in denen die Hebamme über eine ihrer Dienstobliegenheiten im Zweifel ist, soll sie den Amtsarzt um Rat fragen. Beschwerden, die sich auf ihre Hebammentätigkeit beziehen, hat sie dem Amtsarzt vorzulegen.

§ 2. Mitwirkung in der Erb- und Rassenpflege.

(1) Die Hebamme soll sich bei ihrer Berufstätigkeit stets bewußt sein, daß sie zur Mitwirkung an einer der wichtigsten Aufgaben der Volksgesundheitspflege, der Erhaltung und Mehrung eines erbgesunden Nachwuchses berufen ist. Sie muß daher mit der Grundlage der Erb- und Rassenpflege vertraut sein. Die Bedeutung der erbgesunden kinderreichen Familie für unser Volk und das persönliche Glück, das die Aufzucht gesunder Kinder dem einzelnen bedeutet, soll sie den ihre Hilfe in Anspruch nehmenden Frauen und den Ehemännern stets vor Augen halten.

(2) Über die in ihrem Bezirk bestehenden Gesundheits- und Fürsorgeeinrichtungen für Mutter und Kind soll sie sich ständig unterrichten und in allen gegebenen Fällen ihre Pflegebefohlenen an diese Stellen verweisen.

§ 3. Anmeldung beim Amtsarzt.

(1) Vor Beginn oder vor Wiederaufnahme der Berufstätigkeit nach mehr als einjähriger Unterbrechung hat sich die Hebamme bei dem zuständigen Amtsarzt unter Vorlegung der staatlichen Anerkennung, der ihr erteilten Niederlassungserlaubnis, des Hebammenlehrbuches, des Tagebuches sowie der amtlich vorgeschriebenen Gerätschaften und Arzneimittel persönlich zu melden.

(2) Die Hebamme hat weiterhin dem Amtsarzt jeden Wohnungswechsel, jede Änderung ihres Personenstandes sowie jede länger als 3 Tage dauernde Behinderung in ihrem Berufe (z. B. Abwesenheit, Krankheit) unter Angabe ihrer Vertreterin zu melden.

§ 4. Berufsbezeichnung und Verbot unlauterer Werbung.

(1) Die Hebamme hat sich in Ausübung ihres Berufes ausschließlich der Berufsbezeichnung „Hebamme" zu bedienen.

(2) Es ist ihr untersagt, standesunwürdige Werbung zu treiben, z. B. durch wiederholte öffentliche Anzeigen, Veröffentlichungen von Danksagungen, durch Anbieten von Rat und Hilfe usw.

(3) Freiberufliche Hebammen haben ihre Wohnung durch ein deutlich lesbares Schild kenntlich zu machen.

§ 5. Pflicht zur Hilfeleistung.

(1) Die Hebamme hat allen Schwangeren, Gebärenden, Wöchnerinnen und Neugeborenen, für die ihr Beistand gefordert wird, ohne Unterschied des Standes und Vermögens bei Tag und Nacht ungesäumt Beistand zu leisten, sofern sie nicht durch andere dringendere Berufspflichten hieran gehindert ist.

(2) Wird die Hebamme von verschiedenen Seiten zur gleichen Zeit gerufen, so hat sie im allgemeinen dem ersten Ruf zuerst Folge zu leisten. Liegt aber an einer Stelle ein besonders dringender Fall vor, so hat sie sich dorthin zuerst zu wenden. Kann sie diesem Rufe nicht nachkommen, so soll sie bei der Zuziehung einer anderen Hebamme, wenn irgend möglich, behilflich sein. Hat die Geburt bei der Ankunft der Hebamme noch nicht begonnen oder sind die Eröffnungswehen noch selten und schwach, so muß die Hebamme, falls sie wieder weggehen sollte, von Zeit zu Zeit nach der Pflegebefohlenen sehen und ihr Kenntnis geben, wenn sie etwa durch unaufschiebbare andere Berufstätigkeit an weiteren Besuchen verhindert sein sollte. Von dieser Verpflichtung kann nur abgesehen werden, wenn bei einer anderen Gebärenden Lebensgefahr besteht. In diesem Falle hat sie dafür zu sorgen, daß zu der ersten Pflegebefohlenen alsbald eine andere Hebamme herbeigerufen wird. Ist dies nicht möglich, so soll sie versuchen, einen Arzt herbeizurufen, dabei aber berücksichtigen, daß der Arzt nicht für längere Zeit bei der Gebärenden bleiben kann.

(3) Sind die Wehen regelmäßig und kräftig, darf die Hebamme die Gebärende nicht mehr verlassen. Dies gilt ganz besonders für die Austreibungszeit.

(4) Die Hebamme darf die Pflegebefohlene frühestens zwei Stunden nach Vollendung der Geburt (d. h. nach Ausstoßung der Nachgeburt) und auch nur dann verlassen, wenn dies ohne Gefahr für Mutter und Kind geschehen kann. Nur ausnahmsweise darf sie die Pflegebefohlene früher verlassen, wenn sie zu einer anderen dringenderen Hilfeleistung gerufen wird. Sie soll in diesem Fall darum bemüht sein, daß eine andere Hebamme in dem zuerst übernommenen Fall an ihre Stelle treten kann.

(5) Allgemein soll die Hebamme bestrebt sein, ihre geburtshilfliche Tätigkeit zahlenmäßig in den Grenzen zu halten, die es ihr gestatten, die notwendigen Wochenbesuche gewissenhaft durchzuführen. Sie soll daher bei starker geburtshilflicher Inanspruchnahme die Schwangeren, die ihren Rat erbitten, nach Möglichkeit, und zwar rechtzeitig, an andere Hebammen verweisen. Ist diese Möglichkeit nicht gegeben, so ist sie berechtigt, nach eigenem Ermessen entsprechend der Dringlichkeit zu entscheiden, welche Wochenbesuche zunächst unterbleiben können.

§ 6. Stete Bereitschaft und Erhaltung der Berufstüchtigkeit.

Um zur Ausübung der Berufstätigkeit immer bereit und tüchtig zu sein, soll die Hebamme

a) stets sauber an ihrem Körper und ihrer Kleidung sein, besonders die Hände gesund und rein erhalten und sorgfältig pflegen;

b) keine Arbeiten verrichten, durch die ihr Körper, besonders die Hände, für den Hebammenberuf weniger geeignet oder unbrauchbar werden;

c) keine Pflegedienste bei Kranken übernehmen, die der Hebammenhilfe nicht bedürfen; Kranke, die an übertragbaren Krankheiten leiden, darf sie überhaupt nicht besuchen;

d) die vorgeschriebenen Geräte und Arzneimittel jederzeit sauber und zweckmäßig zusammengestellt zum sofortigen Gebrauch bereit halten;

e) dafür Sorge tragen, daß sie für Hilfesuchende jederzeit erreichbar ist.

§ 7. Vorgeschriebene Geräte und Arzneimittel der Hebammen.

(1) Die Hebamme muß die amtlich vorgeschriebenen Geräte und Arzneimittel (siehe Anlage 1) besitzen und zu jeder Entbindung und jedem Wochenbettbesuch in einer sauber gehaltenen Tasche (Hebammenkoffer) mit sich führen. Bei einem Wochenbettbesuch kann sie die erforderlichen Geräte in einer besonderen, nur für solche Besuche bestimmten sauberen Tasche mitnehmen. Sofern die erforderlichen Geräte bei der Wöchnerin vorhanden sind, ist ihre Mitnahme zum Wochenbettbesuch nicht erforderlich. Unbrauchbar gewordene oder verlorengegangene Gerätschaften und Arzneimittel sind sofort zu ersetzen.

(2) Die Hebamme soll darauf hinwirken, daß sich jede Pflegebefohlene ein gläsernes Afterrohr selbst beschafft.

(3) Die Geräte sind unmittelbar vor und nach jedem Gebrauch vorschriftsmäßig zu reinigen und keimfrei zu machen.

§ 8. Anwendung der Geräte und Arzneimittel.

(1) Die Hebamme darf ihre Gerätschaften nur in den Fällen, die im Lehrbuch angegeben sind, nicht aber zu anderen Zwecken verwenden.

(2) Die Hebamme hat sich der selbständigen Anwendung innerer und äußerer Arzneimittel, soweit ihr dies nicht durch die bestehenden Vorschriften ausdrücklich gestattet ist, sowie jeder unbefugten Behandlung von Krankheiten, namentlich von Frauenkrankheiten, zu enthalten.

(3) Schutzpessare und Sicherheitsovale wie überhaupt alle Mittel und Verfahren, die geeignet sind, die Schwangerschaft zu verhüten, darf die Hebamme weder empfehlen noch anwenden.

§ 9. Tagebuch.

(1) Über ihre Berufstätigkeit hat die Hebamme ein Tagebuch (siehe Anlage 2) zu führen und die erforderlichen Eintragungen sobald als möglich, spätestens innerhalb von 5 Tagen nach beendeter Geburt oder Fehlgeburt wahrheitsgetreu und eigenhändig vorzunehmen.

(2) Nach Schluß des Jahres ist das Tagebuch von der Hebamme abzuschließen und ohne besondere Aufforderung bis zum 15. Januar des folgenden Jahres dem Amtsarzt einzureichen; das Tagebuch ist ihm auch sonst jederzeit auf Verlangen vorzulegen. Zugleich mit dem Tagebuch hat die Hebamme auch die vorgeschriebenen Vordrucke zum Jahresgesundheitsbericht ausgefüllt einzureichen.

(3) Die Tagebücher sind von der Hebamme zeitlebens verschlossen aufzubewahren. Bei dem Ausscheiden aus der Berufstätigkeit oder nach dem Tode sind die Tagebücher dem Gesundheitsamt abzuliefern.

§ 10. Arbeitsabgrenzung zwischen Arzt und Hebamme.

(1) Alle regelrechten Vorgänge bei Schwangeren, Gebärenden, Wöchnerinnen und neu geborenen Kindern gehören zum Aufgabengebiet der Hebamme und werden von der Hebamme selbst geleitet. Sollte eine Pflegebefohlene oder deren Angehörige die Zuziehung eines Arztes wünschen, so hat die Hebamme diesen Wunsch zu berücksichtigen.

(2) Regelwidrige Vorgänge bei Schwangeren, Gebärenden, Wöchnerinnen und bei neu geborenen Kindern gehören im allgemeinen zum Aufgabengebiet des Arztes. Aufgabe der Hebamme ist es, Regelwidrigkeiten festzustellen und in den Fällen, in denen das Hebammenlehrbuch dies vorschreibt, für die rechtzeitige Hinzuziehung eines Arztes zu sorgen. Wenn die Schwangere oder die An-

gehörigen bei einem solchen Fall die Zuziehung eines Arztes verweigern, so hat die Hebamme sich von ihnen eine schriftliche Bescheinigung über die Ablehnung der von ihr für notwendig erachteten ärztlichen Hilfe geben zu lassen (§ 42 Abs. 1 Nr. 12 und 13).

(3) Übernimmt der Arzt die Behandlung, so ist die Hebamme seine Gehilfin.

(4) Nur wenn ein Arzt nicht rechtzeitig zu erreichen ist und nur unter den im Lehrbuch und ihren Dienstvorschriften näher angegebenen Bedingungen darf die Hebamme Regelwidrigkeiten selbst behandeln. Die von ihr getroffenen Maßnahmen hat sie im Tagebuch zu vermerken.

§ 11. Verhalten gegenüber dem Arzt.

(1) Die Wahl des Arztes soll die Hebamme ihren Pflegebefohlenen oder deren Angehörigen überlassen, doch ist sie zur Beratung über die Wahl des Arztes berechtigt.

(2) Dem zugezogenen Arzt soll die Hebamme über alle an ihren Pflegebefohlenen gemachten Wahrnehmungen gewissenhaft Auskunft erteilen. Die Hebamme muß den ärztlichen Anordnungen, falls sie nicht mit den Bestimmungen dieser Dienstordnung und des Hebammenlehrbuchs im Widerspruch stehen, Folge leisten und den Anordnungen auch bei ihren Pflegebefohlenen und deren Angehörigen Geltung zu verschaffen suchen. Sie soll alles vermeiden, was geeignet sein könnte, das Ansehen des Arztes zu beeinträchtigen. Fordert dieser jedoch von der Hebamme eine geburtshilfliche Handlung, die den Regeln und Vorschriften dieser Dienstordnung und des Hebammenlehrbuchs widerspricht, so hat sie den Arzt hierauf aufmerksam zu machen.

§ 12. Verhalten gegenüber Berufskameradinnen.

Die Hebamme soll im Verkehr mit anderen Hebammen stets die ihren Berufskameradinnen schuldige Rücksicht üben. Sie darf sie nicht aus dem Vertrauen der Frauen verdrängen, sondern soll sie vielmehr im Bedarfsfall beruflich unterstützen. Hat eine Hebamme aushilfsweise Verrichtungen für eine andere übernommen, so ist sie verpflichtet, der ersten Hebamme die Betreuung wieder zu überlassen, sobald der Grund der Verhinderung entfällt.

§ 13. Entbindung im Hause der Hebamme.

Wünscht eine Schwangere in der Wohnung der Hebamme entbunden zu werden, so hat die Hebamme dem Amtsarzt rechtzeitig Anzeige zu erstatten. Zur Errichtung einer Privatentbindungsanstalt bedarf die Hebamme der Genehmigung der höheren Verwaltungsbehörde.

§ 14. Pflicht zur Verschwiegenheit.

Der Hebamme ist jede unbefugte Offenbarung von Privatgeheimnissen, die ihr bei Ausübung ihres Berufes zur Kenntnis gekommen sind, an andere Personen strafrechtlich unter Androhung von Geld- und Gefängnisstrafe verboten. Die Hebamme soll über alles, was ihr in ihrem Berufe anvertraut oder bekannt wird, strengstes Stillschweigen bewahren, abgesehen von dem, was sie dem Arzt, dem Amtsarzt oder der Behörde pflichtgemäß mitzuteilen hat. Unter diese berufliche Schweigepflicht fällt auch das Hebammentagebuch.

§ 15. Anzeige der Geburt.

(1) Die Hebamme ist auf Grund des Personenstandsgesetzes vom 3. November 1937 (Reichsgesetzblatt I S. 1146) und der I. Ausführungsverordnung hierzu vom 19. Mai 1938 (Reichsgesetzbl. I S. 533) verpflichtet, jede uneheliche Geburt, bei der sie zugegen war, innerhalb einer Woche dem Standesbeamten des Bezirks, in dem die Geburt stattgefunden hat, mündlich anzuzeigen, eine eheliche Geburt nur dann, wenn der Vater verstorben, nicht zur Stelle oder an der Erstattung der Anzeige verhindert ist.

(2) Bei der Anzeige hat die Hebamme folgende Angaben zu machen:

1. den Vor- und Familiennamen der Eltern des Kindes, deren Beruf, Wohnort und Religionsbekenntnis,
2. Ort, Tag und Stunde der Geburt,
3. Geschlecht des Kindes (hat sie Zweifel hierüber, so soll sie vor der Anzeige der Geburt für die Zuziehung eines Arztes sorgen),
4. die Vornamen des Kindes (die im Zweifelsfall vom ehelichen Vater bestimmt werden), haben die Eltern sich die Bestimmung der Vornamen noch vorbehalten, so ist dies dem Standesbeamten mitzuteilen,
5. ihren eigenen Vor- und Familiennamen, Beruf und Wohnort.

(3) Bei Totgeburten muß die Anzeige spätestens am nächsten Werktage erstattet werden. Ein Kind gilt als totgeboren, wenn es wenigstens 35 cm lang ist, die natürliche Lungenatmung bei ihm aber noch nicht eingesetzt hat. Hatte aber die natürliche Lungenatmung eingesetzt, so gilt das Kind ohne Rücksicht auf seine Körpergröße als lebendgeboren.

(4) Totgeborene Früchte, die weniger als 35 cm lang sind, gelten als Fehlgeburten. Bei ihnen unterbleibt die Anzeige beim Standesbeamten, jedoch müssen sie als Fehlgeburten auch in das Tagebuch der Hebamme — mit entsprechendem Vermerk — eingetragen werden.

§ 16. Verhalten bei dem Tode einer Schwangeren, Gebärenden, Wöchnerin oder eines Säuglings.

Über jeden Todesfall einer von ihr betreuten Schwangeren, Gebärenden oder Wöchnerin hat die Hebamme dem Amtsarzt ungesäumt einen schriftlichen Bericht zu erstatten. Desgleichen hat sie jeden in den ersten 10 Lebenstagen eintretenden Todesfall des Neugeborenen einer von ihr Entbundenen dem Amtsarzt unter Benutzung des vorgeschriebenen Vordrucks (Anl. 3) anzuzeigen.

§ 17. Erstattung von Gutachten und Zeugnissen.

(1) Wird die Hebamme aufgefordert, über den körperlichen Zustand einer für schwanger gehaltenen oder sich dafür ausgebenden Frau eine gutachtliche Äußerung (Zeugnis) abzugeben, oder hat sie andere in ihren Beruf einschlagende Fragen zu beantworten, so hat sie sich bei der Untersuchung an die Vorschriften des Hebammenlehrbuchs zu halten und den erhobenen Untersuchungsbefund der Wahrheit gemäß und nach bestem Wissen anzugeben. In zweifelhaften Fällen hat sie zu empfehlen, das Gutachten eines Arztes einzuholen.

(2) Ist der Hebamme die zu Untersuchende nicht persönlich bekannt, so ist es ratsam, sich über ihre Persönlichkeit Gewißheit zu verschaffen.

§ 18. Anzeigen von Vergehen oder Verbrechen.

(1) Macht die Hebamme Beobachtungen, welche die Abtreibung oder Tötung der Leibesfrucht einer Schwangeren, die Unterschiebung, Verwechslung oder Aussetzung eines Kindes, die Verübung eines Kindesmordes oder sonst ein Vergehen gegen das Leben oder die Gesundheit der Mutter oder des Kindes vermuten lassen, so soll sie sich unverzüglich vom Amtsarzt Rat für ihr weiteres Verhalten erbitten.

(2) Sie darf jedoch in dringenden Fällen der betreffenden Frau ihren pflichtgemäßen Beistand nicht verweigern.

§ 19. Meldungen an den Amtsarzt.

(1) Die Hebamme hat alle vorgeschriebenen Meldungen an den Amtsarzt (§ 42) so schnell wie möglich mündlich, fernmündlich oder schriftlich zu erstatten.

(2) Soweit Vordrucke vorgeschrieben sind, sind diese zu verwenden.

§ 20. Aufsicht, Nachprüfung und Fortbildungslehrgang.

(1) Die Berufstätigkeit der Hebamme unterliegt der Beaufsichtigung durch den Amtsarzt. Die Hebamme hat ihm ihre Gerätschaften und Bücher auf Verlangen im Gesundheitsamt vorzulegen.

(2) Der Vorladung zur Nachprüfung hat die Hebamme Folge zu leisten. Soweit sie durch Erkrankung oder dringende berufliche oder sonstige Geschäfte verhindert ist, hat sie dem Amtsarzt unter Angabe der Gründe rechtzeitige Meldung zu erstatten.

(3) Der Einberufung zu einem Fortbildungslehrgang hat die Hebamme, sofern sie nicht durch zwingende Gründe an der Teilnahme verhindert ist, nachzukommen. In diesem Falle muß sie unverzüglich dem Amtsarzt unter Angabe der Gründe der Verhinderung (Beifügung ärztlicher Zeugnisse über eine Erkrankung usw.) Mitteilung machen.

§ 21. Mitwirkung im Gesundheitsdienst.

Soweit es die geburtshilfliche Tätigkeit zuläßt, soll die Hebamme in der Beratung und Fürsorge für werdende Mütter, Säuglinge und Kleinkinder, gegebenenfalls auch in anderen Zweigen der Gesundheitsfürsorge, mitwirken. Für die Mitwirkung steht ihr eine Vergütung zu.

§ 22. Sonstige Erwerbstätigkeit.

Eine andere Erwerbstätigkeit darf die Hebamme nur dann ausüben, wenn sie mit den Pflichten des Hebammenberufs vereinbar ist. Die Entscheidung darüber liegt beim Amtsarzt.

§ 23. Erhebung von Gebühren. Rechnungsbuch.

(1) Bei der Berechnung und Erhebung von Gebühren hat die Hebamme die für sie geltenden Gebührenvorschriften zugrunde zu legen.

(2) Die Hebamme hat in ihrer Berufstätigkeit ein Rechnungsbuch zu führen, aus dem alle in einem Kalenderjahr aus der Hebammentätigkeit erwachsenen Einnahmen und Ausgaben ersehen werden können. Das Rechnungsbuch ist dem Träger der Gewährleistung sowie der unteren Verwaltungsbehörde, dem Gesundheitsamt und der Reichshebammenschaft auf Verlangen vorzulegen.

II. Besonderer Teil.

Die besonderen Berufspflichten der Hebamme.

§ 24. Die Hebamme muß bei Ausübung ihrer Berufstätigkeit die in dem Hebammenlehrbuch enthaltenen Regeln und Vorschriften sowie die nachträglich getroffenen Änderungen dieser Vorschriften gewissenhaft befolgen.

§ 25. (1) Schwangeren, Gebärenden und Wöchnerinnen soll die Hebamme ohne Unterschied jederzeit freundlich begegnen, soll die Furchtsamen beruhigen und die Ungeduldigen bei langsam fortschreitender Geburt durch freundlichen Zuspruch trösten. Gefährliche Zufälle sind der Gebärenden möglichst zu verschweigen, aber den Angehörigen sofort mitzuteilen. Ebenso soll sie sich bei Tod oder Mißgestaltung des Kindes verhalten.

(2) Auch dem neugeborenen Kinde muß die Hebamme große Aufmerksamkeit und Sorgfalt widmen, besonders dann, wenn das Kind scheintot oder lebensschwach ist.

§ 26. (1) Alle Orte und Gegenstände, denen gefährliche Wundkeime anhaften oder anhaften können, hat die Hebamme zu meiden. Sie soll sich vor Berührung mit Leichen (abgesehen von Totgeborenen), Kleidern von Leichen, faulenden Gegenständen, Eiterungen jeder Art, übelriechenden Ausflüssen, wie sie im Wochenbett oder bei krebskranken Frauen vorkommen können, insbesondere aber auch vor der Berührung mit Wöchnerinnen, die an Kindbettfieber oder unter Erscheinung von Kindbettfieberverdacht erkrankt sind, hüten. Es ist der Hebamme streng untersagt, während der Wochenbettzeit die Unterlagen oder sonstige Wäsche der Wöchnerin oder des Kindes selbst zu waschen.

(2) Ist die Hebamme trotz aller Vorsicht mit Krankheitskeimen, wie im Absatz 1 angegeben, in Berührung gekommen, so muß sie unmittelbar nach der Berührung ihre Hände wie vorgeschrieben keimfrei machen (§ 30 Abs. 2).

48. Jahrg. 1. Juni 1933 Heft 11

Allgemeine Deutsche Hebammen-Zeitung

Zeitschrift zur Förderung des Hebammenwesens

Begründet von Geheimen Medizinalrat Prof. Dr. Winter †, Königsberg i. Pr. und Frau Olga Gebauer †, Berlin

Zeitschrift des Allgemeinen Deutschen Hebammen-Verbandes und folgender Hebammen-Landes-Verbände:

Anhalt: Frau Dorothea Feist, Dessau, Reineckestraße 12; Baden: Frau Emma Brecht, Huttenheim, Amt Bruchsal; Bayern: Frau Therese Träger, München 8, Wörthstraße 30; Braunschweig: Frau A. Köhnke, Braunschweig, Wendenstraße 38b; Bremen: Frau M. Boedeker, Bremen, Vor dem Steintor 174; Danzig: Schwester H. Henatsch, Danzig-Langfuhr, Zorndorfer Weg 5; Hamburg: Frau A. Costard, Hamburg, Oberaltenallee 75a; Hessen: Frau R. Kern, Rumpenheim, Kr. Offenbach a. M.; Lübeck: Schwester G. Hoffmann, Lübeck, Königstr. 1—3; Luxemburg: Frau Anen-Hettinger, Differdingen in Luxemburg; Mecklenburg-Schwerin: Frau M. Sellmann, Schwerin, Kirchenstr. 4; Mecklenburg-Strelitz: Frau J. Wenzel, Neubrandenburg, Mönchenstr. 2; Memelgebiet: Frau Ella Schwanitz, Memel, Töpferstr. 23; Oldenburg: Frau J. Seghorn, Bockhorn in Oldenburg; Österreich: Frau B. Hübel, Wien XII, Schlöglgasse 49; Preußen: Frau E. Schulz, Berlin-Charlottenburg 2, Bleibtreustr. 44; Saarland: Frau Franzen, Saarbrücken, Vorstadtstr. 21; Sachsen: Frau E. Rauschenbach, Leipzig N 22, Hallische Str. 180; Schaumburg-Lippe: Frau A. Rippe, Frille 53; Thüringen: Frau M. Saal, Sondershausen, Poststr. 7; Württemberg: Frau F. Geiger-Stengel, Stuttgart, Calwer Str. 11.

Herausgegeben von

Professor Dr. B. Ottow, Berlin,
a. o. Prof. d. Frauenheilkunde a. d. Universität,
dirigierender Arzt der Geburtshilfl.-gynäkol. Abteilung
a. d. Städt. Krankenhause Berlin-Spandau

Professor Dr. F. Rott, Berlin,
Privatdozent für Soziale Hygiene a. d. Universität Berlin
Direktor im Kaiserin Auguste Victoria Haus, Reichsanstalt
zur Bekämpfung der Säuglings- und Kleinkindersterblichkeit

Frau Emma Rauschenbach, Leipzig,
Vorsitzende des
Allgemeinen Deutschen Hebammen-Verbandes
und des Bundes Sächsischer Hebammen-Vereine

Unter Mitwirkung folgender Direktoren von Hebammenlehranstalten und Hebammenlehrern:

Dr. v. Alvensleben, Magdeburg; Geheimrat Dr. Baumm, Zobten am Berge; Prov.-Medizinalrat Dr. H. Baumm, Oppeln; Ober-Medizinalrat Dr. Bretz, Bochum; Prof. Dr. Dietrich, Hannover; Ober-Medizinalrat Dr. Ellerbroek, Celle; Prof. Dr. Engelhorn, Braunschweig; Prof. Dr. Eymer, Heidelberg; Ober-Medizinalrat Dr. Fetzer, Stuttgart; Geheimer Medizinalrat Prof. Dr. v. Franqué, Bonn; Prof. Dr. Fuchs, Danzig; Prof. Dr. Gauß, Würzburg; Prof. Dr. Hellmuth, Osnabrück; Prof. Dr. Henkel, Jena; Prof. Dr. Heyn, Breslau; Prof. Dr. v. Jaschke, Gießen; Dr. Kayser, Erfurt; Geheimer Medizinalrat Prof. Dr. Kehrer, Marburg; Prof. Dr. Linzenmeier, Karlsruhe; Prof. Dr. Martin, Elberfeld; Prof. Dr. Martius, Göttingen; Geheimrat Prof. Dr. Menge, Heidelberg; Prof. Dr. v. Mikulicz-Radecki, Königsberg i. Pr.; Prof. Dr. Pankow, Freiburg; Ober-Medizinalrat Dr. Puppel, Mainz; Prof. Dr. Runge, Greifswald; Ober-Medizinalrat Dr. Scheffzek, Oppeln; Prof. Dr. Schröder, Kiel; Geheimer Medizinalrat Prof. Dr. Sellheim, Leipzig; Prof. Dr. v. Seuffert, München; Prof. Dr. Siegel, Insterburg; Prof. Dr. Stephan, Stettin; Geheimer Medizinalrat Prof. Dr. Stoeckel, Berlin; Prof. Dr. Stroeder, Hamburg; Prof. Dr. Walther, Gießen; Prof. Dr. Warnekros, Dresden; Prof. Dr. Wintz, Erlangen.

Verlag Elwin Staude / Verlagsbuchhandlung A.-G. / Osterwieck am Harz · Fernruf 292 · Postscheck-Konto Berlin 81773

Deutsche Hebammen!

Die nationale Erhebung und Führung erfaßt und durchdringt alle Gebiete und Fragen deutschen Lebens. Nicht mehr volksfremder Selbstzweck, sondern Dienst am Volksganzen ist heute Gesetz des Handelns.

Das Gesundheitswesen hat hierbei mit an die erste Stelle hinauszutreten.

Wo gibt es mehr Volksdienst als in der gesundheitlichen Pflege und Sorge um das Wohlergehen des Einzelnen und damit zugleich um das Leben und die Kraft der Gesamtheit! Und der Hebamme fällt hierbei eine entscheidende Rolle zu. In ihre verantwortungsvollen Hände sind nicht nur Gesundheit und Glück zahlreicher deutscher Mütter gelegt, sie steht vor allem auch in treuer Pflichterfüllung und Fürsorge am Lebenseintritt eines jeden Volksgenossen. Zusammen mit dem Arzt ist sie somit Hüterin an der Wurzel und der Zukunft ihres Volkes.

Dieser Bedeutung des Hebammenstandes, im einzelnen des Berufs wie in seinen sozialpolitischen Zwecken, wird der deutsche Staat gerecht werden, den wir alle ersehnen, den wir mit glühendem Herzen und kämpferischem Sinn mit erstreiten und mit bereiten!

Es wird unser Ziel und Streben sein, auf den Grundlagen des neuen Reiches beizutragen zur Stärkung in Pflicht und Leistung des deutschen Hebammenstandes, zur Förderung des Hebammenwesens und zur Vertiefung des Hebammenwissens.

Prof. Dr. B. Ottow, Berlin.
Prof. Dr. F. Rott, Berlin.
Frau Emma Rauschenbach, Leipzig.

Jahrg. / Heft 1 (alte Folge 48. Jahrg.) 1. Juli 1933

Zeitschrift der Reichsfachschaft Deutscher Hebammen

Allgemeine Deutsche Hebammen-Zeitung

reinigt mit der Reichshebammenzeitung und dem Mitteilungsblatt der Vereinigung Deutscher Hebammen

WIN STAUDE / VERLAGSBUCHHANDLUNG K.-G. / OSTERWIECK AM HARZ

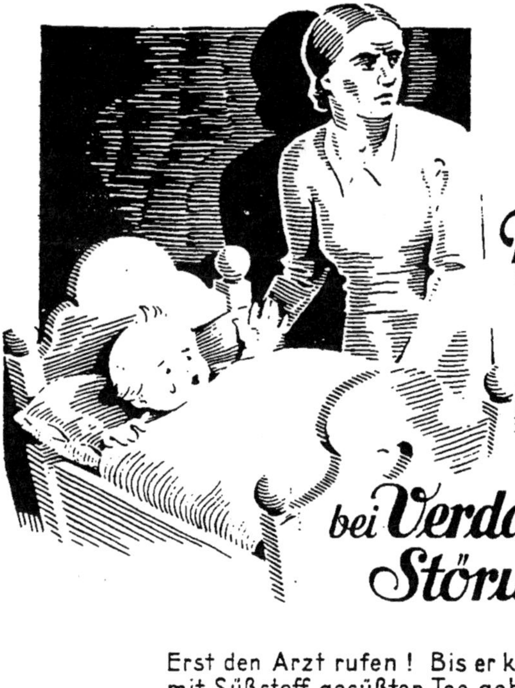

. Jahrg. / Heft 1 (alte Folge 48. Jahrg.) 1. Juli 1933

Zeitschrift der Reichsfachschaft Deutscher Hebammen

Allgemeine Deutsche Hebammen-Zeitung

Vereinigt mit der Reichshebammenzeitung und dem Mitteilungsblatt der Vereinigung Deutscher Hebammen

erausgegeben von der Reichsfachschaft Deutscher Hebammen in der Reichsarbeitsgemeinschaft des Gesundheitsdienstes

Im Auftrage: A. Fleck, N. Conti

Schriftleitung:

Professor Dr. B. Ottow, Berlin,
o. Prof. d. Frauenheilkunde a. d. Universität,
dirigierender Arzt der Geburtshilfl.-gynäkol. Abteilung
d. Städtischen Krankenhause Berlin-Spandau

Professor Dr. F. Rott, Berlin,
Privatdozent für Soziale Hygiene a. d. Universität Berlin
Direktor im Kaiserin Auguste Victoria Haus, Reichsanstalt
zur Bekämpfung der Säuglings- und Kleinkindersterblichkeit

Frau Emma Rauschenbach, Leipzig,
Vorsitzende des
Allgemeinen Deutschen Hebammen-Verbandes
und des Bundes Sächsischer Hebammen-Vereine

Unter Mitwirkung folgender Direktoren von Hebammenlehranstalten und Hebammenlehrern:
r. v. Alvensleben, Magdeburg; Geheimrat Dr. Baumm, Zobten am Berge; Prov.-Medizinalrat Dr. H. Baumm, Oppeln; Ober-Medizinalrat Dr. Brez, Bochum; Prof. r. Dietrich, Hannover; Ober-Medizinalrat Dr. Ellerbroek, Celle; Prof. Dr. Engelhorn, Braunschweig; Prof. Dr. Eymer, Heidelberg; Ober-Medizinalrat Dr. Fezer, tuttgart; Geheimer Medizinalrat Prof. Dr. v. Franqué, Bonn; Prof. Dr. Fuchs, Danzig; Prof. Dr. Gauß, Würzburg; Prof. Dr. Hellmuth, Osnabrück; Prof. Dr. Henkel, ena; Prof. Dr. Heyn, Breslau; Prof. Dr. v. Jaschke, Gießen; Dr. Kayser, Erfurt; Geheimer Medizinalrat Prof. Dr. Kehrer, Marburg; Prof. Dr. Linzenmeier, Karlsrhe; Prof. Dr. Martin, Elberfeld; Prof. Dr. Martius, Göttingen; Geheimrat Prof. Dr. Menge, Heidelberg; Prof. Dr. v. Mikulicz-Radecki, Königsberg i. Pr.; Prof. r. Pankow, Freiburg; Ober-Medizinalrat Dr. Puppel, Mainz; Prof. Dr. Runge, Greifswald; Ober-Medizinalrat Dr. Schefflzek, Oppeln; Prof. Dr. Schröder, Kiel; Geheimer Medizinalrat Prof. Dr. Sellheim, Leipzig; Prof. Dr. v. Seuffert, München; Prof. Dr. Siegel, Insterburg; Prof. Dr. Stephan, Stettin; Geheimer Medizinalrat Prof. Dr. Stoeckel, Berlin; Prof. Dr. Stroeder, Hamburg; Prof. Dr. Walther, Gießen; Prof. Dr. Warnekros, Dresden; Prof. Dr. Winz, Erlangen.

Verlag Elwin Staude / Verlagsbuchhandlung K.-G. / Osterwieck am Harz + Fernruf 292 / Postscheck-Konto: Berlin 81773

Der „Zeitschrift der Reichsfachschaft Deutscher He... mmen" zum Geleit!

Der Zusammenschluß der Hebammenvereinigungen zur Reichsfachschaft [illegible] ebammen ist erfolgt. Hemmende Zerrissenheit ist kraftvoller Einheit gewichen!

Diese erfreuliche Tatsache fordert auch eine Neuordnung der Fachblätter der Hebammenschaft, denn auch hier herrschte bisher keine Einheitlichkeit. Der in Nord- und Mitteldeutschland führenden „Allgemeinen Deutschen Hebammen-Zeitung", die auf fast ein halbes Jahrhundert arbeitsreichen Dienstes am deutschen Hebammenwesen zurückschaut, erwuchsen nicht aus sachlicher Notwendigkeit in der Zeit deutschen Niederbruchs literarische Nebenbuhler.

Vereinheitlichung im Dienst der Sache ist auch hier das Gebot der neuen Stunde. Und ihm beugen wir uns aus voller Überzeugung.

Die „Allgemeine Deutsche Hebammen-Zeitung" hat daher ihr Erscheinen eingestellt. Jedoch bedeutet das nicht Abschluß, sondern erneuten, kraftvollen Fortgang. Nicht allein in neue Formen fassen wir die alten Aufgaben und Traditionen, wir gestalten sie um und vertiefen sie durch die Forderungen des neuen deutschen Staats. Dem wird auch eine besondere Beilage dienen, die die Aufgabe hat, weltanschauliche und politische Fragen zu erörtern. Im übrigen sei hier auf den Aufsatz auf der folgenden Seite und die Beilage in diesem Heft verwiesen. Beide geben Aufschluß über den neuen Standesaufbau.

Die „Allgemeine Deutsche Hebammen-Zeitung" wurde 1886 auf Anregung des bedeutenden Berliner geburtshilflichen Klinikers Prof. Karl Schröder von dessen Assistenzarzt Dr. Winter begründet. Die deutschen Hebammen und mit ihnen alle, denen das deutsche Hebammenwesen am Herzen liegt, danken heute dem hochbetagten Geheimen Medizinalrat Prof. Georg Winter, früher Direktor der Universitätsfrauenklinik und Hebammenschule Königsberg i. Pr., für seine Gründertat und die ihr folgende langjährige Leitung der Zeitung. Gleicher Dank gilt allen den vielen Geburtshelfern, Hebammenlehrern und Ärzten, die durch die zahlreichen Bände der Zeitung zu den Hebammen sprachen, sie belehrten, förderten und ihren Beruf in geburtshilflicher und sozialer Hinsicht ausbauten und schirmten. Regelmäßig kamen in diesen Blättern auch Berufsgenossinnen zu Wort; Erfahrungen und Erlebnisse wurden zwischen ihnen ausgetauscht, das Standesbewußtsein wurde gehoben und das Berufsleben organisiert und gefestigt.

So spiegelt sich in den fast 50 Bänden der „Allgemeinen Deutschen Hebammen-Zeitung" ein großer Teil der neueren Geschichte des deutschen Hebammenwesens. Ja, noch mehr, die Hebammen-Zeitung selbst ist Geschichte ihres Standes.

Wenn somit die „Allgemeine Deutsche Hebammen-Zeitung" im alten Gewande aufgehört hat zu erscheinen, so ist das Opfer und Freude zu gleichen Teilen: Opfer, weil das Alte und Bewährte für das Kommende hingegeben wird, Freude, weil aus dieser Hingabe neues Streben und starkes Wollen erwächst.

Was in vergangenen Jahren die „Allgemeine Deutsche Hebammen-Zeitung" war, wird sie in Zukunft, vereint mit den jungen Weggenossen, als „Zeitschrift der Reichsfachschaft Deutscher Hebammen" wiederum der deutschen Hebamme sein — ein treuer Begleiter durch alle Fragen und Sorgen der Arbeit und des Berufs, ein Blatt der Belehrung, der Förderung, des Zusammenschlusses und nicht zuletzt des Kampfes, eines Kampfes jedoch, der in seinen größten Zielen hineinführt in die deutsche Volksgemeinschaft Adolf Hitlers.

Prof. Dr. B. Ottow, Berlin

Die Deutsche Hebamme

Organ der Reichshebammenschaft

Bisher: Zeitschrift der Reichsfachschaft Deutscher Hebammen. (Allg. Deutsche Hebammenzeitung, vereinigt mit der Reichshebammenzeitung, dem Mitteilungsblatt der Vereinig. Deutscher Hebammen u. der (Österreichischen) Hebammenzeitung.)

Verantwortlich für den wissenschaftlichen Teil: Prof. Dr. B. Ottow, Berlin, a. o. Prof. der Frauenheilkunde an der Universität, Direktor der Brandenburgischen Frauenklinik und Hebammenlehranstalt; Prof. Dr. J. Rott, Berlin, Privatdozent für soziale Hygiene an der Universität Berlin; für Angelegenheiten des Hebammenwesens: Frau N. Conti, Berlin, Leiterin der Reichshebammenschaft, Berlin SW 68, Lindenstraße 43II; Frau E. Rauschenbach, Leipzig, Leiterin der Landesfachschaft Sachsen, Leipzig N 22, Hallische Straße 48II.

Verlag: Elwin Staude, Verlagsbuchhandlung, KG, Berlin W 30 und Osterwieck am Harz

Heft 7 / 1. April 1939 / 54. Jahrgang

Die Deutsche Universität in Prag geistiges Zentrum Böhmens

Von Dr. med. Rudolf Mannl, Prag, Röntgenabteilung der Klinik Prof. Nonnenbruch

Mit der Rückkehr der böhmischen Kronländer in das Hoheitsgebiet des Deutschen Reiches ist auch die älteste Universität des früheren heiligen römischen Reiches deutscher Nation wieder unter die Oberhoheit des Reiches gekommen.

Es ist kein Zufall, daß diese älteste deutsche Hochschule vor mehr als einem halben Jahrtausend gerade in Prag gegründet wurde. Denn Jahrhunderte hindurch war Prag nicht nur das geographische und wirtschaftliche, sondern auch das geistige Zentrum des Reiches. Hier versammelten sich die bedeutendsten Wissenschaftler und Gelehrten der deutschen Nation. Doch auch die Geistesgrößen der anderen europäischen Nationen waren hier vertreten. Zusammen mit den Tschechen arbeiteten deutsche Handwerker und Baumeister an dem Aufbau der gemeinsamen Hauptstadt. Von dieser Blütezeit einer segensreichen kulturellen und wirtschaftlichen Zusammenarbeit beider Völker erzählen heute noch die Kirchen und Paläste des hunderttürmigen Prags. In diese Zeit fällt auch ein rascher und bedeutender Aufschwung der Universität, die sich bald zur berühmtesten des gesamten Abendlandes entwickelte. Ihr Ruhm begann erst zu verblassen, als sich die gedeihliche Zusammenarbeit der beiden Völker in nationalen Haß verwandelte. In den Stürmen der Hussitenkriege, als ein großer Teil der deutschen Bewohner aus Böhmen flüchten mußte, schwand die Bedeutung der Universität zu einem Schatten ihrer ehemaligen Größe. Ähnliche Perioden des Auf- und Abstiegs wechselten noch oft in der Geschichte der Universität. Immer gingen sie parallel mit der Zusammenarbeit oder dem Haß zwischen dem tschechischen und deutschen Volke.

Als um die letzte Jahrhundertwende die medizinischen Wissenschaften einen jähen Aufschwung nahmen, war an diesem auch die Prager deutsche Universität sehr rege beteiligt. Ihre Kliniken und Institute entwickelten sich rasch zu Forschungsstätten von Weltruf. Sie gehörten zu den modernsten ihrer Art. Doch bereits damals versuchte der nationale Haß und Neid diese Erfolge zu schmälern. So kam es, daß das Leben in Prag schon für unsere Väter zur Quelle eines ständigen Kampfes gegen eine stets gefährlichere Formen annehmende Verhetzung wurde. Aber trotzdem — oder gerade deshalb — blicken sie, genau wie unsere junge Generation, mit stolzer Genugtuung auf diese Zeiten ihres Kampfes und ihrer Bewährung zurück. Sie wurden in Pr[illegible] zu nationalen Kämpfern erzogen, in einer Zeit, in [illegible]n im Reich das Nationalbewußtsein noch in tiefem [illegible] lag. So wurde Prag für uns Sudetendeutsche [illegible] zur hohen Schule der Geisteswissenschaften, sondern auch zur hohen Schule der nationalen Bewährung.

Mit dem unglücklichen Ausgange des Weltkrieges kam in Prag eine Regierung von nationalen Fanatikern ans Ruder, welche sich über alle historischen Traditionen und harmonischen geschichtlichen Entwicklungen hinwegsetzen zu können glaubte. Mitten in Europa, ja mitten im Herzen Deutschlands gründete das Diktat von Versailles einen lebensunfähigen Vielvölkerstaat, dem gegen ihren Willen 3½ Millionen Deutsche einverleibt wurden. Mit Terror und Gewalt versuchte die Regierung die gemeinsamen Lebensinteressen des deutschen und tschechischen Volkes, die hier in Böhmen untrennbar miteinander verwachsen sind, auseinanderzureißen.

Für die Institute und Kliniken der Prager deutschen Universität begann damit die Zeit eines ungleichen und hoffnungslosen Kampfes. Jedes nur erdenkliche Mittel wandte die tschechische Staatsverwaltung an, um die Entwicklung der deutschen Institute zu hemmen. Unvorstellbare Mühen von seiten der Institutsvorstände waren stets erforderlich, um auch nur die kleinste Neuanschaffung durchzusetzen. Im Gegensatz dazu wurden die tschechischen Kliniken bevorzugt, wo es nur anging. Trotz aller Unterstützungen konnten sie jedoch nicht jenes wissenschaftliche Niveau erreichen, welches die deutschen Kliniken innehatten. Stets gelang es deutschem Schaffen und gründlicher und gewissenhafter Arbeit, sich trotz aller Schikanen und Benachteiligungen durchzusetzen. Dies wurde auch bei allen Feindseligkeiten von tschechischer Seite nie geleugnet. Obwohl die zur Verfügung stehenden Mittel von Jahr zu Jahr bescheidener und spärlicher wurden, behielt der Name der deutschen Universität doch seine Bedeutung unter den berühmten Forschungsinstituten der Welt. **Gerade dieser Umstand, daß es der Universität gelang, in dem ungleichen Kampfe das Feld zu behaupten, stellt ihr das beste Zeugnis aus, als Stätte deutscher Arbeit im Osten.**

Die Deutsche Hebamme

Organ der Reichshebammenschaft

Bisher: Zeitschrift der Reichsfachschaft Deutscher Hebammen. (Allg. Deutsche Hebammenzeitung, vereinigt mit der Reichshebammenzeitung, dem Mitteilungsblatt der Vereinig. Deutscher Hebammen u. der (Österreichischen) Hebammenzeitung.)

Verantwortlich für den wissenschaftlichen Teil: Prof. Dr. B. Ottow, Berlin, a. o. Prof. der Frauenheilkunde an der Universität, Direktor der Brandenburgischen Frauenklinik und Hebammenlehranstalt; Prof. Dr. F. Rott, Berlin, Privatdozent für soziale Hygiene an der Universität Berlin;

für Angelegenheiten des Hebammenwesens: Frau N. Conti, Berlin, Leiterin der Reichshebammenschaft, Berlin SW 68, Lindenstraße 43II; Frau E. Rauschenbach, Leipzig, Leiterin der Landesfachschaft Sachsen, Leipzig N 22, Hallische Straße 48II.

Verlag: Elwin Staude, Verlagsbuchhdlg., KG, Berlin W 30 u. Osterwieck a. H. / Heft 18 / 15. Sept. 1939 / 54. Jahrg.

Reichsgesundheitsführer Dr. Conti mit der Leitung des staatlichen Gesundheitswesens betraut

Der Führer hat den Reichsgesundheitsführer, Hauptdienstleiter Dr. Conti, auf Vorschlag des Reichsministers des Innern und des Stellvertreters des Führers mit der zunächst kommissarischen Leitung des staatlichen Gesundheitswesens als Staatssekretär betraut, nachdem der verdienstvolle Leiter der Abteilung Volksgesundheit im Reichsministerium des Innern,

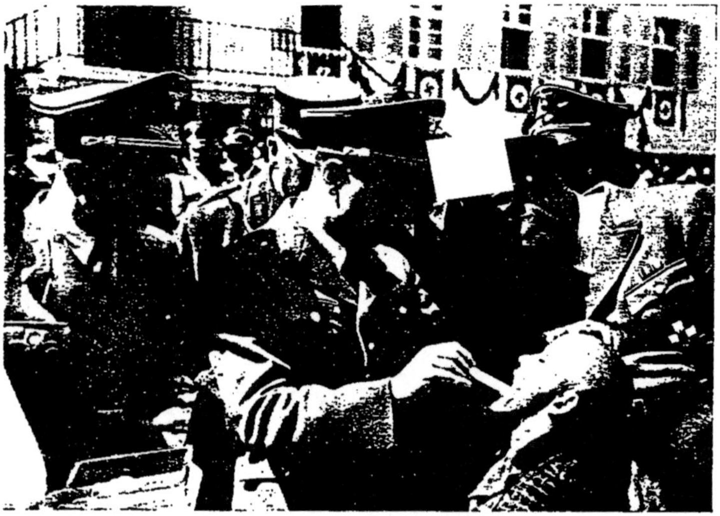

Reichsgesundheitsführer Staatssekretär Dr. Conti in der Bayrischen Ostmark
Links [illegible] Gauleiter Ruckdeschel, rechts Dr. Walter, Abtlg. Volksgesundheit in der NSV.
Aufn.: Werner Böhmer, Bayreuth

Ministerialdirektor Gütt, infolge schwerer Erkrankung um seine Versetzung in den Ruhestand gebeten hat.

In Gegenwart des Staatssekretärs Pfundtner und der übrigen leitenden Beamten des Reichsministeriums des Innern fand die Einführung Dr. Contis in sein neues Amt durch Reichsminister Dr. Frick statt.

Der Minister gedachte dabei der großen Verdienste, die sich der ausscheidende Ministerialdirektor Dr. Gütt in den vergangenen sechs Jahren, insbesondere auf dem Gebiete der Erb- und Rassenpflege und des Aufbaues des staatlichen Gesundheitswesens, erworben hat, Verdienste, deren Würdigung zu gegebener Zeit sich der Führer selbst vorbehalten habe.

Reichsminister Dr. Frick wies sodann auf die frühere Wirksamkeit Dr. Contis im Innenministerium sowie auf seine Tätigkeit als Reichsgesundheitsführer und auf die unter den gegenwärtigen Verhältnisse besonders verantwortungsreichen Aufgaben seines neuen Amtes hin. Der Minister gab seiner besonderen Befriedigung Ausdruck, daß durch die Zusammenfassung der Ämter in der Person Dr. Contis das Zusammenwirken von Partei und Staat auf dem wichtigen Gebiete der Volksgesundheit herbeigeführt und gesichert werde.

In seiner Erwiderungsansprache verband Dr. Conti seinen Dank an Reichsminister Dr. Frick mit der Hoffnung, daß ihm Kraft und Gesundheit zur Erfüllung der gestellten Aufgaben beschieden sein möchten.

Der Stellvertreter des Führers hat an den Reichsgesundheitsführer Hauptdienstleiter Staatssekretär Dr. Conti aus Anlaß seiner Berufung zum Leiter des staatlichen Gesundheitswesens folgendes Telegramm gerichtet: „Zu Ihrer Berufung zum Leiter auch des staatlichen Gesundheitswesens durch den Führer beglückwünsche ich Sie herzlich. Damit ist ein entscheidender Schritt auf dem Wege zur einheitlichen Gesundheitsführung des deutschen Volkes in Ihrer Hand getan und die gerade gegenwärtig so nötige nationalsozialistische Führung auf dem Gebiet der Volksgesundheit sichergestellt."

Die deutsche Hebammenschaft beglückwünscht Staatssekretär Reichsgesundheitsführer Dr. Conti herzlich.

Heft 7/8 · April 1943 · 58. Jahrgang

Verlagsort: Osterwieck am Harz

Die Deutsche Hebamme

Vereinigt mit der Bayerischen Hebammen-Zeitung / Organ der Reichshebammenschaft

Verantwortlich für den wissenschaftlichen Teil: Professor Dr. B. Ottow, Berlin, a. o. Professor der Frauenheilkunde an der Universität, Direktor der Brandenburgischen Frauenklinik und Hebammenlehranstalt; Professor Dr. J. Rott, Berlin, Kinderarzt, Honorar-Professor der Sozialen Hygiene an der Universität Berlin; für Angelegenheiten des Hebammenwesens: Frau N. Conti, Berlin, Leiterin der Reichshebammenschaft, Haus der Hebammen, Berlin-Südende, Steglitzer Str. 26, Fernsprecher 75 04 42

Verlag: Elwin Staude, Verlagsbuchhandlung, KG., Berlin W 30 und Osterwieck am Harz

Vereinigung zur Förderung des deutschen Hebammenwesens

Einladung

zur

ordentlichen Versammlung

am Dienstag, den 10. Oktober 1933, vormittags 9½ Uhr
im Hörsaal der Universitätsfrauenklinik Berlin N. 24, Artilleriestr. 18

Tagesordnung:

1. Eröffnung durch den Vorsitzenden.
2. Bericht des Schriftführers.
3. Bericht des Kassenführers.
4. Wahl des Vorstandes für die nächsten zwei Geschäftsjahre.
5. **Die Methodik des Hebammenunterrichtes.**
   a) Puppel-Mainz.
   b) Dietrich-Hannover.
6. **Die Vorbereitung der Hebammenschülerinnen auf die praktische Tätigkeit (Verkehr mit Behörden und Krankenkassen).**
   Frau Nanna Conti-Berlin.
7. Verschiedenes.

Der Vorstand:

Fetzer-Stuttgart
II. Vorsitzender

H. Baumm-Oppeln
Schrift- und Kassenführer

Bundt-Stettin

Ellerbroek-Celle

Ostermann-Berlin

Walther-Gießen

T 217

R e i c h s h e b a m m e n s c h a f t

Leiterin: Frau N a n n a C o n t i

V o r l e s u n g s v e r z e i c h n i s

für den ersten Lehrgang der Oberschule für Hebammen der Reichshebammenschaft vom 1. Januar 1941 bis 30. Juni 1941 in der Landesfrauenklinik Berlin-Neukölln, Mariendorferweg 28-38 (Telefon: 62 35 71)

Leiterin der Oberschule:

Frau M a r g a r e t e L u n g e r s h a u s e n, Oberin.

Sämtliche Vorträge finden, soweit nichts anderes angegeben ist, im Hörsaal der Landesfrauenklinik Berlin-Neukölln, Mariendorferweg 28-38 statt.

Die Vorträge beginnen pünktlich! Nach Beginn der Vorlesung wird der Zutritt nicht mehr gestattet.

Fahrtverbindungen: S-Bahnhof Hermannstraße
S- und U-Bahnhof Neukölln, von dort umsteigen in die Straßenbahn Nr. 15, Haltestelle vor der Klinik

---

V e r z e i c h n i s d e r V t r a g e n d e n:

Reichsamtsleiter A l t h a u s, Hauptamt für Volkswohlfahrt.
Thema: Nationalsozialistische Volkspflege.
Zeit: Donnerstag, den 16.1.41 von 15,3o - 16,3o Uhr.

Prof. Dr. A u l e r, Direktor des Instituts für Krebsforschung.
Thema: Die Rolle der Hebamme bei der Krebsbekämpfung.
Zeit: Sonnabend, den 1. Februar 1941 von 9 - 11 Uhr.

Frau Charlotte B e n n e w i t z, Abteilungsleiterin im Fachamt "Freie Berufe" der Deutschen Arbeitsfront.
Thema: Frauenarbeit in der Deutschen Arbeitsfront.
Zeit: Montag, den 26.5.41 von 18 - 19 Uhr
Donnerstag," 29.5.41 " 18 - 19 Uhr

Frau Dr. B i l z, Vertretung von Herrn Prof. Dr. G ö r i n g, Leiter des Deutschen Instituts für Psychologische Forschung und Psychotherapie.
Thema: Reifung, Geburt und Wochenbett, ein Beitrag zur Psychologie der Frau.
Zeit: Dienstag, den 6. und 13.5.41 von 18 - 19 Uhr
Freitag, den 9. und 15.6.41 von 18 - 19 Uhr.

Dr. B l o m e, Stellvertreter des Reichsärzteführers.
Thema: Gesundheitsführung der Partei.
Zeit: Donnerstag, den 23.1.41 von 15,3o - 17,3o Uhr.

Frau Oberin H e l e n e B l u n c k
Thema: Das Internationale Schwesternwesen im Weltbund der Krankenpflegerinnen.
Zeit: Donnerstag, den 8.5.41 von 16,3o - 17,3o Uhr.

Schriftleiter Rudolf B r e n d e m ü h l, Pressereferent des Reichsgesundheitsführers.
Thema: Politik und Tagesfragen.
Zeit: Donnerstag, den 9. und 23.1.41; den 6.2.41 von 18 - 19 Uhr; Donnerstag, den 27.2.41 von 16,3o - 17,3o Uhr; den 13.3.41 von 16,3o - 17,3o Uhr; 27.3., 10.4., 24.4., 15.5. von 18-19 29.5 von 16,3o - 17,3o Uhr; 5.6., 19.6.41 von 18 - 19 Uhr.

Frau Nanna C o n t i, Leiterin der Reichshebammenschaft.
Themen:
1. Statistisches über Geburten und Fehlgeburten.
2. Aufbau und Ziele der Hebammenorganisation.
3. Hebammenwesen in Europa.
4. Das Hebammenwesen Deutschlands in der Gegenwart.
5. Hebammen und Sozialversicherung.

Zeit: Mit Rücksicht auf die dauernden Dienstreisen werden die Zeiten für die Vorträge zu Beginn jeder Woche festgesetzt.

Frau Margret von der D e c k e n, Verwaltungsamtmann, Dozentin an der Sozialen Frauenschule.
Thema: Familien- und Jugendfürsorge.
Zeit: Donnerstag, den 27.3. und 3.4.41 von 16,3o - 17.3o Uhr.

Prof. Dr. D o x i a d e s, Direktor der Kinderabteilung des Oskar Ziethenkrankenhauses.
Thema: Säuglingsernährung.
Zeit: Dienstag, den 6.5., 13.5., und 3.6.41 von 15-16 Uhr.

Frau Dr. phil. Clara F a b r i c i u s.
Thema: Das Deutsche Reich im Mittelalter staats- und kulturgeschichtlich gesehen.
Zeit: Dienstag, den 1.4., 8.4., 15.4., 22.4. u.29.4.41 von 15.3o - 16.3o Uhr; den 6.5., 13.5., 2o.5. u. 27.5.41 von 16.3o - 17.3o Uhr; den 10.6.41 von 15.3o - 16.3o Uhr.

Pgn. Frau F i n c k, Leiterin der Hauptstelle Familienhilfe im Hilfswerk Mutter und Kind.
Thema: Die Aufgaben der Familienhilfe im Rahmen des Hilfswerkes Mutter und Kind.
Zeit: Freitag, den 21.2.41 von 15.3o - 16.3o Uhr.

Prof. Dr. med. O. F l ö s s n e r, Direktor des Reichsgesundheitsamtes
Thema:
1. Physiologie.
2. Ernährungsfragen.

Zeit: Montag, den 20.1. und 27.1.41; den 3.2., 10.2. und 17.2.41 von 15,3o - 16.3o Uhr.

Oberpfleger a.D. Emil F r i t z.
Thema: Arbeits- und Tarifordnungsrecht im Gesundheitswesen.
Zeit: Freitag, den 23.5.41 von 15.3o - 17.3o Uhr.

Regierungsrat Dr. G ö l l n e r, Reichsgesundheitsamt.
Thema: 1. Entstehung und Entwicklung der menschlichen Rassen
2. Die Rassenverhältnisse des europäischen Großraumes
3. Die Stellung Europas zu den übrigen Rassen der Erde.
Zeit: Freitag, den 18.4. und 25.4.41; 2.5.41 von 15.3o - 16.3o U

Rechtsanwalt Dr. G r e t s c h e l, Kassenärztliche Vereinigung Deutschlands.
Thema: Steuerfragen.
Zeit: Dienstag, den 1o.6.41 von 16,3o - 17.3o Uhr; Donnerstag, den5.6. und 12.6.41 von 16.3o --17,3o Uhr.

Prof. Dr. W. G r o s s, Rassenpolitisches Amt.
Thema: Bevölkerungspolitik.
Zeit: im April 1941 nach Verabredung.

Verwaltungsdirektor Willi G u t h j a h r,
Thema: Wirtschaftsfragen.
Zeit: Freitag, den 18.4 und 25.4.; den 2.5.41 von 16,3o-18,3o Uh

Frau Elseluise H a b e r l i n g
Thema: Beiträge zur Geschichte des Hebammenstandes.
Zeit: Juni 41.

Dr. H a r m s e n, Berufsgenossenschaft für Gesundheitsdienst und Wohlfahrtspflege.
Thema: 1. Gesundheitsführung de umme.
Zeit 2. Fürsorge für die ledige mutter gehobener Berufsschichte.
Zeit: Montag, den 24. und 31.3.41 von 15.3o - 16.3o Uhr.

Medizinalrat Dr. H e i n m ü l l e r, Abtlg.V des Polizeipräsidiums
Thema: Tuberkulose und ihre Auswirkungen für Mutter und Kind.
Zeit: 28.3. und 4.4.41, Freitag, 16.3o - 18,3o Uhr.

Oberbefehlsleiter H i l g e n f e l d t, Amt für Volkswohlfahrt,
Thema: Aufgaben der N.S.V. in Krieg und Frieden.
Zeit: wird noch bekanntgegeben.

Schwester Karin H u p p e r t z, Geschäftsführerin des Fachausschusses für Schwesternwesen.
Thema: Das Schwesternwesen Deutschlands.
Zeit: Dienstag, den 14.1.41 von 18 - 19 Uhr.

Prof. Dr. G. J u s t, Leiter des erbwissenschaftlichen Forschungsinstitutes des Reichsgesundheitsamtes.
Thema: Vererbungslehre.
Zeit: Freitag, den 7.3. und 14.3.41 von 15.3o - 17.3o Uhr.

Dr. K a i s e r, Leiter vom Reichsbund Deutsche Familie.
Thema: 1. Familienpflege
2. Sippenkunde.
Zeit: Montag, den 24.2.41 von 15.3o - 16.3o Uhr; Freitag, den 28.2.41 von 15.3o - 16,3o Uhr.

Dr. K i e n t o p f, Direktor der Städtischen Schulzahnklinik.
Thema: Einflüsse auf die Gebißentwicklung in ihrer Bedeutung fü Mutter und Kind.
Zeit: Donnerstag, den 6.2.41 von 15.3o - 17.3o Uhr.

Frau Dr. Gertrud K ö h l e r, Fachärztin für Innere Krankheiten Oberärztin im Virchow-Krankenhaus.
Thema: Diätkost.
Zeit: Dienstag, den 18.2.41 von 18 - 2o Uhr.

Stabsarzt Dr. K ö t z i n g, Militärärztliche Akademie.
Thema: Kampfgase und ihre Auswirkungen.
Zeit: Donnerstag, den 2o.2.41 von 15.3o - 17.3o Uhr.

Prof. Dr. K r e u z, Direktor der Orthopädischen Univers.Klinik der Charitee und des Oskar Helene Heims.
Thema: Die Verhütung und Behandlung der körperlichen Leiden im Sinne des Krüppelfürsorgegesetzes.
Zeit: 1. V o r t r a g: Montag, den 13.1.41 um 16 Uhr.
Ort: Orthop. Poliklinik der Charitee, Luisenstr. 3.
Zeit: 2. V o r t r a g: Dienstag, den 21.1.41 von 15.3o-16.3o Uhr.
Ort: Landesfrauenklinik Berlin-Neukölln, Mariendorferweg 28-38.
Zeit: 3. V o r t r a g: Mittwoch, den 22.1.41 um 11 Uhr mit anschließender Führung.
Ort: Oskar Helene-Heims.

Hauptschriftleiter L i n d i g, Hauptre: der Reichsstelle des Deutschen Bundes zur Bekämpfung der gefahren.
Thema: Die gesundheitlichen und volkswirtschaftlichen Gefahren des Tabakgebrauches.
Zeit: Freitag, den 24.1.41 von 15.3o - 17.3o Uhr.

Wirtschaftsprüfer Albert L ü d e r s.
Thema: Steuerfragen.
Zeit: Freitag, den 3o.5.41 von 16.3o - 17.3o Uhr.

Frau Oberin Margarete L u n g e r s h a u s e n, Leiterin der Gruppe Anstaltshebammen und der Oberschule der Reichshebammenschaft.
Thema: 1. Die Gruppe Anstaltshebammen der Reichshebammenschaft.
2. Berufsethik.
3. Geschichte der Hebammenorganisation.
4. Gesetzeskunde.
Zeit: Mai und Juni 1941.

Prof. Dr. M a d e r, Direktor des Kinderkrankenhauses Neukölln.
Thema: Ernährungsstörungen des Säuglings.
Zeit: Dienstag, den 27.5. und Donnerstag, den 29.5.41 von 15.3o - 16.3o Uhr.

Frau Elisabeth N i t s c h e, Direktorin der Sozialen Frauenschule.
Thema: Menschenführung.
Zeit: Dienstag, den 4.3.41; 1.4., 8.4., 15.4., 22.4. und 29.4.41 von 18 - 19 Uhr.

Frau Generaloberin von O e r t z e n, Deutsches Rotes Kreuz.
Thema: Das Deutsche Rote Kreuz in Krieg und Frieden.
Zeit: Dienstag, den 14.1.41 von 15.3o - 16.3o Uhr.

Prof. Dr. O p i t z, ärztlicher Direktor des Städt. Kaiser und Kaiseri Friedrich-Kinderkrankenhauses.
Thema: Infektion im Säuglingsalter.
Zeit: Mittwoch, den 23.4.41 von 16-- 18 Uhr.

Prof. Dr. Benno O t t o w, Direktor der Landesfrauenklinik und Hebammenlehranstalt Neukölln.
Thema: Geburtshilfe und Gynäkologie.
Zeit: Die Zeiten werden jeweils zu Beginn jeder Woche bekannt gegeben.

Oberregierungsrat Dr. P r a h l e r (Oder Vertreter), Berufsgenossenschaft für Gesundheitsdienst und Wohlfahrtspflege, Reichsunfallversicherung.
Thema: Unfallverhütung.
Zeit: Donnerstag, den 13.2.41 von 15.3o - 17.3o Uhr.

Oberstudiendirektor Felix R e h s e.
Thema: 1. Deutsche Geschichte und Kultur vom Ausgang des 3ojährigen Krieges bis zur Gegenwart.
2. Der Kampf gegen die Gefahren des Alkohols.
Zeit: Montag, den 6.1., 2o.1., [illegible]; 3.2., 1o.2., 17.2., 24.2.; 3.3., 10.3., 17.3., 24.3., 31.3 [illegible] .4., 28.4..41
von 18 - 19 Uhr.

Prof. Dr. ~~R o t t~~, Reichsgesundheitsamt.
Thema: 1. Statistik über Säuglingssterblichkeit.
Zeit: Dienstag, den 7.1.41 von 15.3o - 17.3o Uhr.
Thema: 2. Gesundheitsfürsorge.
Zeit: Dienstag, den 11.3., 18.3., 25.3.41 von 15.3o - 17.3o Uhr

Mag. Obermedizinalrat Dr. S p r a n g e r, Stabsarzt.
Thema: Gesetzeskunde.
Zeit: Do., den 2o.3.41, Mo., den 7.4., Do., den 17.4., Mo., den 5.5. und 19.5., Di., den 3.6., 1o.6. und 17.6.41 von 17 -.19 Uhr.

Dr. med. S ü t t e r l i n, Stadtmedizinalrat.
Thema: Bakteriologie.
Zeit: Montag, den 27.1.41 von 16.3o - 17.3o Uhr, Freitag, den 31 41, Mo., den 3.2., Fr., den 7.2., Mo., den 1o.2., Fr.den 14.2.41 von 16.3o - 17.3o Uhr.

Rednerin wird noch bekannt gegeben, Reichsfrauenführung.
Thema: Reichsfrauenführung, Frauenschaft und Frauenwerk.
Zeit: wird noch bekannt gegeben.

Prof. Dr. S t i e w e, Anatomisch-biologisches Institut der Universität Berlin.
Thema: Anatomie.
Zeit: Freitag, den 1o.1. und 17.1.41 von 16 - 18 Uhr.
Ort: Anatomisch-biologisches Institut der Universität Berlin Berlin NW 7, Luisenstr. 56.

Dr. T h o n k e, Landesoberverwaltungsrat der Provinz Mark Brandenburg.
Thema: Staats- und Verwaltungskunde.
Zeit: Dienstag, den 7.1.41 von 18 - 19 Uhr; den 14.1., 21.1., 28.,1; 4.2., 11.2., 18.2.,25.2.,4.3.,von 16.3o - 17.3o Uhr; den 11.3., 18.3., 25.3. von 18 - 19 Uhr; den 1.4., 8.4., 15.4..41 von 16.3o - 17.3o Uhr.

Rechtsanwalt Dr. W a l l o t.
Thema: Die Hebamme im Zivil- und Strafrecht.
Zeit: Do., den 8.5., Mo., den 12.5., Di., den 2o.5., Mo., den 9.6 Fr., den 13.6., Mo., den 16.6., Fr., den 2o.6.,41 von 18 - 19 Uhr.

Dr. med. Florian W e r r, Arbeitsgemeinschaft zur Bekämpfung der Geschlechtskrankheiten.
Thema: Geschlechtskrankheiten und ihre Beziehungen auf Schwangerschaft, Geburt und Wochenbett.
Zeit: Donnerstag, den 3.4. und 1o.4.41 von 15.3o - 16.3o Uhr.

Oberbannführer W i e s e, stellv.Leiter des Berufswettkampfes aller schaffenden Deutschen.
Thema: Reichsberufswettkampf und Begabtenförderung.
Zeit: Montag, den 12.5.41 von 16.3o - 17.3o Uhr.

Frau Margarete Z a n d e r, Provinzialfürsorgerin des Landesfrauenklinik Neukölln.
Thema: Fürsorge für die ledige Mutter und das uneheliche Kind.
Zeit: Anfang Juni 1941.

Frau Dr. Z a r n k e, Deutscher Verei[illegible] öffentliche und private Fürsorge.
Thema: 1. Ertüchtigung und Arbeits[illegible]satz von halben Kräften.
2. Offene und geschlossene Gefährdetenfürsorge.
Zeit: Mo., den 24.2., 3.3., 1o.3. und 17.3.41 von 16.3o - 17.3o

Ministerialrat Dr. Z i m d a r s, Reichsministerium des Innern.
Thema: Aufbau des staatlichen Gesundheitswesens.
Zeit: Donnerstag, den 2o.2., 27.2.; den 6.3. und 13.3.41 von 18 - 19 Uhr.

Prof. Dr. Z s c h u c k e, Marineoberstabsarzt d.R.
Thema: 1. Aufgabenkreis und die Tätigkeit der deutschen Hebamme in deutschen Schutzgebieten.
2. Die wichtigsten Krankheiten unserer Schutzgebiete in ihren Beziehungen zur Geburtshilfe.
Zeit: Freitag, den 24.1. und 31.1.41 von 18 - 19 Uhr.

Für die Themen:
1. Einfluß der Kriegswirtschaft auf die Geburtshilfe,
2. Betäubungs- und Schlafmittel und ihre Gefahren,
3. Neues Schrifttum.
werden die Vortragenden sowie die Zeiten später angegeben.

==================

Ä n d e r u n g e n v o r b e h a l t e n !

P r a k t i s c h e   A r b e i t in   G r u p p e n .

An den Vormittagen des Montags, Dienstags, Donnerstags und Freitags werden die Hebammen zur praktischen Tätigkeit in Gruppen eingeteilt, wechselweise in folgenden Anstalten:

1. Landesfrauenklinik Neukölln,
2. Kaiserin Auguste Viktoria-Haus und Muttermilchsammelstelle,
3. Universitätsfrauenklinik,
4. Kinderabteilung des Oskar Ziethen-Krankenhauses und Muttermilchsammelstelle
5. Virchow-Krankenhaus: Abteilung für physikalische Therapie,
6. Robert Koch-Institut: Laboratorium,
7. Krankenhaus Neukölln: Operationssaal,
8. Martin Luther-Krankenhaus: Kochküche,
9. Reichsmütterschule am Wedding.

An den Sonnabendvormittagen findet die praktische Ausbildung in Buchführung und Schriftverkehr statt.
Lehrerin: Frau Breuer.

Am Mittwochvormittag finden Führun   tatt. Folgende Betriebe sind vorgesehen:

1. Kinderkrankenhaus Neukölln,
2. Oskar-Helene-Heim,
3. V.B. - Druckerei-Betriebe,
4. Reichspostdirektion,
5. Charitee,
6. Reichshebammenschaft, Geschäftsstelle,
7. Krankenhaus Neukölln,
   sowie andere Industriebetriebe und soziale Einrichtungen,
8. Reichsbräuteschule Wannsee.

Der Sonnabendnachmittag und der Sonntag stehen zur freien Verfügung und lassen die Möglichkeit, die Sehenswürdigkeiten der Reichshauptstadt kennen zu lernen.

R e i c h s h e b a m m e n s c h a f t

Leiterin: Frau N a n n a C o n t i

V o r l e s u n g s v e r z e i c h n i s

für den dritten Lehrgang der Oberschule der Reichshebammenschaft vom 1. Oktober 1942 bis 31. März 1943 in der Landesfrauenklinik Berlin-Neukölln, Mariendorfer Weg 28/38 (Telefon: 62 35 71.

Leiterin der Oberschule

Frau M a r g a r e t e L u n g e r s h a u s e n , Oberin.

Sämtliche Vorträge finden, soweit nichts anderes angegeben ist, im Hörsaal der Landesfrauenklinik Berlin-Neukölln, Mariendrofer-Weg 28/38 statt.
Die Vorträge beginnen pünktlich ! Nach Beginn der Vorlesung wird der Zutritt nicht mehr gestattet.

Fahrtverbindungen: S-Bahnhof Hermannstraße
S- und U-Bahnhof Neukölln, von dort umsteigen in die Straßenbahn Nr. 15, Haltestelle vor der Klinik.

V e r z e i c h n i s der V o r t r a g e n d e n :

Reichsamtsleiter Althaus, Hauptamt für Volkswohlfahrt.

Thema: Nationalsozialistische Volkspflege
Zeit: Freitag, den 20.11.1942 von 17.30 - 19 Uhr

Frau Charlotte B e n n e w i t z, Abteilungsleiterin im Fachamt "Freie Berufe" der Deutschen Arbeitsfront.

Thema: Frauenarbeit in der Deutschen Arbeitsfront.
Zeit: Donnerstag, den 22.10.1942 von 16.30 - 17.30 Uhr

Frau Dr. B i l z, Vertretung von Herrn Prof. Dr. G ö r i n g Leiter des Deutschen Instituts für Psychologische Forschung und Psychotherapie.

Thema: Die Mutterschaft als seelisches Problem.
Zeit: wird noch bekannt gegeben.

Prof. Dr. B l o m e, Stellvertreter des Reichsärzteführers.

Thema: Gesundheitsführung der Partei
Zeit: wird noch bekannt gegeben.

Dr. B o h n e, Oberlandwirtschaftsrat im Reichsministerium des Innern.

Thema: Die nationalsozialistische Bewegung, ihre Grundlagen und ihre Auswirkungen.
Zeit: Donnerstag, den 7.1., 14.1, 21.1., 28.1., 4.2., 11.2., 18.2., 25.2., 4.3., 11.3., 18.3., 1943 immer von 18 - 19 Uhr

Frau Hanna Conti, Leiterin der Reichshebammenschaft

Themen: 1.) Statistisches über Geburten und Fehlgeburten.
2. Aufbau und Ziele der Hebammenorganisation.
3. Hebammenwesen in Europa.
4. Das Hebammenwesen Deutschlands in der Gegenwart
5., Hebammen und Sozialversicherung.

Zeit: Mit Rücksicht auf die dauernden Dienstreisen werden die Zeiten für die Vorträge zu Beginn jeder Woche festgesetzt.

Frau Margret von der Decken, Verwaltungsamtmann, Dozentin an der Sozialen Frauenschule.

Thema: Familien- und Jugendfürsorge.
Zeit: Donnerstag, den 15.10., 22.10., 29.10.1942 von 15.30 - 16.30 Uhr

Prof. Dr. Doxiades, Direktor der Kinderabteilung des Oskar-Ziethen-Krankenhauses.

Themen: 1.) Säuglingskunde.
2.) Vorbeugende Kinderheilkunde.

Zeit: Donnerstag, den 26.11., 10.12.1942
" " 21.1., 18.2., 4.3., 18.3. 1943
von 15 - 16.30 Uhr

Frau Dr. phil. Fabricius

Thema: Deutsche Kultur im be[illegible]n Osten
Zeit: Freitag, den 20.11., 2[illegible], 4.12., 11.12.1942 von 15.30 [illegible].30 Uhr

Parteigenossin Finck, Leiterin der Hauptstelle Familienhilfe im Hilfswerk "Mutter und Kind"

Thema: Die Aufgaben der Familienhilfe im Rahmen des Hilfswerkes "Mutter und Kind"
Zeit: Freitag, den 27.11.1942 von 17.30 - 19 Uhr

Prof. Dr. O. Flössner, Direktor des Reichsgesundheitsamtes.

Themen: 1.) Physiologie
2.) Ernährungsfragen

Zeit: Freitag, den 9.10., 16.10., 23.10., 30.10. 1942 von 15.30 - 17.30 Uhr

Mittwoch, den 4.11.1942 vorm. 10 Uhr Führung in Berlin-Dahlem, Unter den Eichen 82-84

Prof. Dr. W. Gross, Rassenpolitisches Amt.

Thema: Bevölkerungspolitik
Zeit: Im Dezember.

Verwaltungsdirektor Willi Gutjahr

Thema: Wirtschaftsfragen der Krankenhäuser
Zeit: Freitag, den 12.3.1943 von 15,30 - 17.30 Uhr

Frau Elseluise H a b e r l i n g.

Thema: Beiträge zur Geschichte des Hebammenstandes
Zeit: Donnerstag, den 8.10.1942 von 16 - 17.30 Uhr

Medizinalrat Dr. H e i n m ü l l e r , Abt. V des Polizeipräsidiums

Thema: Tuberkulose und ihre Auswirkungen für Mutter und Kind
Zeit: Donnerstag, den 14.1., 28.1.1943 von 15.30 - 17.30 Uhr

Dr. H i l l e b r a n d , Geschäftsführer des V.D.A.

Themen: 1.) Die Volkwerdung der Deutschen
2.) Die deutsche Ostaufgabe
3.) Die volkliche Neuordnung Europas
4.) Die deutschen Volksgruppen und ihre biologischen Aufgaben.

Zeit: Donnerstag, den 3.12.1942 von 17.30 - 19 Uhr
" " 7.1. 1943 " 16 - 17.30 Uhr
" " 4.2. 1943 " 16 - 17.30 Uhr
Freitag, " 5.3. 1943 " 16 - 17.30 Uhr

Frau Oberin Karin H u p p e r t z , Geschäftsführerin des Fachausschusses für Schwesternwesen.

Thema: Das Schwesternwesen Deutschlands
Zeit: Montag, den 16.11.1942 von 16.30 - 17.30 Uhr

Prof. Dr. G. [illegible] u s t, Leiter des erbwissenschaftlichen Forschungsinstitutes des Reichsgesundheitsamtes.

Thema: Vererbungslehre
Zeit: Donnerstag, den 5.11.1942 von 15.30 - 17.30 Uhr
Freitag, den 6.11. von 15.30 - 17.30 Uhr
Donnerstag, " 12.11. von 15.30 - 17.30 Uhr
Freitag, " 13.11. von 15.30 - 17.30 Uhr
Donnerstag, " 19.11. von 15.30 - 17.30 Uhr

Dr. K a i s e r, Leiter vom Reichsbund Deutsche Familie

Thema: Die deutsche Volkskraft im Kriege und nach dem Siege
Zeit: Donnerstag, den 3.12.1942 von 15.30 - 16.30 Uhr

Dr. K i e n t o p f , Direktor der Städtischen Schulzahnklinik.

Thema: Das gesunde Gebiss als Ausdruck einer organischen Lebensordnung.
Zeit: Donnerstag, den 25.2.1943 von 15.30 bis 17.30 Uhr

Frau Dr. Gertrud K ö h l e r , Fachärztin für innere Krankheiten Oberärztin im Virchow-Krankenhaus

Thema: Aus dem Gebiet der Diabetik
Zeit: Freitag, den 29.1.1943 von 18 - 19 Uhr

Herr K r a s e m a n n , Abteilungsleiter der Deutschen Arbeitsfront, Fachamt "Freie Berufe"

Themen: 1.) Einführung in das Arbeitsrecht.
2.) Das Tarif- u. Dienstordnungsrecht im öffentlichen und privaten Dienst

Zeit: Montag, den 2.11.1942 von 16.30 - 17.30 Uhr
" " 9.11. " 16.30 - 17.30 Uhr

Dr. K r e b s , Assistenzarzt an der Landesfrauenklinik und Hebammenlehranstalt Neukölln.

Thema: Geburtshilfe und Gynäkologie.
Zeit: wird noch bekannt gegeben.

Oberarzt Dr. K e i l , Vertretung von Herrn Prof. Dr. Kreuz, Direktor der Orthopädischen Universitäts-Klinik der Charité und des Oskar-Helene-Heimes.

Thema: Die Verhütung und Behandlung der körperlichen Leiden im Sinne des Krüppelfürsorgegesetzes.
Zeit: Mittwoch, den 21.10.1942 von 10 - 13 Uhr
Ort: Orkar-Helene-Heim. Anschließend Führung und Besichtigung des Heimes.

Hauptschriftleiter L i n d i g, Hauptreferent der Reichsstelle des Deutschen Bundes zur Bekämpfung der Tabakgefahren.

Thema: Die gesundheitlichen und volkswirtschaftlichen Gefahren des Tabakgebrauches.
Zeit: Montag, den 8.3.943 von 16.30 - 17.30 Uhr

Wirtschaftsprüfer Albert L ü d e r s

Thema: Steuerfragen
Zeit: Montag, den 15.3.43 von 16.30 - 17.30 Uhr

Frau Oberin Margarete L u n g e r s h a u s e n, Leiterin der Gruppe Anstaltshebammen und der Oberschule der Reichshebammenschaft.

Themen: 1.) Erziehungsfragen in ebammenschulen.
2.) Aufgaben und Ziele d uppe Anstaltshebammen
3.) Wandlungen im Gemeinschaftsleben der Hebammenschulen
Zeit: Wird noch bekannt gegeben.

Prof. Dr. M a d e r, Direktor des Kinderkrankenhauses Neukölln

Thema: Erkrankungen des Neugeborenen und Erkrankungen des Säuglings.
Zeit: Dienstag, den 6.10., 13.10., 20.10., 27.10.,
3.11., 10.11., 17.11., 24.11., 1.12. 1942
Donnerstag," 10.12. 1942
von 15.30 - 16.30 Uhr

Frau Elisabeth N i t s c h e, Direktorin der Sozialen Frauenschule.

Thema: Menschenführung
Zeit: Freitag, den 8.1., 15.1., 22.1., 29.1.,
5.2., 12.2., 19.2., 26.2. 1943
von 15.30 - 16.30 Uhr

Frau Generaloberin von O e r t z e n , Deutsches Rotes Kreuz.

Thema: Das Deutsche Rote Kreuz in Krieg und Frieden.
Zeit: Montag, den 7.12.1942 von 16.30 - 17.30 Uhr

Prof. Dr. Benno O t t o w , Direktor der Landesfrauenklinik und Hebammenlehranstalt Neukölln.

Thema: Geburtshilfe und Gynäkologie.
Zeit: Wird zu Beginn jeder Woche bekannt gegeben.

Frau Oberin P e n n a r i n i , Universitätsfrauenklinik Leipzig

Thema: Die pflegerische Tätigkeit der Frau in den Tropen
Zeit: wird noch bekannt gegeben.

Dr. med. R a m m , Leiter der Reichsarbeitsgemeinschaft für Krebsbekämpfung.

Thema: Der Beitrag der Hebamme zur Kre(s)bsbekämpfung
Zeit: Dienstag, den 27.10.1942
Donnerstag," 29.10.1942 von 16.30 - 17.30 Uhr

Studienrat Walther R e d l i c h

Themen: 1.) Schicksalsstunden der deutschen Geschichte.
2.) Charakterbilder aus der Geschichte der deutschen Dichtung im 19. und 20. Jahrhundert.
Zeit: Montag, den 5.10., 12.10., 19.10., 26.10.
2.11., 9.11., 16.11., 23.11., 30.11.
7.12., 14.12. 1942
4.1., 11.1., 18.1., 25.1.,
1.2., 8.2., 12.2., 15.2., 19.2., 22.2.,
26.2., 1943
1.3., 5.3., 8.3., 12.3., 15.3., 19.3.,
immer von 18 - 19 Uhr.

Reichsfrauenführung:

Parteigenossin W a r n e c k e , Haupte ungsleiterin der Reichsfrauenführung.

Thema: Aufgaben der Reichsfrauenführung.
Zeit: Mittwoch, den 28.10.1942 vormittags 10 Uhr in dem Haus der Reichsfrauenführung Berlin W 35, Derfflingerstr. 21, in Verbindung mit Führung und Besichtigung der einzelnen Abteilungen.

Frau Dr. V o r w e r k, Leiterin der Hauptabteilung Volkswirtschaft/Hauswirtschaft.

Thema: Volkswirtschaftliche Notwendigkeiten für die Haushaltführung.
a) Versorgungslehre b) Hauswirtschaftliche Erziehungsfragen
Zeit: Freitag, den 5.2.1943 von 17 - 19 Uhr

Frau L i e n h a r d , Leiterin der Hauptabteilung "Mütterdienst".

Thema: Aus der Arbeit des deutschen Frauenwerkes "Mütterdienst"
Zeit: Freitag, den 18.12.1942 von 15.30 - 17.30 Uhr

Fräulein Dr. Ruth H i l d e b r a n d , Leiterin der Hauptabteilung "Kultur, Erziehung, Schulung".

Thema: wird noch bekannt gegeben
Zeit: Donnerstag, den 11.3.1943 von 15.30 - 17.30 Uhr

Fräulein von S c h u l m a n n , Leiterin der Hauptabteilung "Grenz- und Ausland"

Thema: Die Volkspolitischen Aufgaben der Frau in unserer Zeit.
Zeit: Donnerstag, den 11.2.1943 von 15.30 - 17.30 Uhr

Prof. Dr. R o t t , Reichsgesundheitsamt

Themen: 1.) Einführung in das gesamte System der Gesundheitsführung und -fürsorge
2.) Bekämpfung der Säuglingssterblichkeit.

Zeit: Dienstag, den 8.12., 15.12. 1942
5.1., 12.1., 19.1., 26.1.,
2.2., 9.2. 1943
von 16 - 17 Uhr

Prof. Dr. S t i e w e, Anatomisch-Biologisches Institut der Universität Berlin.

Thema: Anatomie der weiblichen Geschlechtsorgane außerhalb und während der Schwangerschaft, der Geburt und des Wochenbettes.

Zeit: Montag, den 5.10.1942
Dienstag, " 6.10.
Donnerstag, 8.10.
Freitag, " 9.10. immer von 9 - 11 Uhr

Ort: Anatomisch-Biologisches Institut der Universität
Berlin NW 7, Luisenstr. 56

Dipl.-Ing. S c h u l z , Berufsgenossenschaft für Gesundheitsdienst und Wohlfahrtspflege, Reichsunfallversicherung.

Thema: Unfallverhütungsfragen.

Zeit: Montag, den 14.12.1942 von 16.30 - 17.30 Uhr
Donnerstag, 17.12.1942 von 18 - 19 Uhr

Dr. T h o d e , Landesarchäologe

Themen: 1.) Die deutsche Vorgeschichte im Kampf um unsere Weltanschauung.
2.) Die Entstehung der nordischen Rasse und der Germanen
3.) Die Kultur der Germanen.-
4.) Die Entstehung des deutschen Volkes und seiner germanischen Nachbarn.

Zeit: Montag, den 4.1., 11.1., 18.1., 25.1.1943
von 15.30 - 17.30 Uhr

Dr. T h o n k e , Landesrat der Provinz Mark Brandenburg.

Thema: Staats- und Verwaltungskunde.

Zeit: Dienstag, den 13.10.1942 von 17 - 19 Uhr
Dienstag, den 20.10., 27.10., 3.11., 10.11., 17.11.,
24.11., 1. 12., 8.12., 15.12., 1942
5.1., 12.1., 19.1., 26.1.,
2.2., 9.2., 16.2., 23.2.,
2.3., 9.3., 16.3. 1943
von 18 - 19 Uhr

Rechtsanwalat Dr. W a l l o t

Thema: Die Hebamme im Zivil- und Strafrecht.

Zeit: Freitag, den 8.1., 15.1.1943 von 18 - 19 Uhr

Dr. med. Florian W e r r , Leiter der Reichsarbeitsgemeinschaft zur Bekämpfung der Geschlechtskrankheiten; Referent im Reichsministerium des Innern.

<u>Thema:</u> Geschlechtskrankheiten und ihre Beziehungen auf Schwangerschaft, Geburt und Wochenbett.
<u>Zeit:</u> Montag, den 23.11., 30.11.1942 von 16.30 - 17.30 Uhr

Fräulein Dr. Z a r n k e , Deutscher Verein für öffentliche- und private Fürsorge.

<u>Themen:</u> 1.) Gefährdetenfürsorge
2.) Mutterschutz
<u>Zeit:</u> Montag, den 1.2.1943 von 16.30 - 17.30 Uhr
Montag, den 8.2.1943 " 16.30 - 17.30 Uhr

Ministerialrat Dr. Z i m d a r s. Reichsministerium des Innern.

<u>Thema:</u> Aufbau und Aufgaben des öffentlichen Gesundheitswesens.
<u>Zeit:</u> Donnerstag, den 8.10., 15.10., 22.10., 29.10., 5.11., 12.11. 1942

Prof. Dr. Z s c h u c k e , Flottenarzt.

<u>Themen:</u> 1.) Die Bedeutung der europäischen Geburtshilfe für die wirtschaftliche Erschließung Afrikas durch eine rationelle Gesundheitsführung.
2.) Die wichtigsten Krankh Zentralafrikas und ihre Beziehung zur Gebu lfe.
3.) Ausgewählte Kapitel aus ... Tropenhygiene mit besonderer Berücksichtigung der Bedürfnisse der europäischen Frau
<u>Zeit:</u> wird noch bekannt gegeben.

P r a k t i s c h e   A r b e i t   i n   G r u p p e n

An den Vormittagen des Montags, Dienstags, Donnerstags und Freitags werden die Hebammen zur praktischen Tätigkeit in Gruppen eingeteilt, wechselweise in folgenden Anstalten:

1. Landesfrauenklink Neukölln,
2. Kaiserin-Auguste-Viktoria-Haus und Muttermilchsammelstelle,
3. Muttermilchsammelstelle des Oskar-Ziethen-Krankenhauses,
4. Robert-Koch-Institut: Laboratorium,
5. Krankenhaus Neukölln: Operationssaal,
6. Martin-Luther-Krankenhaus: Kochküche,
7. Reichsmütterschule am Wedding,
8. Kinderkrankenhaus Neukölln, Mütterberatung.

An jedem Sonnabend vormittag von 8 - 12 Uhr findet die praktische Ausbildung in Buchführung und Schriftverkehr statt.

Unterricht erteilt Frau B r e u e r , Dipl. Handelslehrer.

An jedem Mittwoch vormittag sind Füh[illegible]n durch folgende Betriebe vorgesehen:

1. Reichshebammenschaft, Geschäftsstelle,
2. Haus der Reichsfrauenführung,
3. Weibliches Arbeitsdienstlager,
4. NSV. - Reichsleitung und NSV.-Mütter- und Kinderheim,
5. Krankenhaus Neukölln,
6. Universitätsfrauenklinik Artilleriestr.
7. Charité,
8. Oskar-Helene-Heim,
9. Reichspostdirektion,
10. Reichsbahnwerkstätte.
11. Siemens-Werke,
12. Heinkel-Werke,

sowie andere Industriebetriebe und soziale Einrichtungen.

Der Sonnabend nachmittag und der Sonntag stehen zur freien Verfügung und lassen die Möglichkeit, die Sehenswürdigkeiten der Reichshauptstadt kennen zu lernen.

- - - - - - - - -

C/loll

216

Einladung

zur

Haupttagung der Reichsfachschaft Deutscher Hebammen

in Düsseldorf, Städt. Tonhalle, Kaisersaal

Ecke Schadow- und Tonhallen-Straße / Fernruf: 27 983

Die Reichsfachschaft Deutscher Hebammen gibt sich die Ehre, Sie zu ihrer Haupttagung am 30. und 31. Juli 1937, vormittags 9 Uhr, ergebenst einzuladen

Heil Hitler!

N. Conti E. Rauschenbach G. Götz

Tagesordnung für den 30. Juli

Beginn 9 Uhr vormittags

I. Begrüßungen

II. Vorträge:

1. **Dr. Schmalfuß,**
   Reichsbund der Kinderreichen, Berlin W 35, Hildebrandstraße 18:
   „Bevölkerungspolitische Lage in Deutschland."

2. **Fräulein Röpke,**
   Deutsches Frauenwerk, Berlin W 35, Derfflinger Straße 21:
   „Deutsches Frauenwerk, Reichsmütterdienst, in Zusammenarbeit mit der Hebammenschaft."

3. **Dr. Fenner,**
   Reichsarbeitsgemeinschaft für Mutter und Kind, Berlin W 62, Einemstraße 11:
   „Gesundheitsführung für Mutter und Kind."

4. **Dr. Anselmino,**
   Hebammenlehranstalt Wuppertal-Elberfeld:
   „Die Zunahme der Anstaltsentbindungen im Rheinland und ihre Gefahren für die Unterrichtsstätten und freipraktizierenden Hebammen."

Mittagspause

5. **Dr. Berthold,**
   Reichsverkehrswacht e. V., Berlin W 15, Kaiserallee 210:
   „Verhütung von Unfällen der Hebammen."

6. **Professor Stephan,** Stettin:
   „Die Fehlgeburt, ihre gesundheitlichen und bevölkerungspolitischen Folgen."

7. **Lindig,**
   Dtsch. Bund zur Bekämpfung der Tabakgefahren, Charlottenburg 2, Schillerstr. 9:
   „Tabakschädigungen des deutschen Volkes."

8. Vorführung des Films „Erbkrank".

Ende gegen 18³⁰

Abends 20 Uhr: Geselliges Beisammensein

Tagesordnung für den 31. Juli

Beginn 9 Uhr vormittags

I. Vorträge:

1. **Dr. Fokke,**
   Leiter der Fachgruppe Gesundheit in der DAF.:
   „Die Fachgruppe Gesundheit im Amt für Volksgesundheit in der DAF."

2. **Schwester Äsa Luyken,**
   Leiterin der Gruppe Anstaltshebammen in der Reichsfachschaft Deutscher Hebammen:
   „Fragen der Anstaltshebammen Deutschlands."

II. Organisationsangelegenheiten:

1. Geschäftsbericht.
2. Kassenbericht.
3. Krankenkassen und Fürsorge.
4. Angestelltenversicherung.
5. Reichsunfallversicherung.
6. Verschiedenes.

Schluß der Tagung 16 Uhr

Im Anschluß an die Tagung sind vorgesehen:
Besichtigung der Reichsausstellung „Schaffendes Volk".
Stadtrundfahrten, Flug über Düsseldorf.

Sonntag, den 1. August: „Ausflug ins Siebengebirge"

Zimmerbestellungen sind baldmöglichst an den Verkehrsverein, Abt. Quartieramt, Düsseldorf, Ludwig-Loewe-Haus zu richten.

Der Präsident des Reichsgesundheitsamts

A 4242/26.C.

(Es wird gebeten, dieses Geschäftszeichen, den Tag und Gegenstand dieses Schreibens in der Antwort anzugeben)

Berlin NW 87, den 12. Oktober 1935.
(Gilbhard)
Klopstockstraße 18
Fernsprecher: Sammel-Nr. C 9 Tiergarten 5221

217

An

den Herrn Reichs- und Preußischen

Minister des Innern.

Zu Nr. IV b 4855/34 IV. vom 26. Juni 1935.

Betrifft: Regelung des Hebammennachwuchses.

Berichterstatter: Wissenschaftlicher Angestellter Meier.

Mitberichterstatter: Professor Dr. Rott.

31 Schriftanlagen.

z. Archiv.

Zu dem nebenbezeichneten Erlaß ehre ich mich zu berichten, daß die rechnungen über die Versorgung der a serpreußischen Länder mit Hebammen k zuverlässiges Bild ergeben haben. Di mir übermittelten Aufstellungen über diese Länder reiche ich ergebenst zu rück; für jedes Land ist eine Tabell über die Geburtenzahlen im Lande und in den dortigen Entbindungsanstalten beigefügt. Zur Ermöglichung eines V gleichs der wichtigsten Ergebnisse Land zu Land wurde noch eine Haupt sicht zusammengestellt. Eine abssende Stellungnahme zu diesen Zahlen für jedes einzelne Land hat sich aus den nachfolgend aufgeführten Gründen leider nicht finden lassen.

1.) Die Zahl der Geburten, die von einer Hebamme jährlich geleitet werden können, hängt von den Siedlungsverhältnissen und Verkehrsmöglichkeiten der Gegend ab. Es ist daher verständlich, daß die höchsten Ziffern in den Stadtstaaten Lübeck, Hamburg und Bremen mit 79, 70 und 49 und im Freistaat Sachsen mit 44 Geborenen je Hebamme erreicht worden sind. Aus diesen Ziffern darf man wohl nicht folgern, daß in den genannten Gebieten ein besonderes Bedürfnis nach Hebammennachwuchs bestehe. Die niedrigsten Beschäftigungsziffern sind andererseits in Baden, Hessen und Württemberg mit 1? 20 und 21 Geborenen je Hebamme und Jahr erreicht ; , also in Ländern mit vielfach ländlichen Siedlungen in gebirgigen Gegenden, in denen bei einer geringeren Hebammenziffer die Erreichbarkeit der Hebamme vielleicht nicht mehr gewährleistet wäre.

2.) In der Statistik der in Entbindungsanstalten geborenen Kinder wird nicht angegeben, wo die Mütter dieser Kinder ansässig sind. Erfahrungsgemäß suchen die Mütter aus solchen Ländern, die über keine größeren Entbindungsanstalten verfügen, vielfach die Anstalten benachbarter Länder zur Entbindung auf; hierdurch wird die Geburtenziffer der Länder beeinflußt, ferner werden die Anteilsziffern der Anstaltsgeburten hierdurch so verändert, daß über das Bestreben der landesansässigen Bevölkerung, für die Entbindungen Privathaus oder Anstalt zu wählen, namentlich

in

in kleineren Ländern keine sicheren Aufschlüsse zu gewinne[n] sind.

3.) Die Anstaltsentbindungen sind in der Statistik nu[r] insoweit erfaßt, als sie in eigentlichen Entbindungsanstal[ten] und -abteilungen stattgefunden haben. Hierzu berichtet der Präsident des Statistischen Reichsamts das folgende.

"Solange die Statistik nach Krankheitsarten bestand, [...] te Preußen auch die in den allgemeinen Heilanstalten vorge[kom]menen Entbindungen erfaßt. Nach dem zuletzt bearbeiteten Be[]richtsjahr 1928 waren für Preußen in den Entbindungsanstal[ten] 74 709 Neugeborene gezählt worden, wozu noch aus allgemeine[n] Heilanstalten noch rd. 38 000 normale Entbindungen (nicht [Ge]borene) kamen; ferner müssen von den fast 21 000 Fällen vo[n] Schwangerschafts-, Geburts- und Wo[chenb]ettanomalien sowie [] 3 000 Kindbettfieberfällen (einschließlich Fehlgeburt) die[]jenigen mitgerechnet werden, bei denen ebenfalls eine Gebur[t] in der Anstalt erfolgte. Nimmt man von den beiden letztere[n] Zahlen vorsichtigerweise nur die Hälfte als Anstaltsgeburt[en] an, so gibt das zusammen mit den normalen mindestens 50 00[0] Entbindungsfälle, wobei etwaige Mehrgeburten teilweise auß[er] Betracht geblieben sind. Ob sich dies Verhältnis von 2 : 3 ohne weiteres auf die übrigen Länder des Reichs übertragen läßt, steht dahin. Man wird aber wohl auch in den außerpre[u]ßischen Ländern durchschnittlich im ganzen doch mit mindest[ens] einem Viertel von Anstaltsgeburten rechnen dürfen, die auß[er]halb der eigentlichen Entbindungsanstalten stattfinden.

Nimmt man diesen Mindestanteil für 1933 im Gesamtreic[h] als gegeben an, so würden bei rd. 985 000 Gesamtgeborenen rd. 205 000 in Anstalten geboren sein (rd. 155 000 in Entbindungsanstalten, rd. 50 000 in sonstigen Anstalten); außerhalb der Anstalten wären dann rd. 780 000 Kinder geboren worden. Eine Berechnung von Frau C o n t i in der "Zeitschrift der Reichsfachschaft der Hebammen" (1935 Heft 12 vom 15. Juni S. 365) auf Grund der Feststellung der Berufsgenossenschaft hat für jede freipraktisierende Hebamme rd. 29 Geburtsfälle ergeben, was bei rd. 25 000 freipraktisierenden Hebammen rd. 725 000 Geburten entspricht. Es bleibt danach ein Unterschied von 55 000 Fällen, die sich auf die teilweise nicht mit in Betracht gezogenen Fälle von Mehrlingsgeburten, hauptsächlich wohl auf die ohne Hilfe von Hebammen erfolgten Heim-Geburten und auf die möglicherweise zu niedrig angesetzten Anstaltsgeburten außerhalb der eigentlichen Entbindungsanstalten verteilen dürften."

4.) Die Zahlen der Hebammenschülerinnen stellen nicht ausschließlich für das Land, in dem sie angegeben sind, den Nachwuchs dar, da eine Anzahl von Ländern überhaupt keine Hebammen ausbilden und deshalb von den Lehranstalten anderer Länder mitversorgt werden müssen; in Bremen, Anhalt, Lippe, Lübeck und Schaumburg-Lippe erfolgte keine Ausbildung, und auch in Thüringen und Oldenburg waren nach dem Jahre 1933 keine Schülerinnen mehr in Ausbildung. Ferner ist bei der Zahl der zur Zeit in Ausbildung befindlichen Schülerinnen zu berücksichtigen, daß vielfach die Ausbildungszeit neuerdings verlängert worden ist, so daß bis zum Ausbildungsabschluß dieser Schülerinnen eine Pause ein-

tre-

treten muß. So ist im Jahre 1933 in Bayern, Sachsen, Thüringen und Hamburg die Ausbildungszeit von 1 Jahr auf 1 1/2 Jahre vermehrt worden, in Baden von 9 Monaten auf 1 1/2 Jahr In Bayern, Hamburg und Mecklenburg wurden ohnehin nur in je dem zweiten Jahr oder in noch größeren Zeitabständen Hebammenschülerinnen geprüft. In der beigegebenen Hauptübersicht ist der vierjährige Hebammennachwuchs von 1931 bis 1934 auf die Zahl der niedergelassenen Hebammen umgerechnet, wodurch unter den erwähnten Vorbehalten ein Ziffernausdruck für die Vermehrung der Hebammenschaft gebildet wird. Die höchste Ziffer wird von Hamburg mit 29 Nachwuchshebammen auf 100 niedergelassene Hebammen erreicht; hier dient der Nachwuchs zweifellos mit zur Versorgung verschiedener benachbarter Gebiete. Sehr hoch sind auch die Ziffern in Sachsen und Württemberg (22 bzw. 19 Nachwuchshebammen in vier Jahren auf 10 niedergelassene Hebammen). Die niedrigsten Werte hat Bayern und Thüringen mit je 6 und Baden und Mecklenburg mit je 7 Nachwuchshebammen. Eine Begründung für diese großen Zifferunterschiede ist weder in der besonderen Struktur der Länd noch in der Beschäftigungsziffer der dort ansässigen Hebammen ohne weiteres zu finden.

Zu den für die einzelnen Länder mitgeteilten Zahlen bemerke ich noch, daß für das Jahr 1934 die Ergebnisse der Entbindungsanstalten noch nicht vorlagen, so daß hierüber nicht eingetragen werden konnte. Bei der Zusammenstellung über die in Anstalten geborenen Kinder hat sich in Braunschweig 193 und in Lübeck 1931 und 1932 eine Zahl von Entbindungen ergeben, die höher war als die Zahl der geborenen Kinder. Die

An

Angabe hat ihre Ursache darin, daß auch solche Frauen mitgezählt sind, die bereits außerhalb der Anstalt entbunden hatten, aber wegen irgendwelcher Geburtsfolgen noch in eine Anstalt eingeliefert wurden.

Die Bearbeitung des vorliegenden Materials hat sonach ergeben, daß zuverlässige Auskünfte nur durch eine individualstatistische Erfassung in Verbindung mit besonderen Berichten über die örtlichen Bedingungen der Hebammenversorgung gewonnen werden können. Die Individualstatistik müßte zunächst von den einzelnen Hebammen ausgehen und deren Beschäftigungsziffer zugleich mit der Größe des von ihnen versorgten Umkreises darstellen. Auch würde es zu den Aufgaben der Individualstatistik gehören, daß für die in Anstalten niederkommenden Mütter deren Wohnorte und damit der von der Anstalt versorgte Umkreis ermittelt würde; hierfür dürften neuerdings durch die Umstellung der Reichsstatistik der Bevölkerungsbewegung auf das Wohnortprinzip Anhaltspunkte geboten sein. Schließlich wäre durch die Hebammenlehranstalten anzugeben, wohin die Schülerinnen zur Berufsausübung gehen. Eine Erfassung sämtlicher Anstaltsentbindungen, nicht nur derjenigen in Entbindungsanstalten und -abteilungen, ist bereits in die Wege geleitet. Nur durch Einforderung örtlicher Berichte dürfte sich feststellen lassen, wie große Geburtenzahlen von den Hebammen nach Maßgabe der Siedlungs- und Verkehrslage überhaupt geleitet werden können; in Beziehung zu solchen Sollziffern könnten die tatsächlichen Beschäftigungsziffern der Hebammen einer kritischen Bewertung unterzogen werden.

gez Prof Roniger.

Nicht verwenden.

Lehrplan für den Unterricht der Hebammen

I. Theoretischer Unterricht

Zahl der Unterrichsstunden: 900, davon 400 im ersten Halbjahr
300 im zweiten Halbjahr
200 im dritten Halbjahr

Die nachstehende Verteilung des Unterrichsstoffes auf die vorgesehene Stundenzahl soll nur als ungefährer Anhalt gewertet werden, von der je nach dem Bedürfnis abgewichen werden kann.

Lehrstoff

Einführung

A) Allgemeine Berufskunde 50 Stunden

Geschichte des Hebammenwesens

~~Berufsethik~~

Das Hebammengesetz

Die Alters- und Krankenversorgung der Hebamme

Die Dienstanweisung (einschlisslich der Führung des Hebammentagebuches)

Verhältnis der Hebammen zu anderen Berufen der Gesundheitspflege

B) Erb- und Rassenpflege und Bevölkerungspolitik
30 Stunden

Vererbungslehre

Rassenlehre

Erbgesetzgebung

Bevölkerungspolitische Massnahmen (einschliesslich der Fragen der Abtreibung und Empfängnisverhütung)

Hauptteil

A) Bau und Verrichtungen des menschlichen Körpers
60 ~~100~~ Stunden

Zellen- und Gewebelehre

Aufbau- und Gestaltungslehre des menschlichen Körpers

Besonderheiten des weiblichen Körpers

B) Allgemeine Krankheitslehre 100 Stunden

K rankheitsursachen und Krankheitserscheinungen

K rankenpflege

Die wichtigsten Krankheiten (unter besonderer Berücksichtigung der Krankheiten, die für Schwangerschaft, Geburt und Wochenbett von Bedeutung sind)

Akute und chronische Infektionskrankheiten

Nicht ansteckende Krankheiten

Ausführung ärztlicher Verordnungen und besondere Hilfeleistungen, Narkose

Wundlehre

Erste Hilfe

C) Schwangerschaft und Schwangerenuntersuchung und Beratung durch die Hebamme 175 Stunden

X Die normale Schwangerschaft

Die regelwidrige Schwangerschaft

D) Die Geburt und die Geburtsleitung durch die Hebamme 225 Stunden

X Die normale Geburt

Erste Versorgung des Neugeborenen

Die regelwidrige Geburt

E) Das Wochenbett und die Wochenbettspflege 160 Stunden

X Das normale Wochenbett

Das regelwidrige Wochenbett

F) Der Schutz des Neugeborenen und des Säuglings 100 Stunden

Wesen und Ziel des Säuglingsschutzes ((Säuglingssterblichkeit, Frühsterblichkeit, gesetzliche und organisatorische Grundlagen)

Das Neugeborene (Das normale Neugeborene, das Frühgeborene, Geburtsschädigungen, Krankheiten der Neugeborenenperiode)

Wachstumsablauf im Säuglingsalter (Körperliche und geistige Entwicklung, Konstitutionsarten)

Die Ernährung des Säuglings (Natürliche und künstliche Ernährung, Ernährungsstörungen)

Die Pflege des Säuglings

Beschäftigung und Erziehung des Kindes

Säuglingskrankenpflege

Bemerkung : Der Lehrstoff ist so einzuteilen, dass im ersten Halbjahr Bau und Verrichtungen des menschlichen Körpers, Erb- und Rassenpflege und Bevölkerungspolitik, Allgemeine Krankheitslehre und der regelmässige Ablauf von Schwangerschaft, Geburt und Wochenbett, sowie die erste Versorung des gesunden Neugeborenen gelehrt werden. Im zweiten Halbjahr sind die regelwidrigen Vorgänge bei Schwangerschaft, Geburt und Wochenbett zu behandeln sowie der Schutz des Neugeborenen und des Säuglings zu besprechen. Dieses Gebiet wird im dritten Halbjahr beendet, im übrigen werden im dritten Halbjahr sämtliche in den ersten beiden Halbjahre behandelten Gegenstände wiederholt. Der Unterricht über die Allgemeine Berufskunde ist über die drei Halbjahre zu verteilen.

II. Praktischer Unterricht.

Im ersten Halbjahr soll die Schülerin tunlichst bald die Schwangerenuntersuchung üben, sowie unter Anleitung im Entbindungssaal und bei der Wochen- und Neugeborenenpflege Hilfe leisten. Vom 2. Halbjahr an soll die praktische Ausbildung in der eigentlichen Geburtshilfe, zunächst bei der normalen Entbindung erfolgen sowie die Ausbildung in Wochenbett- und Neugeborenenpflege fortgesetzt werden. Die Schülerin ist in möglichst weitgehenden Masse auch zur Beobachtung von Regelwidrigkeiten bei Schwangerschaft, Entbindung und Wochenbett heranzuziehen. Im Laufe ihrer Ausbildung hat sie bei mindestens 50 Geburten Beistand zu leisten und bei 30 Geburten selbständig den Dammschutz auszuführen. Sie hat fernerhin 50 vaginale Untersuchungen (30 in der Schwangerschaft, 20 unter der Geburt) sowie mindestens 50 rektale Untersuchungen unter der Geburt auszuführen. Soweit durchführbar soll die Schülerin auch zu poliklinischen Geburten herangezogen werden. Ihr ist Gelegenheit zu geben, 6 Wochen lang in der Pflege gesunder und kranker (verdauungsgestörter) Säuglinge (nicht nur bei Neugeborenen) sich praktische Kenntnisse zu erwerben.

B.T.
4.4.34.

Hebammen keine Doppelverdiener

Treuhänder der Arbeit entscheidet

Der Treuhänder der Arbeit für Sachsen beschäftigt sich in einer Veröffentlichung, die er im Einvernehmen mit dem sächsischen Innenminister vornimmt, mit der Frage des Doppelverdienstes von Hebammen. Er erinnert daran, dass nach den Richtlinien des Reichsarbeitsministers die Frage, ob ungerechtfertigter Doppelverdienst vorliege, nur von Fall zu Fall unter Berücksichtigung aller einzelnen Umstände entschieden werden darf, und erklärt dazu: Diese Gesichtspunkte verdienen bei der Behandlung von Hebammen ganz besondere Beachtung. Die Hebamme übt einen Beruf aus, der lediglich Frauen vorbehalten ist. Auch ist es erwünscht, dass die Hebamme verheiratet ist. Ihr wird zwar ein Mindesteinkommen garantiert. Dafür muss sie aber zu jeder Tages- und Nachtzeit zur Verfügung stehen, kann sich also ihrem Beruf als Hausfrau nur in beschränktem Umfange widmen, und es ist ihr auch sonst jede Beschäftigung verboten, die mit dem Hebammenberuf nicht vereinbar ist. Dazu kommt noch, dass das Hebammeneinkommen kein reines Einkommen ist, sondern dass den Hebammen erhebliche Spesen entstehen. Der Treuhänder kommt zu dem Schluss, dass ein ungerechtfertigter Doppelverdienst nicht vorliegt, wenn das den Hebammen garantierte Mindesteinkommen nicht erheblich überschritten wird.

der Anstaltshebammen.

1) Name der Anstalt: Städt. Frauenklinik Nürnberg

2) Anschrift: Flurstr. 7

3) Träger (Besitzer) Stadt der Reichsparteitage Nürnberg

4) Welchem Verband (Verein) gehört die Anstalt an? ....

5) Art der Anstalt: öffentlich – frei gemeinnützig – privat
(Zutreffendes unterstreichen)

6) Haupt-Zweckbestimmung der Anstalt: Geburtshilfliche u. gynäkologische Klini

ist sie ausschließlich Entbindungsanstalt ja–nein (Zutreffendes

hat sie eine besondere Entbindungsabteilung ja–nein unterstrei-

" " " " Entbindungsstation ja–nein chen)

oder ist für die Entbindungen und Wöchnerinnen kein eigener Teil der Anstalt vorgesehen? ja–nein

7) Zahl der Betten für Wöchnerinnen – planmäßig: 85

bei Höchstbelegung: 98

8) Zahl der beendeten Entbindungen (ohne Fehlgeburten)

im Jahre 1933 1429 1934 1796 1935 2067 1936 2047 1937 2049

9) Zahl der in der Anstalt tätigen Hebammen

a) angestellte Hebammen (Anstaltshebammen): 9

b) in der Anstalt tätige, frei praktizierende Hebammen: -----

10) Im Jahre 1937 leisteten Hilfe (nur für die angestellten (Anstalts-) Hebammen zu beantworten).

9 Hebammen (Name der Hebamme)	bei	2049	Entbindungen	und 1	Fehlgeburten
....	"	....	"	....	"
....	"	....	"	....	"
....	"	....	"	....	"

11) Arbeitseinteilung der angestellten (Anstalts-) Hebammen

Dauer des täglichen Dienstes: 10 1/4 Std.

Einteilung der Nachtwachen: 1 Woche (7 Nächte nacheinander)

Freie Tage bzw. Halbtage je Woche: 1 1/2 Tage

Jährlicher Urlaub: nach Lebensalter 18 – 31 Tage

12) Von wem werden die Frauen im Wochenbett und die Neugeborenen gepflegt (Hebammen, Wochenpflegerinnen, Kranken- oder Säuglingsschwestern)? Von Hebammen und Wochenbettpflegerinnen, welche teilweise auch als Kranken- oder Säuglingsschw. ausgebildet sind

Haben Sie eigene Nachtwachen für die Wochenstation?

ja

A 4244 25. IV. 38

U

13) Welche Arbeiten außer Geburtshilfe sind den angestellten (Anstalts-) Hebammen übertragen? ausser der Pflege d.Wöchnerinnen u.d.Sterilisieren d.f.d.geburtsh.Abtg.anfallenden Verbandmittel

14) Gesamtzahl der ständig bei den Entbindungen und Wöchnerinnen (auf der Entbindungsabteilung, -station) Tätigen: Jnstrument: keine

insgesamt 9 hiervon auch in anderen Teilen der Anstalt tätig 9

	Geburtshilfl.Abtg.	Gyn. Abteilung
Krankenschwestern :	10	18
Säuglings- und Kleinkinderschwestern:	2	
Wochenpflegerinnen:	5	
Hebammenschülerinnen:	---	
Schwesternschülerinnen:		13
Säuglingspflegeschülerinnen:	---	
Sonstigen Pflegepersonen:		
Stationsmädchen:	insgesamt 27, auf den Stationen 14	

15) Gehalt der angestellten (Anstalts-) Hebammen

Besoldungsgruppe: A 9/ 8 a

Bruttogehalt für Ledige: 138.25 RM - 218.10 RM

(Mit Angabe des Dienstalters)........

Anrechnung freier Station (Wohnung, Verpflegung usw.).. 62.10 RM monatlich

16) Stehen die Hebammen im Angestelltenverhältnis (Zahl ...9...) oder Beamtenverhältnis (Zahl ....)? --

Städt. Frauenklinik
Verwaltung
[signature]

2..MRZ.38 ..m. A

Fragebogen betr. ~~die Berufsverhältnisse~~ der Anstaltshebammen.

1) Name der Anstalt: St. Theresienkrankenhaus

2) Anschrift: St. Theresienkrankenhaus, Nürnberg, Mommsenstrasse 24

3) Träger (Besitzer) Kongregation der Schwestern vom allerl. Heilande, Provinz Neumarkt i/Opf.

4) Welchem Verband (Verein) gehört die Anstalt an? ---------

5) Art der Anstalt: öffentlich - frei gemeinnützig - privat (Zutreffendes unterstreichen)

6) Haupt-Zweckbestimmung der Anstalt: Krankenhaus

ist sie ausschließlich Entbindungsanstalt ja-nein (Zutreffendes

hat sie eine besondere Entbindungsabteilung ja-nein unterstrei-

" " " " Entbindungsstation ja-nein chen)

oder ist für die Entbindungen und Wöchnerinnen kein eigener Teil der Anstalt vorgesehen? ja-nein.

7) Zahl der Betten für Wöchnerinnen - planmäßig: 28

bei Höchstbelegung: ------

8) Zahl der beendeten Entbindungen (ohne Fehlgeburten)

im Jahre 1933 219 1934 370 1935 437 1936 602 1937 735

9) Zahl der in der Anstalt tätigen Hebammen siehe unten.

a) angestellte Hebammen (Anstaltshebammen): ------

b) in der Anstalt tätige, frei praktizierende Hebammen: -------

10) Im Jahre 1937 leisteten Hilfe (nur für die angestellten (Anstalts-) Hebammen zu beantworten)

.... bei ...--.. Entbindungen ....--... Fehlgeburten --
(Name der Hebamme)

.... " .... " .... "

.... " .... " .... "

.... " .... " .... "

11) Arbeitseinteilung der angestellten (Anstalts-) Hebammen

Dauer des täglichen Dienstes: ---

Einteilung der Nachtwachen: ----

Freie Tage bzw. Halbtage je Woche: ----

Jährlicher Urlaub: ----

12) Von wem werden die Frauen im Wochenbett und die Neugeborenen gepflegt (Hebammen, Wochenpflegerinnen, Kranken- oder Säuglingsschwestern)?

Haben Sie eigene Nachtwachen für die Wochenstation?

Ja, durch die Abteilungsschwestern der Wöchnerinnenstation.

Zu No 9:

Unter den approb. Hebammen Nürnbergs besteht freie Wahl für die Wöchnerin.

13) Welche Arbeiten außer Geburtshilfe sind den angestellten (Anstalts-) Hebammen übertragen? ....

14) Gesamtzahl der ständig bei den Entbindungen und Wöchnerinnen (auf der Entbindungsabteilung, -station) Tätigen:

	insgesamt	hiervon auch in anderen Teilen der Anstalt tätig
Krankenschwestern :	4	
Säuglings- und Kleinkinderschwestern:	2	
Wochenpflegerinnen:	--	
Hebammenschülerinnen:	--	
Schwesternschülerinnen:	2	
Säuglingspflegeschülerinnen:	--	
Sonstigen Pflegepersonen:	--	
Stationsmädchen:	2	

15) Gehalt der angestellten (Anstalts-) Hebammen

Besoldungsgruppe: .....---.....

Bruttogehalt für Ledige ---........

(Mit Angabe des Dienstalters).....---.....

....

....

Anrechnung freier Station (Wohnung, Verpflegung usw.)..

....

16) Stehen die Hebammen im Angestelltenverhältnis (Zahl ----...) oder Beamtenverhältnis (Zahl .----...)?

A 4242/22.10.38

R. G. A.
22. OKT. 38 Vm.

A

Fragebogen betr. die Berufsverhältnisse der Anstaltshebammen.

-1-

1) Name der Anstalt: ... Diakonissenanstalt Martha-Maria ...
2) Anschrift: ... für allgemeine Krankenpflege Nürnberg-O, Sulzbacherstraße 75-83 ...
3) Träger (Besitzer) ... — Abteilung Klinik — ...
4) Welchem Verband (Verein) gehört die Anstalt an? ...
5) Art der Anstalt: öffentlich – frei gemeinnützig – privat
(Zutreffendes unterstreichen)
6) Haupt-Zweckbestimmung der Anstalt: Mutterhaus mit Klinik u. Wöchn.-H.
ist sie ausschließlich Entbindungsanstalt ja-nein (Zutreffendes
hat sie eine besondere Entbindungsabteilung ~~ja-nein~~ unterstrei-
" " " " Entbindungsstation ja-nein chen)
oder ist für die Entbindungen und Wöchnerinnen kein eigener Teil der Anstalt vorgesehen? ja-nein
7) Zahl der Betten für Wöchnerinnen – planmäßig: ...
bei Höchstbelegung: 35...
8) Zahl der beendeten Entbindungen (ohne Fehlgeburten)
im Jahre 1933 274 1934 339 1935 499 1936 622 1937 711
9) Zahl der in der Anstalt tätigen Hebammen
a) angestellte Hebammen (Anstaltshebammen): ... / ...
b) in der Anstalt tätige, frei praktizierende Hebammen: .. 45 ....
10) Im Jahre 1937 leisteten Hilfe (nur für die angestellten (Anstalts-) Hebammen zu beantworten)
.... bei ... / ... Entbindungen ... / ... Fehlgeburten
(Name der Hebamme)
.... " .... " .... "
.... " .... " .... "
.... " .... " .... "
11) Arbeitseinteilung der angestellten (Anstalts-) Hebammen:
Dauer des täglichen Dienstes: ...
Einteilung der Nachtwachen: ...
Freie Tage bzw. Halbtage je Woche: ...
Jährlicher Urlaub: ...
12) Von wem werden die Frauen im Wochenbett und die Neugeborenen gepflegt (Hebammen, Wochenpflegerinnen, Kranken- oder Säuglingsschwestern)? von den eigenen Diakonissen u. frei praktiz. Hebammen
Haben Sie eigene Nachtwachen für die Wochenstation? ja
...

13) Welche Arbeiten außer Geburtshilfe sind den angestellten (Anstalts-) Hebammen übertragen? ..../......

14) Gesamtzahl der ständig bei den Entbindungen und Wöchnerinnen (auf der Entbindungsabteilung, -station) Tätigen: 15

	insgesamt	hiervon auch in anderen Teilen der Anstalt tätig
Krankenschwestern :	6	
Säuglings- und Kleinkinderschwestern:	/	
Wochenpflegerinnen:		
Hebammenschülerinnen:		/
Schwesternschülerinnen:	9	
Säuglingspflegeschülerinnen:		
Sonstigen Pflegepersonen:	/	
Stationsmädchen:	3	

15) Gehalt der angestellten (Anstalts-) Hebammen

Besoldungsgruppe: ..../....

Bruttogehalt für Ledige: ....

(Mit Angabe des Dienstalters)................

....

....

Anrechnung freier Station (Wohnung, Verpflegung usw.)..

......................./...........................

16) Stehen die Hebammen im Angestelltenverhältnis (Zahl ../...) oder Beamtenverhältnis (Zahl ../....)?

Direktion ...

Vorstand